JN029234

Supportive Care to
Cancer Medication

がん薬物療法の
支持療法マニュアル

症状の見分け方から治療まで

改訂 第2版	diagnostics and treatment

監修	遠藤一司
編集	鈴木賢一　中垣　繁　米村雅人

南江堂

執筆者一覧

■監 修

遠藤　一司	えんどう かずし	北海道薬剤師会相談センター

■編 集

鈴木　賢一	すずき けんいち	星薬科大学臨床教育研究学域 実務教育研究部門
中垣　繁	なかがき しげる	静岡県立総合病院薬剤部
米村　雅人	よねむら まさひと	国立がん研究センター東病院薬剤部

■執筆 （執筆順）

辻　大樹	つじ だいき	静岡県立大学薬学部臨床薬効解析学 分野
多久　佳成	たく けいせい	静岡県立総合病院腫瘍内科
米村　雅人	よねむら まさひと	国立がん研究センター東病院薬剤部
佐々木尚英	ささき たかひで	恵庭第一病院消化器内科
鈴木　真也	すずき しんや	国立がん研究センター東病院薬剤部
小西　哲仁	こにし てつひと	国立がん研究センター東病院歯科
板垣　麻衣	いたがき まい	国立がん研究センター東病院 リサーチアドミニストレータ室
並川健二郎	なみかわ けんじろう	国立がん研究センター中央病院 皮膚腫瘍科
荒川　和彦	あらかわ かずひこ	東京医科歯科大学医学部附属病院 薬剤部
三宅　智	みやけ さとし	東京医科歯科大学大学院臨床腫瘍学 分野
矢野　琢也	やの たくや	住友別子病院薬剤部
亀井　治人	かめい はるひと	国立病院機構山口宇部医療センター 呼吸器内科
丹田　雅明	たんだ まさあき	神戸大学医学部附属病院薬剤部
今村　善宣	いまむら よしのり	神戸大学医学部附属病院 腫瘍・血液内科
小暮　友毅	こぐれ ゆうき	国立病院機構東広島医療センター 薬剤部
仁科　智裕	にしな ともひろ	国立病院機構四国がんセンター 消化器内科
渡部　大介	わたべ だいすけ	国立がん研究センター中央病院 薬剤部
沖中　敬二	おきなか けいじ	国立がん研究センター東病院 総合内科

小室亜由美	こむろ あゆみ	国立がん研究センター東病院薬剤部
組橋　由記	くみはし ゆき	徳島赤十字病院薬剤部
石倉　久嗣	いしくら ひさし	徳島赤十字病院外科・腫瘍内科
大橋　養賢	おおはし やすかた	国立国際医療研究センター病院 薬剤部
横山　明弘	よこやま あきひろ	国立病院機構東京医療センター 血液内科
中條　倫成	なかじょう みちあき	静岡県立総合病院化学療法センター
木村　慶	きむら けい	国立病院機構静岡医療センター 循環器内科
中垣　繁	なかがき しげる	静岡県立総合病院薬剤部
朝田　和博	あさだ かずひろ	静岡県立総合病院呼吸器内科
小川　千晶	おがわ ちあき	国立病院機構東京医療センター 薬剤部
小島　康志	こじま やすし	国立国際医療研究センター病院 消化器内科
嘉屋　道裕	かや みちひろ	静岡県立総合病院リサーチサポート センター研究支援室
森　潔	もり きよし	静岡県立総合病院腎臓内科
吉村　耕治	よしむら こうじ	静岡県立総合病院泌尿器科
小笠原信敬	おがさわら のぶたか	岩手県立大船渡病院薬剤科
加藤　誠之	かとう さとし	岩手県立中央病院がん化学療法科
橋本　直弥	はしもと なおや	愛知県がんセンター薬剤部
門脇　重憲	かどわき しげのり	愛知県がんセンター薬物療法部
東　加奈子	あづま かなこ	東京医科大学病院薬剤部
平田　大氣	ひらた たいき	東京医科大学病院薬剤部
山内　芳也	やまうち よしや	東京医科大学病院消化器内科
根本　真記	ねもと まき	がん研有明病院薬剤部
三嶋　裕子	みしま ゆうこ	がん研有明病院血液腫瘍科
岡野　朋果	おかの ともか	国立がん研究センター東病院薬剤部
全田　貞幹	ぜんだ さだもと	国立がん研究センター東病院放射線 治療科
鈴木　賢一	すずき けんいち	星薬科大学臨床教育研究学域 実務教育研究部門
大柳　文義	おおやなぎ ふみよし	埼玉県立がんセンター呼吸器内科
本永　正矩	もとなが まさのり	広島大学病院薬剤部
林　亮平	はやし りょうへい	広島大学病院消化器・代謝内科
岡本　渉	おかもと わたる	広島大学病院がん治療センター
小林　一男	こばやし かずお	がん研有明病院薬剤部
湯浅　健	ゆあさ たけし	がん研有明病院泌尿器科
間宮　伸幸	まみや のぶゆき	東京都済生会中央病院薬剤部
船越　信介	ふなこし しんすけ	東京都済生会中央病院腫瘍内科

執筆者一覧

八角　和大	はっかく かづお	元 国立国際医療研究センター病院 乳腺・腫瘍内科
清水千佳子	しみず ちかこ	国立国際医療研究センター病院 乳腺・腫瘍内科
藤堂　真紀	とうどう まき	埼玉医科大学国際医療センター 薬剤部
中村　泰大	なかむら やすひろ	埼玉医科大学国際医療センター 皮膚腫瘍科・皮膚科
阪田　安彦	さかた やすひこ	広島市立広島市民病院薬剤部
岩本　康男	いわもと やすお	広島市立広島市民病院腫瘍内科
前田　章光	まえだ あきみつ	愛知県がんセンター薬剤部
澤村　昭典	さわむら あきのり	一宮市立市民病院循環器内科
中尾　將彦	なかお まさひこ	大阪市立総合医療センター薬剤部
藤本　亜弓	ふじもと あゆみ	大阪市立総合医療センター薬剤部
金本　巨哲	かなもと なおてつ	大阪市立総合医療センター 内分泌内科
森田　一	もりた はじめ	聖マリアンナ医科大学病院薬剤部
櫻田　勉	さくらだ つとむ	聖マリアンナ医科大学腎臓・高血圧 内科
松本　拓真	まつもと たくま	国立病院機構岩国医療センター 薬剤部
田村　朋季	たむら ともき	国立病院機構岩国医療センター 呼吸器内科
八島　秀明	やしま ひであき	群馬大学医学部附属病院薬剤部
笠原　礼光	かさはら のりみつ	群馬大学医学部附属病院 先端医療開発センター

監修の序

　がん薬物治療は免疫チェックポイント阻害薬の登場で大きく変化しています．従来の抗がん薬と大きく異なるメカニズムをもつ免疫チェックポイント阻害薬は，今やがん薬物治療における重要な薬剤として，単剤また他剤との併用により治療成績の向上に大きく寄与しています．一方で発生する副作用も従来の抗がん薬と異なることが多く，副作用対策にも十分な知識が必要となるため，本書の改訂にあたっては第2部に新たな項目として「免疫チェックポイント阻害薬による副作用」を記載しました．

　今や多くのがん薬物治療が，通院治療を基本に行われることから，副作用対策は，治療当日の外来化学療法センターなどにおける薬剤師や看護師による治療介入や保険薬局における薬剤師による患者指導がより重要になっています．薬機法の改正により，薬剤師による継続的な服薬状況の把握や服薬指導が義務化されたことから，治療のモニタリングや副作用対策が重要ながん薬物治療においては，従来に増してがん患者への介入が必須となります．また，薬局薬剤師のがん領域の専門薬剤師制度やがんの専門医療機関連携薬局認定制度も始まり，薬剤師によるがん領域の広範で高度な知識と医療機関と薬局との緊密な連携が患者のQOLを高め，がんの治療成績の向上につながるものと期待されています．

　本書は，患者の訴える症状が抗がん薬による副作用か，それ以外の可能性かを判断するためのポイントを明確にし，原因として考えられる抗がん薬の詳細情報や副作用対策をエビデンスに基づき解説しています．執筆は初版に引き続きがん領域で活躍する薬剤師や医師にご担当いただき，改訂にあたっては，図表を加えることでより多くの臨床の場面で活用していただけるものとなっています．本書により，一人でも多くの患者が，十分な副作用対策により有効で安全ながん治療を受けられることを願っています．

　2021年秋

遠藤一司

序　文

　2000年代に入り，分子標的治療薬を中心に，毎年のように新しい抗がん薬が開発されてきた．そのため支持療法は，従来の殺細胞性抗がん薬に代表される悪心・嘔吐，骨髄抑制，下痢などのほか，皮膚障害，高血圧，薬剤性肺障害，タンパク尿など，分子標的治療薬に起因する症状管理も必要となった．さらに2015年以降はニボルマブ，イピリムマブなどの免疫チェックポイント阻害薬（immune checkpoint inhibitor：ICI）の臨床導入が急速に進み現在に至っている．臨床現場では上記に加え，ICIに起因する免疫関連有害事象（immune-related Adverse Events：irAE）への対応も必要となるなど，医療スタッフにはより高度な支持療法マネジメントが求められている．

　irAEマネジメントの注意すべき点は，従来の抗がん薬や分子標的治療薬と異なり，発現臓器や発現時期の特定がむずかしい点である．irAEの発現機序はICIの投与により，自己抗原特異的なT細胞が活性化され，自己の細胞や組織を破壊することで発現すると考えられている[1]．一部のirAEについては，自己抗体が関与している可能性も示唆されており[2]，理論的には免疫が機能する全身のどの臓器に発現しても不思議ではない．また，昨今はICI単独で用いられるほか，抗がん薬との併用療法も臨床導入されており，支持療法マネジメントがより複雑化している．とくに下痢，薬剤性肺障害，皮膚障害，腎障害，心筋炎などは従来の抗がん薬，ICIともに原因となりうる症状であり，対応を誤ると重篤化する懸念もあるため注意が必要である．

　本改訂版では従来の副作用症状に加え，irAEを第2部として組み込み，さらに原因薬による症状の傾向や薬物治療の相違についても整理することに重点を置いた．

1) Pardoll DM: Nat Rev Cancer **12**: 252-264, 2012
2) Michot JM, et al: Eur J Cancer **54**: 139-148, 2016

日本臨床腫瘍薬学会では2021年度より，従来の外来がん治療認定薬剤師に加え，外来がん治療専門薬剤師認定制度が施行されるなど，病院のみならず薬局薬剤師を対象とした専門認定制度がさらに充実しつつある．初版発行時に比べ，通院治療や在宅におけるがん薬物治療に関わる薬剤師は格段に増えている．本書が最適な支持療法のヒントとなり，患者さんのがん薬物治療の一助になることを心より願っている．

　2021年秋

編集者一同

初版の監修の序

　がん薬物治療は，患者の状態，がん種，ステージなどによってどのようなレジメンで治療を行うのか，十分な検討を行い，患者に正確な説明をし，患者自らが納得した上で治療を開始することになります．最近は，入院で行っていた抗がん薬による治療が，治療法の改善，新たな経口抗がん薬や支持療法薬の開発により，外来で行うことが多くなってきています．また，がん治療におけるチーム医療の充実ぶりは目を見張るものがあり，従来は医師のみで行っていた回診，カンファレンス，診療などに薬剤師や看護師が積極的に参加することで，がん薬物治療の有用性・安全性の向上や患者の QOL の改善につながっています．

　がん薬物療法において中心的薬物である殺細胞性抗がん薬では，発生する骨髄抑制や消化器症状に，G-CSF や有用な制吐薬などの登場によりかなり制圧できるようになりましたが，すべての患者が副作用の発生なしで治療を行っているわけではありません．一方，新たに開発されている分子標的治療薬は，従来の抗がん薬とは異なる高血圧，皮膚毒性など多彩な副作用が発生し，患者の QOL を著しく低下させています．抗がん薬による治療効果が出ているにもかかわらず，治療を中断したり中止することはとても残念なことです．そのため，現在のがん薬物療法においては，できるだけ副作用を発生させない対策を事前に行うこと，発生した副作用にできるだけ早期に対応し重篤化させないことなどの適切な副作用マネジメントが強く求められています．

　本書は，がん薬物療法で発生する副作用の対策について，最前線で活躍している薬剤師が解説しています．医師の協力を得て，症状の見分け方から治療までを症例を提示し，ていねいに記載しています．本書により，一人でも多くの患者が，十分な副作用対策により有効で安全ながん治療を受けられることを願っています．

　2013 年春

　　　　　　　　　　　　　　　　　　　　　　　　　遠藤一司

初版の序

　がん薬物治療は2000年代後半に入り，毎年のように新しい治療法が開発されている．がん種によっては10年前と治療法が大きく変貌し，その治療効果も大きく向上しているものも少なくない．がん薬物治療の潮流が大きく変わりつつある背景には，分子標的治療薬など新薬の開発が大きな影響を及ぼしている．従来は殺細胞性抗がん薬が治療の主流を担い，がん種が同じであればほぼ同様のレジメンによる治療を受け，副作用もまた悪心・嘔吐，骨髄抑制と，似たような症状で悩まされる治療が通例となっていた．それが2000年代に入り，分子標的治療薬の開発によって，同じがん種であってもその組織型や遺伝子配列の違いにより，治療薬を選択するいわゆる個別化治療が行われるようになった．そのため一部の患者では，劇的な治療効果が得られることもあり，治療効果が向上している大きな要因となっている．

　しかしその一方で，新薬や複雑化する治療に伴い，副作用マネジメントに苦慮することも増えてきた．高血圧，薬剤性肺障害，皮膚症状など，これまでがん薬物治療ではあまり経験してこなかった症状も見受けられるなど，治療法と同様にその対処法も多様化する傾向が顕著となっている．

　さらに，ある種の分子標的治療薬においては，副作用症状の重篤度と治療効果が相関することが示唆されており，場合によっては副作用を理由とした安易な減量・休薬は避けなければならない．そのため服薬を継続しつつも，質の高い副作用マネジメントが求められることもある．

　ここ数年，認定制度の充実などにより，がん領域における高い知識をもった臨床薬剤師が増えている．各薬剤や治療方法の深い理解が求められることはいうまでもないが，実際はがんに起因する症状や副作用症状が混在している中で，薬剤に起因する症状かまたは疾患に起因する症状かを見極める必要がある．またそれが重篤な副作用の前兆症状であれば，速やかに医師と協議し早急な対応につなげる役割がある．もちろんこれらは薬剤師単独で判断すべきものではないが，知らないがために重篤

な副作用の発現を見逃してしまっては本末転倒である．臨床に薬剤師が配置されることの期待は高まっているが，知識を習得するのみならず，目の前の患者に起こっている症状から，適切な対処法への速やかな橋渡しができることも，臨床薬剤師に期待された大きな役割ではないかと考えている．

　本書により，1日も早く適切な副作用対策が実施され，十分な治療効果につながる症例が少しでも増えることを心より願っている．
　2013年春

編集者一同

第 1 部

細胞障害性抗がん薬,
分子標的治療薬による副作用

1 悪心・嘔吐

患者が訴える症状 ▶悪心：胃の内容物が押し上げられてくるような嘔吐しそうな不快感 ▶嘔吐：胃内容物の排出

STEP 1 まずは抗がん薬以外の可能性を除外する！

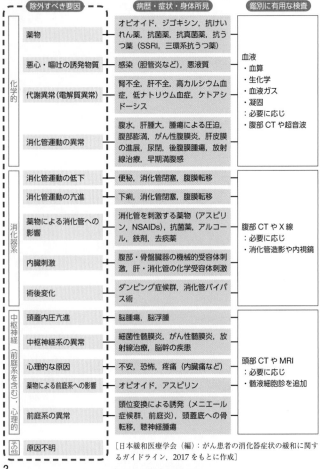

除外すべき要因	病歴・症状・身体所見	鑑別に有用な検査
化学的 薬物	オピオイド，ジゴキシン，抗けいれん薬，抗菌薬，抗真菌薬，抗うつ薬（SSRI，三環系抗うつ薬）	血液 ・血算 ・生化学 ・血液ガス ・凝固 ・必要に応じ ・腹部 CT や超音波
悪心・嘔吐の誘発物質	感染（胆管炎など），悪液質	
代謝異常（電解質異常）	腎不全，肝不全，高カルシウム血症，低ナトリウム血症，ケトアシドーシス	
消化管運動の異常	腹水，肝腫大，腫瘍による圧迫，腹部膨満，がん性腹膜炎，肝皮膜の進展，尿閉，後腹膜腫瘍，放射線治療，早期満腹感	
消化器系 消化管運動の低下	便秘，消化管閉塞，腹膜転移	腹部 CT や X 線 ：必要に応じ ・消化管造影や内視鏡
消化管運動の亢進	下痢，消化管閉塞，腹膜転移	
薬物による消化管への影響	消化管を刺激する薬物（アスピリン，NSAIDs），抗菌薬，アルコール，鉄剤，去痰薬	
内臓刺激	腹部・骨盤臓器の機械的受容体刺激，肝・消化管の化学受容体刺激	
術後変化	ダンピング症候群，消化管バイパス術	
中枢神経（前庭系を含む）・心理的 頭蓋内圧亢進	脳腫瘍，脳浮腫	頭部 CT や MRI ：必要に応じ ・髄液細胞診を追加
中枢神経系の異常	細菌性髄膜炎，がん性髄膜炎，放射線治療，脳幹の疾患	
心理的な原因	不安，恐怖，疼痛（内臓痛など）	
薬物による前庭への影響	オピオイド，アスピリン	
前庭系の異常	頭位変換による誘発（メニエール症候群，前庭炎），頭蓋底への骨転移，聴神経腫瘍	
その他 原因不明		

［日本緩和医療学会（編）：がん患者の消化器症状の緩和に関するガイドライン，2017 をもとに作成］

●悪心・嘔吐症状を誘発する抗がん薬以外の可能性としては，原病による器質的変化のような直接的な症状はもちろんであるが，**悪液質や併存疾患などによる間接的な悪心**も考慮すべきである．さらに，多くの消化器がん症例においては，手術による消化管の経路改変がなされており，原病や薬剤とは関係なく症状を有する場合がある．がん患者における悪心・嘔吐の主要な原因を上記に提示する．原因の鑑別については，抗がん薬治療開始前の詳細な自覚症状の問診や，手術既往，およびCTなどの検査にて腹腔内の状態を確認し，事前に症状出現の可能性を予想しておくことが重要である．

●治療開始後のコントロールがむずかしい悪心・嘔吐症状は複数の原因による可能性を考慮する．抗がん薬治療の開始により，それまでは無自覚または軽微で患者が意に介していなかった症状が顕在化している場合があり，開始後の体調変化と事前予想を考慮しながら再度問診を行う必要がある．判断材料としては，悪心・嘔吐の症状がどのタイミングで出現し，いつピークを迎え，どのように軽快したかの経時的変化が重要である．投与薬剤より予想される悪心・嘔吐の症状経過を判断基準としながら，多角的に判断し対応していくことが必要である．とくに，**投薬タイミングに影響を受けない悪心**を認めた場合は，抗がん薬以外の原因を検討する必要がある．

●安易な制吐薬の追加のみで経過観察するのではなく，経時的な症状変化を確認することが鑑別の第一歩であり，時には食事形態などの生活における工夫のみにて症状緩和が図れる症例もある．さらに，問診に関して，ほとんどの場合で，医師のみでは不十分であり，看護師や薬剤師など多職種の視点から問診を行い，意見を出し合って対応することが最善である．

STEP 2 原因として考えられる抗がん薬は？

●化学療法誘発性悪心・嘔吐（chemotherapy-induced nausea and vomiting：CINV）の発現頻度は抗がん薬の種類によって大きく異なる．各抗がん薬の催吐性は，制吐薬を予防的に投与しない状況下で，単剤での抗がん薬投与開始から24時間以内の嘔吐発現頻度に基づき，高度，中等度，軽度，最小度の4段階に分類される．

●また，CINVの持続期間は抗がん薬により異なるが，**24時間以内に出現するものを急性，24時間以降に出現するものを遅発性**として発現時期が2つに分類される．臨床試験では120時間までを観察期間として設定されることが多く，とくにこの期間においては十分に観察を行う必要がある．

抗がん薬の催吐性リスク分類
（制吐薬適正使用ガイドライン 2015 をもとに作成）

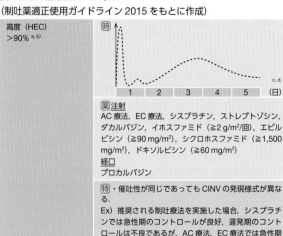

高度（HEC） >90% [a, b]

時　好発時期（発現パターン）

薬　注射
AC 療法，EC 療法，シスプラチン，ストレプトゾシン，ダカルバジン，イホスファミド（≧2 g/m² /回），エピルビシン（≧90 mg/m²），シクロホスファミド（≧1,500 mg/m²），ドキソルビシン（≧60 mg/m²）

経口
プロカルバジン

特・催吐性が同じであっても CINV の発現様式が異なる．
Ex）推奨される制吐療法を実施した場合，シスプラチンでは急性期のコントロールが良好，遅発期のコントロールは不良であるが，AC 療法，EC 療法では急性期のコントロールも不良であることが多い．

時好発時期（発現パターン）　薬抗がん薬　特特徴

a）Grunberg SM, et al : Support Care Cancer **13** : 80-84, 2005
b）Roila F, et al : Ann Oncol **17** : 20-28, 2006
c）Kris MG, et al : Cancer **78** : 2193-2198, 1996
d）Aapro M : Oncology **69** : 97-109, 2005
e）Martin M : Oncology **53** : 26-31, 1996

中等度（MEC）
30〜90% [a, b]

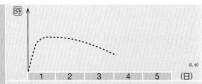

時

1　2　3　4　5　（日）

[d, e]

悪心・嘔吐

薬 **注射**
カルボプラチン（HEC に準じた扱い）
アクチノマイシン D，アザシチジン，アムルビシン，イ
ダルビシン，イノツズマブ オゾガマイシン，イリノテ
カン，エノシタビン，オキサリプラチン，クロファラビ
ン，三酸化ヒ素，ダウノルビシン，テモゾロミド，トラ
ベクテジン，ネダプラチン，ピラルビシン，ブスルファ
ン，ベンダムスチン，ミリプラチン，メルファラン，イ
ホスファミド（<2 g/m²/回），インターフェロン-α（≧
10 million IU/m²），インターロイキン-2（>12〜15
million IU/m²），エピルビシン（<90 mg/m²），シクロ
ホスファミド（<1,500 mg/m²），シタラビン（>200
mg/m²），ドキソルビシン（<60 mg/m²），メトトレキ
サート（≧250 mg/m²）

経口
イマチニブ，エストラムスチン，クリゾチニブ，シクロ
ホスファミド，セリチニブ，テモゾロミド，トリフルリ
ジン・チピラシル（TAS-102），パノビノスタット，ボ
スチニブ，ミトタン，レンバチニブ，ブスルファン（≧
4 mg/日）

特 ・制吐薬の予防的投与をしない状況での 24 時間以
内の嘔吐の発現割合が 30〜90％と幅広く設定されてい
る．同じ催吐性であってもカルボプラチンやイリノテカ
ンでは慎重な対応が必要である．
・性別（女性），年齢（若年），妊娠悪阻の経験などのリ
スク因子（STEP4 1「リスク因子」参照）を複数有す
る患者に対しては，制吐薬適正使用ガイドラインでオプ
ションとして記載されているアプレピタントを併用する
ことも考慮する．

時 好発時期（発現パターン）　薬 抗がん薬　特 特徴

a）Grunberg SM, et al：Support Care Cancer **13**：80-84, 2005
b）Roila F, et al：Ann Oncol **17**：20-28, 2006
d）Aapro M：Oncology **69**：97-109, 2005
e）Martin M：Oncology **53**：26-31, 1996

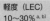

軽度（LEC）
10～30％ a, b)

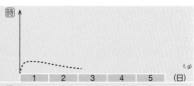

時

f, g)

1　2　3　4　5　（日）

薬 注射
アテゾリズマブ，エトポシド，エリブリン，エロツズマブ，カバジタキセル，カルフィルゾミブ，ゲムシタビン，ダラツムマブ，トラスツズマブ エムタンシン，ドキソルビシン リポソーム，ドセタキセル，ニムスチン，ネシツムマブ，ノギテカン，パクリタキセル，パクリタキセル　アルブミン懸濁型，フルオロウラシル，ブリナツモマブ，ブレンツキシマブ，ペメトレキセド，ペントスタチン，マイトマイシン C，ミトキサントロン，ラニムスチン，ロミデプシン，インターフェロン-α（5～10 million IU/m²），インターロイキン-2（≦12 million IU/m²），シタラビン（100～200 mg/m²），メトトレキサート（50～250 mg/m² 未満）

経口
アファチニブ，アキシチニブ，アレクチニブ，イキサゾミブ，イブルチニブ，エトポシド，エベロリムス，オラパリブ，カペシタビン，カボザンチニブ，サリドマイド，スニチニブ，ダブラフェニブ，テガフール・ウラシル（UFT），テガフール・ギメラシル・オテラシル（S-1），ニロチニブ，パゾパニブ，パルボシクリブ，バンデタニブ，フルダラビン，ポナチニブ，ボリノスタット，ラパチニブ，レナリドミド，レゴラフェニブ，ブスルファン（<4 mg/日）

特 ・軽度（LEC）では遅発期に対しては予防的に制吐薬を投与する必要はないとされているが，前向きの観察研究では，遅発性 CINV の発現割合は 24.7％と報告されている h)．急性期の CINV 発現が遅発性 CINV のリスク因子となることから，急性期に CINV 発現が認められた患者では遅発期 CINV の予防にデキサメタゾンを投与することを考慮する．
・パクリタキセル　アルブミン懸濁型，テガフール・ギメラシル・オテラシル（S-1），ドセタキセル，ゲムシタビンはそれぞれ単剤で投与する場合は軽度（LEC）に分類されている．しかし，ゲムシタビンと併用する場合，ゲムシタビン単剤より嘔吐発現割合が高いことが報告されている．
そのため，膵がんに対する GnP 療法（GEM＋nab-PTX），GS 療法（GEM＋S1），原発不明がんに対する DTX＋GEM は中等度リスクとして扱われる．

時 好発時期（発現パターン）　薬 抗がん薬　特 特徴

a）Grunberg SM, et al : Support Care Cancer 13 : 80-84, 2005
b）Roila F, et al : Ann Oncol 17 : 20-28, 2006
f）The Italian Group for Antiemetic Research : Tumori 87 : 379-382, 2001
g）The Italian Group for Antiemetic Research : Ann Oncol 9 : 759-765, 1998
h）Hayashi T, et al : Cancer Manag Res 10 : 4249-4255, 2018

最小度 (MIN) 10%>[a) b)]	時—

薬 注射 L-アスパラギナーゼ，アベルマブ，アフリベルセプト ベータ，アレムツズマブ，イピリムマブ，オビヌツズマブ，オファツムマブ，クラドリビン，ゲムツズマブオゾガマイシン，セツキシマブ，テムシロリムス，トラスツズマブ，ニボルマブ，ネララビン，パニツムマブ，ビノレルビン，ビンクリスチン，ビンデシン，ビンブラスチン，プララトレキサート，フルダラビン，ブレオマイシン，ベバシズマブ，ペグインターフェロン，ペプロマイシン，ペルツズマブ，ペンブロリズマブ，ボルテゾミブ，ラムシルマブ，リツキシマブ インターフェロン-α（≦5 million IU/m²），シタラビン（<100 mg/m²），メトトレキサート（≦50 mg/m²）

経口
エルロチニブ，オシメルチニブ，ゲフィチニブ，ソラフェニブ，ダサチニブ，トラメチニブ，トレチノイン，ヒドロキシカルバミド（ヒドロキシ尿素），フォロデシン，ベムラフェニブ，ベキサロテン，ポマリドミド，メトトレキサート，メルカプトプリン，メルファラン，ルキソリチニブ

特 CINV 発現の可能性はきわめて低いため，制吐薬の予防的投与は推奨されない．必要に応じて軽度（LEC）に準じた対応を考える．

時 好発時期（発現パターン） 薬 抗がん薬 特 特徴

a) Grunberg SM, et al : Support Care Cancer **13** : 80-84, 2005
b) Roila F, et al : Ann Oncol **17** : 20-28, 2006

a. 注射抗がん薬による悪心・嘔吐

● 抗がん薬投与開始から1週間程度持続する抗がん薬もあるが，高度催吐性レジメンにおいても120時間以内が好発時期である．

● 多剤併用レジメンの場合，基本的にはもっとも催吐性の高い抗がん薬に準じて催吐性リスクが決定されるが，FOLFIRINOX療法（CPT-11＋l-OHP＋5-FU＋l-LV），GnP療法（GEM＋nab-PTX）のようにそれぞれ単剤で示された催吐性より高い催吐性リスクに分類されるものもある．

● 制吐療法の進歩に伴いCINVのコントロールは良好となってきているが，遅発期における悪心のコントロールは不十分である．

b. 経口抗がん薬による悪心・嘔吐

● 経口薬の催吐性リスクは承認申請時のデータ，代表的な臨床試験の報告に基づいて分類されている．

● 経口抗がん薬は一般的に単回投与ではなく連日投与されるため，急性と遅発性に分類することが困難である．

● Grade 3以上の悪心や嘔吐を発現させず，Grade 2が継続しないよ

うに内服を継続することが求められる.

STEP 3　対策と対応

a. 標準的な治療法 （GL あるいはそれに準じるもの）

GL ▶制吐薬適正使用ガイドライン 2015 年 10 月【第 2 版】
　　　▶ASCO Clinical Practice Guideline Update 2017
　　　▶2016 updated MASCC/ESMO Consensus Recommendations
　　　▶NCCN Clinical Practice Guidelines in Oncology Version 1. 2020

- CINV 対策の目標は治療することではなく，適切な制吐療法を実施することにより発現を予防することである. したがって，催吐リスクに応じて抗がん薬投与前に予防的に制吐薬の投与を行う. ガイドラインでは抗がん薬の催吐性に応じた制吐レジメンが提唱されており，ガイドラインを順守することで，CINV の発生を大幅に低下させる.

- **急性期の CINV 発現は遅発期に大きく影響**することが知られている. そのため，急性期に悪心・嘔吐を経験させないように適切な制吐療法を選択する. 急性期および遅発期に対する具体的な制吐レジメンについては制吐薬適正使用ガイドライン 2015 年 10 月【第 2 版】を参照されたい.

1）高度催吐性 （HEC）

- 制吐薬適正使用ガイドライン 2015 年 10 月【第 2 版】では 5-HT$_3$ 受容体拮抗薬＋NK$_1$ 受容体拮抗薬＋デキサメタゾンの 3 剤併用が推奨されている. しかし，シスプラチン含有レジメンを対象として本邦で実施された第Ⅲ相試験において，標準的 3 剤併用制吐療法に対するオランザピンを加えた 4 剤併用制吐療法の優越性が証明されており[1]，日常臨床においても 4 剤併用の制吐療法が行われるようになってきている.

- NCCN ガイドラインでは 5-HT$_3$ 受容体拮抗薬＋NK$_1$ 受容体拮抗薬＋デキサメタゾン＋オランザピンの 4 剤併用を優先オプションとして提示している.

- AC 療法では，1 日目に使用する 5-HT$_3$ 受容体拮抗薬をパロノセトロンにする場合は 2 日目以降のデキサメタゾンは省略してもよい（Steroid Sparing）.

- 膵がんに対する FOLFIRINOX 療法，大腸がんに対する FOLFOXIRI 療法など単剤での催吐性分類は中等度であっても高度催吐性に分類されるものもあり，NK$_1$ 受容体拮抗薬を含む 3 剤併用の制吐療法が推奨される.

- シスプラチン，AC 療法では，標準的な 3 剤併用療法にオランザピン

を追加することで3剤併用よりもCINV発現を有意に抑制できることが報告されている[1, 2].

2) 中等度催吐性（MEC）

● MECに分類される抗がん薬投与時の制吐療法は5-HT$_3$受容体拮抗薬＋デキサメタゾンの2剤が基本である.

● 5-HT$_3$受容体拮抗薬とコルチコステロイドの2剤にNK$_1$受容体拮抗薬の上乗せ効果を検証したランダム化比較試験のメタ解析およびシステマティックレビューにより，カルボプラチンにおいてはNK$_1$受容体拮抗薬を併用する臨床的有益性が示されている. 一方，オキサリプラチンでは臨床的有益性は示されていない[3].

● MECに分類される抗がん薬のなかでもカルボプラチン（AUC≧4）はCINV発現が高く，他のMECと区別してHECに準じた制吐療法が推奨されている. アプレピタントとの併用する場合は薬物間相互作用を考慮して，デキサメタゾンの投与量を減量して用いる.

● 5-HT$_3$受容体拮抗薬としてパロノセトロンを用いる場合は2日目以降のデキサメタゾンは省略してもよい（Steroid Sparing）.

3) 軽度催吐性（LEC）

● 状況に応じてプロクロルペラジンもしくはメトクロプラミドを使用する.

● ロラゼパムやH$_2$受容体拮抗薬あるいはプロトンポンプ阻害薬の併用も検討される.

● 遅発期に対する予防的制吐療法は推奨されていない.

4) 最小度催吐性（MIN）

● 急性期，遅発期ともに制吐薬の予防的投与は基本的に不要である.

b. その他の治療法

1) 突出性悪心・嘔吐

● 予防的投与で使用した制吐薬と作用機序の異なる制吐薬を追加投与する.

● オランザピンの有用性がシステマティックレビューで示されており[4]，予防的制吐療法としてオランザピンが使用されていない場合に3日間のオランザピンの投与を推奨している.

● 突出性悪心・嘔吐が発現した場合は次コースの化学療法施行前に予防的投与が無効または不十分であった原因について詳細に検討を行う.

2) 予期性悪心・嘔吐

● 予期性悪心・嘔吐を予防するための最良のアプローチは，最適な予防的制吐療法を実施し，急性および遅延性の悪心・嘔吐を可能な限りコントロールすることである. 予期性悪心・嘔吐の症状を引き起こす可能性がある強い匂いを避けることも重要である.

- リラクセーション，系統的脱感作法，催眠療法，ヨガなどの行動療法や鍼，指圧などが一部のガイドラインでは推奨されている．
- 薬物療法ではベンゾジアゼピン系抗不安薬のロラゼパムを用いることで予想性悪心・嘔吐の発生を減らすことができる（アルプラゾラムは反跳性不安がロラゼパムよりも多くみられるため，NCCN のガイドラインでは削除された）．
- ロラゼパムは治療前夜および治療日の抗がん薬投与開始 1〜2 時間前に投与を行う．
- ベンゾジアゼピンとオピオイドの併用により呼吸抑制などの有害反応の発現率が高くなることが報告されているため，オピオイドが投与されている患者に使用する際は注意を要する[5]．

3）連日投与レジメンに対する制吐療法

- 複数日にわたる化学療法を受ける患者では，最初の抗がん薬投与日から最終の抗がん薬投与日まで急性および遅発性の悪心・嘔吐の発現が重なる可能性があり，区別がむずかしい．
- シスプラチンが 5 日間連日・分割投与される胚細胞腫瘍に対する BEP 療法などを対象とした小規模なランダム化比較試験では，5-HT$_3$ 受容体拮抗薬＋デキサメタゾンに対する 5-HT$_3$ 受容体拮抗薬＋デキサメタゾン＋アプレピタントの優越性が示されている（**表1**）[6]．

表 1　Suggested regimens based on 5-day cisplatin regimens

	1 日目	2 日目	3 日目	4 日目
5-HT$_3$ 受容体拮抗薬	○	○	○	○
デキサメタゾン	20 mg	20 mg		
アプレピタント			125 mg	80 mg

	5 日目	6 日目	7 日目	8 日目
5-HT$_3$ 受容体拮抗薬	○			
デキサメタゾン		8 mg (4 mg×2)	8 mg (4 mg×2)	8 mg (4mg×2)
アプレピタント	80 mg	80 mg	80 mg	

- 5-HT$_3$ 受容体拮抗薬は 1〜5 日目に投与するのが基本であるが，MASCC/ESMO のガイドラインではパロノセトロンを用いる場合は 1, 3, 5 日目に投与することを 1 つのオプションとして提示している．

4）高用量化学療法に対する制吐療法

- 造血幹細胞移植前の大量化学療法（BEAM 療法，メルファラン大量療法など）を対象とした 3 つの臨床試験でアプレピタントの有用性が示されており，化学療法前に 5-HT$_3$ 受容体拮抗薬とデキサメタゾンおよびアプレピタントの 3 剤併用による制吐療法を行うことを ASCO および MASCC/ESMO のガイドラインでは推奨している．また，アプレピタントを併用することで，とくに嘔吐が大幅に減少することが示されている．

STEP 4　薬剤管理指導で押さえておくべきこと

a. 抗がん薬治療開始前の確認事項

1）リスク因子

● CINV 発現のリスク因子として，性別（女性），年齢（若年），妊娠悪阻の経験，過去の抗がん薬での悪心・嘔吐経験，飲酒習慣なし，乗り物酔いの経験，強い不安，短い睡眠時間などが報告されている．近年，予測スコア[7]の開発も試みられており，抗がん薬治療開始前に個々の患者の CINV 発現リスクを評価することが望まれる．

2）併用に注意を要する薬剤

● アプレピタントは CYP3A の中程度の阻害薬であり，CYP2C9 の弱い誘導薬でもある．ホスアプレピタントは CYP3A の弱い阻害作用を有する．

● アプレピタントおよびホスアプレピタントを対象とした相互作用に関するシステマティックレビューが報告されている[8]．① FDA のガイダンスに基づく臨床的に重要な薬物動態学的相互作用（**表 2**）と② Drug Interaction Probability Scale（DIPS）≧5 に基づいて，薬物相互作用の原因となることが疑われる臨床的に重要な有害事象（**表 3**）の観点から評価が行われ，薬物間相互作用に注意すべき薬物について注意喚起を行っている．これらの薬物と併用する際は注意深い観察を行う必要がある．

表 2　薬物動態学的相互作用が考えられる臨床的に重要な薬物

アプレピタント （Clinically significant interaction）	
抗がん薬	ボスチニブ（po），カバジタキセル（iv），シクロホスファミド*（iv）
抗がん薬以外	デキサメタゾン（po），メチルプレドニゾロン（iv），ミダゾラム（po and iv），オキシコドン（po），トルブタミド（po）
アプレピタント （Possibly significant interaction）	
抗がん薬	エルロチニブ（po），イホスファミド（iv），パゾパニブ（po），チオテパ（iv）
抗がん薬以外	デキサメタゾン（iv），パロキセチン（po），クエチアピン（po），タクロリムス（iv）
ホスアプレピタント （Clinically significant interaction）	
抗がん薬	—
抗がん薬以外	デキサメタゾン（po），ミダゾラム（po）

カッコ内は投与経路
*シクロホスファミドの活性代謝物である 4-ヒドロキシ体の AUC に有意な変動は認められなかったとの報告がある．
[Walko CM, et al : Cancer Chemother Pharmacol **69** : 1189-1196, 2012 をもとに作成]

表3 同時投与により臨床的に重要な有害事象を引き起こす可能性が高い薬物

アプレピタント	
抗がん薬	イホスファミド（iv, 神経毒性），
抗がん薬以外	アルコール（iv, 認知障害），クエチアピン（po, 傾眠），オキシコドン（intranasal and po, 呼吸数の低下），SSRI/SNRI（po, 嘔吐），ワルファリン（po, INR の変化）
ホスアプレピタント	
抗がん薬	アントラサイクリン系抗がん薬（iv, 静脈炎）
抗がん薬以外	—

カッコ内は投与経路・主な有害事象

●オランザピンは CYP1A2 の基質薬である．相互作用に関する質の高いレビュー論文はないが，CYP1A2 阻害薬のフルボキサミンとの併用によりオランザピンの AUC が有意に増加するとの報告がある[9]．また，喫煙により CYP1A2 が誘導されるため，喫煙者ではオランザピンの効果が減弱する可能性がある．

よくある質問

Q 制吐療法として用いるステロイドの投与期間は短期間ですが，ステロイドの副作用発現に注意する必要はありますか？

A 制吐療法においてデキサメタゾンは key となる薬物の1つです．制吐療法におけるステロイドの使用が，不眠症，高血糖，上部消化管の不快感などと関連することが報告されています．また，近年では制吐目的でのデキサメタゾンは短期間の使用であっても，インスリン抵抗性を示す患者を増加させ，糖尿病の新規発症者が有意に増えることが報告されています．また，化学療法開始前と比較して治療開始16週間後に骨密度が有意に低下することも明らかとなっています．この骨密度の低下率は，アロマターゼ阻害薬を12ヵ月投与した際の骨量減少と同程度であるため決して無視できるものではありません．したがって，ステロイドの投与を減らす Steroid Sparing が検討され，HEC や MEC に対して遅発期に用いるデキサメタゾンは省略できることがメタ解析で示されています[10]．しかし，悪心は単一の症状ではなく，さまざまな症状のクラスターであるとされ，味覚や食欲の変化，倦怠感などとの関連が強いとの報告もあります．ステロイドは倦怠感などを改善する効果もあることから，CINV 発現のリスク因子に応じて使用の有無を検討するのがよいでしょう．

■文　献

1) Hashimoto H, et al : Lancet Oncol 21 : 242-249, 2020
2) Navari RM, et al : N Engl J Med 375 : 134-142, 2016
3) Jordan K, et al : Support Care Cancer 26 : 21-32, 2018
4) Hocking CM, et al : Support Care Cancer 22 : 1143-1151, 2014

5) Boon M, et al : Ann Palliat Med **9** : 542-557, 2020
6) Albany C, et al : J Clin Oncol **30** : 3998-4003, 2012
7) Dranitsaris G, et al : Ann Oncol **28** : 1260-1267, 2017
8) Patel P, et al : Br J Clin Pharmacol **83** : 2148-2162, 2017
9) Chiu CC, et al : J Clin Pharmacol **44** : 1385-1390, 2004
10) Gu YL, et al : Medicine (Baltimore) **98** : e17364, 2019

2 下痢・便秘

患者が訴える症状　▶便が緩い・回数が多い　▶便が硬い・でにくい

STEP 1　まずは抗がん薬以外の可能性を除外する！

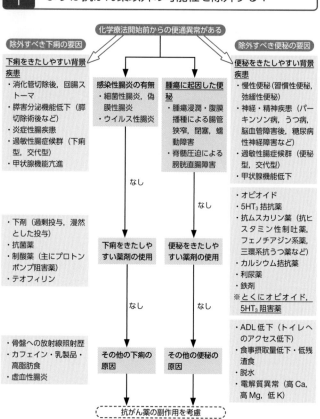

化学療法開始前からの便通異常がある

除外すべき下痢の要因

下痢をきたしやすい背景疾患
・消化管切除後，回腸ストーマ
・膵障害分泌機能低下（膵切除術後など）
・炎症性腸疾患
・過敏性腸症候群（下痢型，交代型）
・甲状腺機能亢進

・下剤（過剰投与，漫然とした投与）
・抗菌薬
・制酸薬（主にプロトンポンプ阻害薬）
・テオフィリン

・骨盤への放射線照射歴
・カフェイン・乳製品・高脂肪食
・虚血性腸炎

感染性腸炎の有無
・細菌性腸炎，偽膜性腸炎
・ウイルス性腸炎

↓ なし

下痢をきたしやすい薬剤の使用

↓ なし

その他の下痢の原因

腫瘍に起因した便秘
・腫瘍浸潤・腹膜播種による腸管狭窄，閉塞，蠕動障害
・脊髄圧迫による膀胱直腸障害

↓ なし

便秘をきたしやすい薬剤の使用

↓ なし

その他の便秘の原因

除外すべき便秘の要因

便秘をきたしやすい背景疾患
・慢性便秘（習慣性便秘，弛緩性便秘）
・神経・精神疾患（パーキンソン病，うつ病，脳血管障害後，糖尿病性神経障害など）
・過敏性腸症候群（便秘型，交代型）
・甲状腺機能低下

・オピオイド
・5HT₃拮抗薬
・抗ムスカリン薬（抗ヒスタミン性制吐薬，フェノチアジン系薬，三環系抗うつ薬など）
・カルシウム拮抗薬
・利尿薬
・鉄剤
※とくにオピオイド，5HT₃阻害薬

・ADL低下（トイレへのアクセス低下）
・食事摂取量低下・低残渣食
・脱水
・電解質異常（高Ca，高Mg，低K）

抗がん薬の副作用を考慮

- 抗がん薬投与にかかわらず慢性的な便通異常を有していることも多く，化学療法開始前からの排便状況を把握する．また，下痢，便秘とも，食事内容の影響を受けやすい．
- **下痢**をきたしやすい背景疾患：消化管切除後，回腸ストーマ，過敏性腸症候群などがある．がん種として，神経内分泌腫瘍（NETs），結腸がん，膵がん，悪性リンパ腫，甲状腺髄様がん，褐色細胞腫などがある．
- **便秘**をきたしやすい背景疾患：パーキンソン病，うつ病などの神経・精神疾患，脳血管障害後などのほか，加齢に伴って習慣性便秘の頻度は上昇する．

a. 下痢

- **感染性腸炎の鑑別**が重要で，ウイルス性腸炎の流行期には偶発的な感染を生じることがままある（その際には抗がん薬延期後の減量は原則不要）．感染性腸炎は急性発症かつ数日で軽快することが多く，臨床的に苦慮することは少ないが，粘血便を生じるような際には重篤な細菌性腸炎が疑われ，便培養の提出後に抗菌薬投与を行う．
- 抗菌薬投与中・投与後に頻回の水様便を生じる際には，偽膜性腸炎の可能性を考慮し，便中クロストリジウムの検索（グルタミン酸脱水素酵素およびトキシン検査）も行う．
- 腸管や内臓神経叢への腫瘍浸潤，腹膜播種は便秘をきたすことが一般的だが，下痢となることもあり，腫瘍評価の際などに行っている画像所見も参考とする．
- 下痢を生じうる薬剤：抗菌薬（正常細菌叢の菌交代）やプロトンポンプ阻害薬などがあげられる．なお，漫然と処方している下剤が原因となる場合があり，自身が処方内容を把握できていない認知症の患者などでは内服状況の確認も行う．

b. 便秘

- 臨床的には**腸閉塞を見逃さない**ことが最重要である．排ガス停止や腹痛・腹部膨満感も伴うような場合には腹部 X 線，CT を確認する．
- 便秘を生じうる薬剤：多数あり，オピオイド，5-HT$_3$ 受容体拮抗薬，抗ムスカリン薬，利尿薬などがあげられるが，**抗がん薬投与中の患者においては，オピオイド，5-HT$_3$ 受容体拮抗薬によるものが問題となりやすい**．
- このほか，病勢の増悪や体調増悪に伴ってトイレに通いにくくなることや，食物繊維の摂取不足，電解質異常なども原因となる．

STEP 2 | 原因として考えられる抗がん薬は？

a. 下痢

イリノテカン ★★	時 投与直後～24 時間[ア]
	頻 43.0%（10.2%）[a]
	特 コリン様症状，アトロピン（0.25～1 mg 皮下または静脈）投与により速やかに軽快．
	頻 43.0%（10.2%）[a]
	時 投与後 6～14 日[ア]
	特 リスク因子として，UGT1A1 遺伝子多型が知られている．
カペシタビン ★★	時 投与開始 1 週間後～[イ]
	頻 25.5%[b]
	特 —[※1]
5-FU ★★	時 投与開始 1 週間後～[イ]
	頻 12.3%[c]
	特 —[※1]
S-1 ★★	時 24.5 日（2～189 日）[イエウ]
	頻 18.7%（2.9%）[d]
	特 初発までの中央値を記載
ドセタキセル ★★	時 投与開始 1 週間後～[イ]
	頻 22.8%（2.9%）[e]
	特 —[※1]
パクリタキセル ★	時 投与開始 1 週間後～[イ]
	頻 4.6%[f]
	特 —[※1]
ナブパクリタキセル ★	時 投与開始 1 週間後～[イ]
	頻 2.9%（0.2%）[g]
	特 —[※1]
ドキソルビシン ★	時 投与開始 1 週間後～[イ]
	頻 6.4%[h]
	特 —[※1]
オキサリプラチン ★★	時 投与開始 1 週間後～[イ]
	頻 12.9%[i]
	特 —[※1]

★発現頻度の高さ　時 好発時期　頻 発現頻度（All Grade）　特 特徴

ゲフィチニブ ※1 ★★	時 —
	頻 11.0%[j]
	特 結合部位となる上皮成長因子受容体（EGFR）が腸管上皮にも分布している
アファチニブ ★★★	時 投与開始後 7 日以内に 81.5%が発現[エ]
	頻 95.2%（14.4%）[k]
	特 下痢の発現による忍容性の低下に伴い，脱水，電解質失調，腎機能障害などの重篤な臨床経過をたどる場合がある．
ソラフェニブ ★★★	時 —
	頻 37.7〜64.7%（2.2〜8.4%）[l]
	特 過量（800 mg 1 日 2 回の用量）で観察された主な副作用の 1 つである．
エベロリムス ★★	時 —
	頻 22.3%（1.3%）[m]
	特 腸内細菌層のバランス不均衡が一因と推察されている[ア]
パルボシクリブ ★★	時 —
	頻 13.0〜14.9%（0〜0.2%）[n]
	特 機序は不明
オラパリブ ★★	時 —
	頻 11.7〜14.9%（0〜1.8%）[o]
	特 機序は不明

★発現頻度の高さ　時 好発時期　頻 発現頻度（All Grade）　特 特徴

※ 1：腸管粘膜障害に起因すると推察される．

ア）ESMO GL2018 より／イ）根拠なし，想定される薬理機序から推定／ウ）初発までの期間：中央値（範囲）；添付文書（30 版）臨床成績の項，表 7 引用／エ）Japanese Journal of Lung Cancer ─ Vol 56, Supplement, Dec 1, 2016／オ）IF（7 版）8. 安全性に関する項目「1200.32 試験」結果（P.113）を引用

a）カンプト点滴静注 IF 第 12 版，b）ゼローダ IF 第 20 版，c）5-FU IF 第 7 版
d）ティーエスワン IF 第 25 版，e）タキソテール IF 改訂第 14 版
f）タキソール IF 第 10 版，g）アブラキサン IF 第 11 版，h）アドリアシン IF 第 18 版
i）エルプラット IF 第 15 版，j）イレッサ IF 改訂第 20 版，k）ジオトリフ IF 第 8 版
l）ネクサバール IF 第 17 版，m）アフィニトール錠 IF 第 16 版
n）イブランス IF 第 9 版，o）リムパーザ IF

●下痢は，よく遭遇する副作用であり，細胞障害性（殺細胞性）抗がん薬，分子標的治療薬のいずれによっても生じる．添付文書，インタビューフォームの掲載内容から抜粋した主な抗がん薬による下痢の頻度は上記に示すが，現在，単剤療法より併用療法が主流となっており，各レジメンにおける下痢の発現頻度について把握しておく必要がある．参考として，成人がん患者における下痢に対する欧州臨床腫瘍学会（ESMO）Clinical Practice Guideline[1] に記載されている細胞障

害性抗がん薬を用いた主な併用療法における発現頻度を示す（**表 1**）.

表 1　レジメンごとの下痢発生頻度

抗がん薬レジメン名	発現頻度 Grade3/4
CapeIRI	47%
FOLFOXIRI	20%
mIFL	19%
Borus fluorouracil with folinic acid	16%
Irinotecan with fluprouracil and folinic acid	15%
Docetaxel with capecitabine	14%
FOLFIRI	14%
FLOX	10%

1）細胞障害性抗がん薬による下痢

● 抗がん薬あるいはその代謝物により，腸管粘膜が傷害されて生じる**遅発性下痢**が主となる．発現時期は，**抗がん薬投与の数日から 2 週間後**が多い．好中球が減少している nadir 時期と重なると重篤化することが多く，注意が必要である．

● 代表薬剤として，イリノテカン，フッ化ピリミジン系薬，微小管阻害薬があげられる．とくに 5-FU の短時間投与，あるいはイリノテカンとフッ化ピリミジン系薬の併用では頻度が高く，CTCAE v4.0（有害事象共通用語規準）の全 Grade で 50〜80％，Grade 3 以上で 30％以上との報告もある[2]．

● また，遅発性下痢と異なる機序として，抗がん薬投与により副交感神経が刺激されて生じる**早発性下痢**（コリン作動性下痢）がある．早発性下痢はイリノテカンにより生じ，主に**抗がん薬投与後 24 時間以内**に発現することが知られている．

2）分子標的治療薬による下痢

● 分子標的治療薬は概して下痢の頻度が高く，チロシンキナーゼ阻害薬や抗体薬では 0〜80％程度とその幅が広いことが知られている．ESMO Clinical Practice Guideline の記載のなかにおいても分子標的治療薬による下痢の頻度の高さが確認できる（**表 2**）.

表2（参考）その他の分子標的治療薬の下痢発症頻度

クラス	薬剤名	発現頻度 All Grade※	発現頻度 Grade3/4※
抗EGFR	エルロチニブ	18〜57%	3〜6%
	セツキシマブ	13〜28%	4〜28%
	パニツムマブ	21%	8〜20%
抗HER2	ラパチニブ	47〜75%	3〜14%
	トラスツズマブ	2〜63%	2〜6%
	ペルツズマブ	67%	5〜8%
抗BRAF	ベムラフェニブ	5〜6%	0.0%
	ダブラフェニブ	1%	0.0%
抗MEK	Cobimetinib	45〜50%	4.0%
	トラメチニブ	45〜50%	4.0%
抗EML4/ALK	クリゾチニブ	50〜60%	0.0%
抗VEGF	ベバシズマブ	20%	2〜7%
	アフリベルセプト	58〜69%	13〜19%
マルチターゲットTKI	イマチニブ	20〜26%	1.0%
	パゾパニブ	52%	4.0%
	スニチニブ	44〜55%	5〜8%
	アキシチニブ	55%	11.0%
	ソラフェニブ	43〜55%	2〜8%
	バンデタニブ	74%	10.0%
	レゴラフェニブ	34〜40%	5〜8%
	カボザンチニブ	64%	12.0%
	レンバチニブ	59%	8.0%
抗mTOR	エベロリムス	30%	1〜3%
	テムシロリムス	27%	1.0%
抗CDK4/6	パルボシクリブ	21〜26%	1〜4%
	Ribociclib	35%	1.2%
	アベマシクリブ	86〜90%	13〜20%
抗PARP	オラパリブ	11〜18%	0.0%
	Rucaparib	13〜20%	0.0%

※副作用頻度は，単剤および併用療法時の頻度を組み合わせて算出されている.

●それぞれ特異な機序により下痢を生じ，抗EGFR（上皮増殖因子受容体）薬では腸管粘膜のCl-の排泄阻害，mTOR阻害薬では腸管細菌叢の変化，ボルテゾミブでは自律神経障害，イマチニブでは腸管に存在するCajal細胞の変性などが推定されている[3].

b. 便秘

ビンクリスチン ★★★	時 ― 頻 30%[p)] VAD 療法として 特 麻痺性イレウスに注意
ビンブラスチン ★★	時 ― 頻 2.3%[q)] 特 イレウスの発現率が 0.5%であり，鑑別に注意.
ビンデシン ★★	時 ― 頻 6.4%[r)] 特 神経組織の微小管の障害による自律神経の機能異常を介しての腸管運動の抑制
ビノレルビン ★★★	時 ― 頻 30.4%[s)] 特 消化器系障害について，前化学療法歴あり，アントラサイクリン系薬剤による治療，タキサン系薬剤による治療を受けた群で，受けない群と比較して発現率が高い傾向にある.
パクリタキセル ★★★	時 ― 頻 20%[t)] 特 著しい便秘は腸管閉塞，腸管麻痺の可能性があるので注意.
ドセタキセル ★★	時 ― 頻 1.58%[u)] 特

★発現頻度の高さ　時 好発時期　頻 発現頻度（All Grade）　特 特徴

p) Anderson H, et al : Br J Cancer **71** : 326-330, 1995
q) エクザール注射用 10 mg IF 第 9 版　r) 注射用フィルデシン IF 第 11 版
s) 古瀬清行ほか：癌と化学療法 **21** : 1941-1947, 1994
t) （パクリタキセル国内第 1 相試験），u) タキソテール点滴静注用 IF 第 14 版

● 微小管阻害薬であるビンカアルカロイド系，タキサン系の抗がん薬が便秘を起こしやすいといわれている．神経細胞の軸索や樹状突起には微小管が多く存在しており，腸管の蠕動運動を支配する自律神経系の神経細胞にも同様に多く存在している．

● 微小管阻害薬により神経細胞の機能障害が起こり，腸管運動の低下をきたすことによって便秘が起こるといわれている．

● 麻痺性イレウスなど，器質性変化に伴う便秘時の対応には注意を要する．

● 担がん患者は，疼痛に対するオピオイド系鎮痛薬を汎用しており，当該鎮痛薬による便秘も併存する可能性を常に考慮する．

STEP 3　対策と対応

a. 標準的な治療法（GL あるいはそれに準じるもの）

GL ▶ASCO Clinical Practice Guideline

1) 下痢の標準的な治療法

●**早発性下痢**は、アトロピンの投与により速やかに症状の軽快が得られることが多い．また、一度早発性下痢を起こした患者では、次回以降の投与の際にも下痢の発現が予測されるため、アトロピンの予防投与により症状の軽減を図る．アトロピンは制吐薬などの前投薬に混合して投与可能である．

●**遅発性下痢**の場合には、CTCAE v5.0 に基づいた下痢の grading とともに米国臨床腫瘍学会（ASCO）で推奨されている Clinical Practice Guideline に沿って、発現時期、発現期間、排便回数、性状、発熱・めまい・腹痛の有無、身体症状の程度を聴取する．CTCAE v5.0 Grade 3～4、あるいは 1～2 でも**表3**に示す合併症が1つでも該当する場合には、原則的に入院管理下での治療が必要となる．

●全 Grade において、乳製品やアルコールの摂取を控え、飲水、易消化性食品の頻回摂取に努める．止瀉薬には、ロペラミドのほか、アヘンの使用が推奨されている．

> 例 ・ロペラミドの投与は初回 4 mg、以降 2 mg ずつ 4 時間おき、または水様性下痢のたびに、12 時間連続で下痢が起きないことを確認できるまで継続する．12～24 時間後に再評価を行い、止瀉が不十分な場合には、2 mg を 2 時間ごとに内服し、さらに 12～24 時間後に再評価して入院治療を考慮する．
> ・アヘン［本邦で承認されている用法はアヘン（10 mg/mL のモルヒネ含有）を 1 日 3 回内服］は 3～4 時間ごとに 0.5 mL 内服する．

● ASCO Clinical Practice Guideline のロペラミドの投与法は、本邦の承認用量とかなり乖離している．ロペラミドを高用量で用いる場合、止瀉後に腸管麻痺を生じる可能性があり、漫然とした使用は避ける．

●アヘンを含めた医療用麻薬もコントロール不良の下痢に用いることができる．

●このほかの対症療法として、収斂作用を有するタンニン酸アルブミン、ビスマス製剤、沈降炭酸カルシウムの内服や吸着作用を期待してのケイ酸アルミニウムの内服、腸内細菌叢の是正を目的としての乳酸菌製剤の使用も考慮する．経口摂取の可否、脱水・電解質異常、水様性下痢の回数を目安にする．

b. その他の治療法(GLにないがEvidenceあり/Evidenceないがエキスパートが行うもの)

1) 下痢

● ASCO Clinical Practice Guideline では，入院加療時の対処方法の1つとしてオクトレオチドの皮下投与が推奨されており，臨床上の効果は高い．本邦では適応外使用となるため適用は各施設のルールに従うべきである．

> 例 |【適応外】オクトレオチド1回100〜150μg，1日3回皮下投与．1回500μgまで増量可能

2) 便秘

●あらゆる抗がん薬が便秘の原因となりえるが，がん患者が汎用する併用薬が原因である場合もある．抗ヒスタミン薬，抗うつ薬，抗精神病薬，オピオイド，カルシウム拮抗薬，5-HT$_3$受容体拮抗薬などが知られている．

①硬便の場合：酸化マグネシウムなどの浸透圧性下剤を用いる．腸管の浸透圧を高めることで，腸管内に水分を移行し，便を軟化させる．
②腸管蠕動運動が低下している場合：腸管の神経を刺激し蠕動を促す．センノシド，ピコスルファートナトリウムを選択する．
③硬便が直腸に滞留している場合：ビサコジル坐剤を用いて，腸管蠕動運動を亢進させる．また結腸腔内における水分吸収抑制作用も有する．ビサコジルは肛門部に宿便している場合には，摘便も考慮する．

STEP 4　薬剤管理指導で押さえておくべきこと

a. 下痢

●抗がん薬投与後に発生した水様性下痢であっても，安易に抗がん薬による消化管粘膜障害と決めつけてしまうのは危険である．十分に確認したうえで，脱水，電解質異常を防ぐために，ロペラミドなどの止痢薬の適用を検討する．**飲水による脱水予防が急務であるが，飲水が困難な症例では，速やかに輸液を選択する．**

b. 便秘

●便秘とは排便回数が減少し，排便する便が固く乾いた状態である．食欲不振による食事量の低下，飲水量の低下に伴い，排便回数の減少がみられることがあるが，そのような場合には経過観察の対応も一案となる．

●日頃より排便習慣を整えておくことが重要であり，毎日一定の排便習慣を試みる指導が重要である．

●腹部マッサージや腹部の保温が奏効する場合がある[4]．

よくある質問

Q 乳酸菌製剤の予防投与は，イリノテカン投与に伴う下痢に対して有効でしょうか？

A イリノテカン投与患者に対して乳酸菌製剤を用い，イリノテカンによる Grade 3/4 の下痢の発症頻度を比較した無作為化プラセボ対照試験があります[5]．下痢の発生率が低かったため，早期に試験終了となり，統計学的な有意差は検出できませんでしたが，乳酸菌製剤投与群は，プラセボ群に対して重度の下痢の発症が少なかったことが示されています（各群 23 例中，乳酸菌投与群 0 例，プラセボ群 4 例）．本試験の結果は慎重に解釈すべきであり，その適応に関しては十分に考慮する必要があるでしょう．

■文　献

1) Bossi P, et al : Ann Oncol **29**（Suppl 4）: iv126-iv 142, 2018
2) Stein A, et al : Ther Adv Med Oncol **2** : 51-63, 2010
3) Loriot Y, et al : Nat Clin Pract Oncol **5** : 268-278, 2008
4) 佐々木常雄（監修）：癌化学療法副作用対策のベスト・プラクティス．照林社，p36-38．2005
5) Mego M, et al : Complement Ther Med **23** : 356-362, 2015

3 口内炎・口腔乾燥

患者が訴える症状 ▶口が乾く ▶痛い ▶ヒリヒリする ▶しみる
▶粘膜に紅斑・偽膜・潰瘍がある ▶出血
▶食べづらい ▶飲みづらい ▶飲み込むと痛い
▶しゃべりにくい

STEP 1 まずは抗がん薬以外の可能性を除外する！

● 治療前の患者は口内炎や口腔乾燥を生じている場合が多いので，抗がん薬の治療を開始する前に症状の有無・程度を確認する．

● **長期間改善がみられない口内炎や潰瘍が生じている場合は，腫瘍性病変の可能性**があるため，専門医とともに鑑別し診断することが大切である．

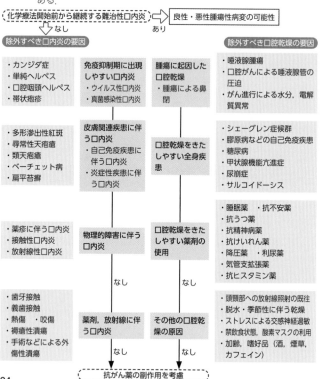

化学療法開始前から継続する難治性口内炎 ⇒ 良性・悪性腫瘍性病変の可能性
↓なし   あり

除外すべき口内炎の要因　　　　　　　　　　　　除外すべき口腔乾燥の要因

・カンジダ症 ・単純ヘルペス ・口腔咽頭ヘルペス ・帯状疱疹	免疫抑制期に出現 しやすい口内炎 ・ウイルス性口内炎 ・真菌感染性口内炎	腫瘍に起因した 口腔乾燥 ・腫瘍による鼻閉	・唾液腺腫瘍 ・口腔がんによる唾液腺管の圧迫 ・がん進行による水分，電解質異常
・多形滲出性紅斑 ・尋常性天疱瘡 ・類天疱瘡 ・ベーチェット病 ・扁平苔癬	皮膚関連疾患に伴う口内炎 ・自己免疫疾患に伴う口内炎 ・炎症性疾患に伴う口内炎	口腔乾燥をきたしやすい全身疾患	・シェーグレン症候群 ・膠原病などの自己免疫疾患 ・糖尿病 ・甲状腺機能亢進症 ・尿崩症 ・サルコイドーシス
・薬疹に伴う口内炎 ・接触性口内炎 ・放射線性口内炎	物理的障害に伴う口内炎	口腔乾燥をきたしやすい薬剤の使用	・睡眠薬　・抗不安薬 ・抗うつ薬 ・抗精神病薬 ・抗けいれん薬 ・降圧薬　・利尿薬 ・気管支拡張薬 ・抗ヒスタミン薬
	なし	なし	
・歯牙接触 ・義歯接触 ・熱傷　・咬傷 ・褥瘡性潰瘍 ・手術などによる外傷性潰瘍	薬剤，放射線に伴う口内炎	その他の口腔乾燥の原因	・頭頸部への放射線照射の既往 ・脱水・季節性に伴う乾燥 ・ストレスによる交感神経過敏 ・禁飲食状態，酸素マスクの利用 ・加齢，嗜好品（酒，煙草，カフェイン）
	↓なし	↓なし	

抗がん薬の副作用を考慮

a. 口内炎

●抗がん薬投与中は，免疫力の低下に伴い日和見感染や，すでに感染しているウイルスの再活性化を起こすことがある．口内炎を生じる時期は，免疫力の低下時期と重複するため，**感染などとの鑑別が必要である**．容易に剥がれる白い粘膜変化は，カンジダ性口内炎を考慮する．水疱様形成やびらんが出現している場合は，既往歴，皮疹の有無，疼痛の有無などを考慮し，**単純疱疹，帯状疱疹，尋常性天疱瘡などを鑑別**していく．

●治療前より，口唇や頬粘膜に乳白色線条やレース状の白斑を繰り返して生じている場合には，**扁平苔癬の可能性**を考慮し，ステロイドの使用を検討する．

●抗がん薬と放射線治療を同時に行っている場合は，放射線による粘膜の変化にも留意し，照射されている部位や範囲を適宜確認する．

●物理的刺激（義歯の不適合，歯の鋭縁）が原因となり，口腔内の粘膜浮腫と脆弱部位に，口内炎を生じることがあるので注意する．

b. 口腔乾燥

●口腔乾燥の原因でもっとも多いのは，常用薬の副作用である．とくに高齢者の唾液腺は影響を受けやすく，また多剤併用の服薬が大半であり，常用薬の内容にも注意する．

●器質的病変で口腔乾燥が生じている場合があるので，**唾液腺腫瘍や唾液腺の圧迫**など生じていないか，腫瘍性病変の確認をする．

●口腔乾燥を起こしやすい全身疾患（糖尿病，甲状腺機能亢進症など多数）も考慮し，既往歴を必ず確認する．

●上記のほか，脱水，季節や環境に伴う乾燥，鼻閉に伴う口呼吸，ストレス性の交感神経過敏なども口腔乾燥を起こす原因となるので，包括的に診断する．

STEP 2 原因として考えられる抗がん薬は？

●**口腔乾燥は，唾液分泌低下により味覚障害や口内炎に重篤化につながる**．免疫チェックポイント阻害薬を含む抗がん薬もしくはその支持療法薬（イリノテカンのコリン作動性による有害事象に対する抗コリン薬の使用や，悪心をはじめとする症状への支持療法薬に含まれる抗コリン作用）により引き起こされるが，いずれも原因薬の影響がなくなると改善する一時的なものである．他に口腔内への放射線照射では，口腔乾燥が必発し，改善には年単位かかり個人差がある（p.27，表の口腔内への放射線照射を参照）．

●口内炎は，がん患者のQOLを低下させるだけではなく，時には感染症のリスクを上げ，がん治療の円滑な遂行，完遂を妨げる用量制限毒

性である[1]．口内炎を引き起こす原因はさまざまなものがあることから，**表**では代表的な薬剤とともに抗がん薬以外の原因も紹介する．

細胞障害性抗がん薬：
白金製剤★（シスプラチン），
代謝拮抗薬★★（5-FU，S-1，カペシタビン，シタラビン，メトトレキサート），
抗がん性抗生物質★★（ドキソルビシン，ブレオマイシン），
アルキル化薬★★（シクロホスファミド），
大量化学療法に使用のアルキル化薬★★★（メルファラン，ブスルファン）

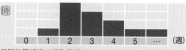

時 口腔粘膜組織の細胞周期のターンオーバーは 10～12 日程度であるため，治療開始後 5～7 日で生じ，10～12 日で症状がピークとなり 10～14 日で上皮化，治癒する経過をとる．

頻 シスプラチン（16％），5-FU（6％），S-1（17％），カペシタビン（45～33％），シタラビン（5％未満），メトトレキサート（5～50％未満），ドキソルビシン（22％），ブレオマイシン（13％），シクロホスファミド（63％），メルファラン（80％），ブスルファン（84％）自家造血幹細胞移植（68％），骨髄破壊的同種造血幹細胞移植（98％）[a, b]

特 舌口唇，舌側縁部，頬粘膜もしくは非角化粘膜の刺激部位に発症し，不正形であり周囲に紅みを伴わないものが多く広範囲にわたることがある特徴がある．

分子標的治療薬：
mTOR 阻害薬★★★（エベロリムス，テムスロリムス，シロリムス），
VEGF-TKI★★（アキシチニブ，スニチニブ，ソラフェニブ，レンバチニブ），
EGFR-TKI★★（アファチニブ，エルロチニブ，オシメルチニブ，ゲフィチニブ），
EGFR 抗体薬★（セツキシマブ，パニツムマブ），免疫チェックポイント阻害薬★（アテゾリズマブ，アベルマブ，イピリムマブ，デュルバルマブ，ニボルマブ，ペムブロリズマブ）

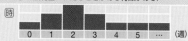

時 細胞障害性抗がん薬よりも数日早い 3～5 日程度で生じ，1 週間程度で治癒する経過をとる傾向にあるとされている．エベロリムスの試験ではほとんどが 1 ヵ月以内に生じ，2 ヵ月以降に新たに生じる症例は少なかった[c, d]．

頻 エベロリムス（61％），テムスロリムス（37％），シロリムス（78％），アキシチニブ（14％），スニチニブ（52％），ソラフェニブ（10％以上），レンバチニブ（10～30％未満），アファチニブ（71％），エルロチニブ（9％），オシメルチニブ（22％），ゲフィチニブ（1～10％未満），セツキシマブ（0.5～10％未満），パニツムマブ（11％），アテゾリズマブ（1～5％未満），アベルマブ（1％未満），イピリムマブ（5％未満），デュルバルマブ（記載なし），ニボルマブ（1～5％未満），ペムブロリズマブ（1～10％未満）

特 局所的なアフタ型で円型かつ境界明瞭な有痛性の口内炎の特徴がある．部位は口唇や舌などの非角化粘膜が多く，舌背部，軟口蓋などに局所的に発症する傾向があり，繰り返し断続的に発症する[e]．
免疫チェックポイント阻害薬では口内炎の頻度が低いが，まれに GVHD 様の粘膜障害をきたすことがある．扁平苔癬，網目状の白い筋，丘疹状，プラーク様，潰瘍性，または萎縮性，エリテマトーシス性の病変を呈するが無症状のこともある[f]．中毒性表皮壊死症（TEN）や皮膚粘膜眼症候群（SJS）に伴う口内炎，口唇のびらんは他の症状とともに早急に対処する必要がある．

★発現頻度の高さ　時 好発時期　頻 発現頻度（All Grade）　特 特徴

GVHD による口内炎★★★	時 急性 GVHD は幹細胞移植後 2〜3 週間, 慢性 GVHD は移植後 100 日頃に生じるとされる.
	頻 臍帯血移植以外 (50%), 臍帯血移植 (28%)[g]
	特 口腔および口唇は GVHD の好発部位であり, 局所的なものではなく広範囲に生じる. 急性 GVHD は, 紅斑性粘膜炎, びらん, 潰瘍が特徴. 慢性 GVHD は, 口唇・頰粘膜の扁平苔癬レース様白斑, 口腔乾燥, 粘膜萎縮, 粘液嚢腫, 偽膜形成, 潰瘍形成, 水疱が特徴.
口腔内の放射線照射★★★	時 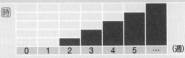
	照射は 1 日 2 Gy, 計 66〜70 Gy 照射され, 治療期間は 7〜8 週間にわたる. 照射開始より口腔乾燥, 味覚障害が起こり, 2〜3 週間後に口内炎がきたされ, 悪化する. 照射開始から 2〜3 週後で症状改善傾向となり 1 ヵ月程度で治癒する.
	頻 放射線療法 (50%), 頭頸部化学放射線療法 (97%)[h]
	特 口腔内のターンオーバーが早い軟口蓋, 口腔低, 舌外側縁, 舌腹の粘膜により強く生じる[j]とされる. 口腔内の粘膜炎に加え, 咽頭粘膜炎も生じており, 咽頭までは鎮痛外用薬は届かないために鎮痛薬の全身投与を行い対応する.

3

口内炎・口腔乾燥

★発現頻度の高さ　時好発時期　頻発現頻度 (All Grade)　特特徴

上記の口内炎の頻度は頻度不明であったシスプラチンとカペシタビンを除き, 添付文書をもとに作成した. シスプラチンは頭頸部癌の FP (1000/100) 療法の頻度[i]を, カペシタビンはインタビューフォームの頻度をもとに作成した.

a) Bhatt V, et al : J Oncol Pharm Prac **161** : 195-204, 2010.
b) Filicko J, et al : Bone Marrow Transplant **31** : 1-10, 2003
c) de Oliveira MA, et al : Oral Oncol **47** : 998-1003, 2011
d) Boers-Doets CB, et al : Future oncology **9** : 1883-1892, 2013
e) Vigarios E, et al : Support Care Cancer **25** : 1713-1739, 2017
f) Shi VJ, et al : JAMA Dermatol **152** : 1128-1136, 2016
g) Kanda J, et al : Bone Marrow Transplant **49** : 228-235, 2014
h) Li E, et al : AJHP **69** : 1031-1037, 2012
i) Madeya ML : Oncol Nurs Forum **23** : 808-819, 1996
j) Forastiere AA, et al : J Clin Oncol **10** : 1245-1251, 1992

STEP 3　対策と対応

a. 標準的な治療法

GL ▶がん治療に伴う粘膜障害マネジメントの手引き[1]
　　　▶MASCC/ISOO ガイドライン[2]
　　　▶ESMO ガイドライン[3]

●口内炎そのものを治癒する薬はないため，積極的な鎮痛，もしくは口内感染症が原因となる二次性口内炎である場合はその感染制御が治療目的となる．

●**鎮痛は WHO のがん疼痛治療ガイドライン**[4] **に準じて実施されるが**，口内炎の痛みは内服困難な場合が多いため病態にあわせて対応する．口内炎による痛み（NRS で 3 以上）5 を訴える場合に開始するとされるが，患者の主訴に応じて積極的に鎮痛を行う．

> 例　①局所管理ハイドロゲル創傷被覆・保護材（エピシル®口腔用液）は 5 分で効果が得られ 8 時間ほど効果が持続する．疼痛管理に有用であり推奨される（歯科保険収載のため歯科医師に処方依頼）．
> ②局所麻酔薬を含嗽水に加えて局所鎮痛で対応．
> ・含嗽液 500 mL あたり，はじめはリドカイン液 5 mL（効果が乏しい場合は 10 mL）を加えて使用する．
> ③局所鎮痛が無効な場合，アセトアミノフェンを全身投与．NSAIDs を使用する場合，粘膜障害，腎障害，血小板減少などに注意．
> ・アセトアミノフェン，1 回 400〜1,000 mg，1 日 3（〜4 回），毎食 30 分前（および寝る前）
> ④定期内服でコントロールが不良の場合は，強オピオイドを積極的に使用．貼付剤や注射剤も病態に応じて使用（0.2%モルヒネ含嗽液は国際ガイドラインで推奨されているが適応外使用）．
> ア）経口摂取時に痛む場合
> ・モルヒネ内服液 5 mg/包，1 回 1 包，毎食 30 分前
> イ）経口摂取以外における日常生活で痛みを感じる場合
> ・モルヒネ徐放性細粒 10 mg，1 回 1 包，1 日 2 回，12 時間ごと
> ウ）経口摂取が困難な場合
> ・フェンタニルクエン酸 1 日用テープ 1 mg，1 回 1 枚，1 日 1 回，貼付

●慢性 GVHD の口腔症状の治療薬として，局所であればデキサメタゾン口腔用軟膏のようなステロイド外用薬が第一選択薬となり 1 日に数回塗布を行う．広範囲の口内炎の場合，噴霧式ベクロメタゾン（サルコート®）を 1 日 2〜3 回使用する．他にステロイド含嗽が有効とされている．

●漢方薬では，半夏瀉心湯が PGE2 産生を抑制し痛みを軽減するとして，RCT のエビデンスがあることから使用を検討してもよいとされるが予防は保険適用外．

例 ・半夏瀉心湯 2.5 g を 50 mL のぬるま湯もしくは水に溶かしゆっくり含嗽を行う（内服してもよい）．含嗽後 30 分は飲食を控える．

b. 標準的な予防法

GL ▶がん治療に伴う粘膜障害マネジメントの手引き[1]
▶MASCC/ISOO ガイドライン[2]
▶ESMO ガイドライン[3]

●治療前からの歯科医師，歯科衛生士による包括的な口腔の評価と口腔衛生管理が推奨される[2]．う蝕，歯周病への対応や義歯調整を行い，口内炎リスク低減に早期に取り組む．

●患者自身が歯ブラシ，舌ブラシなどを用いたブラッシングによる物理的な汚染物の清掃除去を 1 日 2〜4 回，毎食後，就寝前，起床時に行うことが望ましい．

●現在の含嗽のコンセンサス[1]

①約 1 分間の少なくとも 1 日 4 回以上，水もしくは生理食塩液などで軽い含嗽やゆすぎを行う．

②目覚めたときとブラッシング後の 1 日最低 4 回は，アルコールフリーの含嗽液 15 mL で約 1 分間の含嗽を行う．含嗽後の 30 分は飲食を避ける（ポビドンヨード，クロルヘキシジンは粘膜刺激があり，市販のアルコール含有の含嗽薬は粘膜の乾燥を助長するため使用を控える）．

●含嗽は口腔内の衛生保持を目的とするためぶくぶく含嗽で行う．喉周囲で行うがらがら含嗽は誤嚥リスクになるので注意する．口腔内細菌は含嗽後 2 時間程度で増えるので**含嗽の回数は多いほうがよい**とされている．

● 5-FU の急速静脈投与や造血幹細胞移植における大量メルファラン療法においてクライオセラピーが推奨される．実施時に氷片が口腔に貼り付くことがあるので水の表面を溶かしたものを使用する．

例 ・5-FU 急速静脈投与：投与 5 分前から氷片を口に含み，口腔内の冷却を 30 分間行う．
・大量メルファラン療法：10〜15 分前に氷片を口に含み口腔内の冷却を 60 分間行う．

●分子標的治療薬による口内炎に対しては確立した予防法はない．mTOR 阻害薬のエベロリムスにおけるステロイド含嗽薬の有効性が報告[6]されているが保険適用外．

例 ・デキサメタゾンエリキシル 0.01％，1 日 3 回，含嗽

●亜鉛の内服は 2019 年の MASCC/ISOO によるシステマティックレビュー[7]において"ガイドラインなし"に引き下げられた．国内でも胃潰瘍治療薬のポラプレジンクの有用性が報告されているが保険適

用外，亜鉛製剤のノベルジン®は低亜鉛血症が適応症であり，検査による診断が必須．ほかにセレンなどの微量元素が注目されているが明確なエビデンスは示されていない（エネーボ®，ラコール NF®に含有）．

c. その他の治療法

●分子標的に含まれるが，免疫チェックポイント阻害薬の口内炎は，その薬理学的機序からデキサメタゾン含嗽や，局所であればステロイド口腔軟膏で治療される[1, 8]．

●抗がん薬治療および口腔への放射線照射により唾液分泌が低下するとカンジダ性口内炎が，骨髄毒性により免疫が低下するとヘルペス性口内炎を発症しやすくなる．診断のための検査には時間がかかるために病態にあわせて早急に治療する．

●カンジダ性口内炎は 2～3 日で改善するが，繰り返しきたすため口腔ケアを強化する．

●高用量のステロイドを使用している場合，もしくは造血幹細胞移植前の免疫を大きく抑制する大量化学療法の際にはリスクが高くなるため，抗真菌薬や抗ウイルス薬の予防投与も考慮する．

> 例｜①カンジダ性口内炎
> ・ミコナゾール口内用ゲル，1 回 0.5～1 本，1 日 4 回，塗布して長く含みその後嚥下
> ・イトラコナゾール内用液，1 回 20 mL，1 日 1 回，含嗽もしくは空腹時に内服
> ・アムホテリシン B シロップ 10％（100 mg/mL）を 50～100 倍に希釈，1 回 50 mL，1 日 3～4 回，長く含んで含嗽もしくはその後に嚥下
> いずれも嚥下できない場合は吐き出してよい．
> ②ヘルペス性口内炎
> ・アシクロビル軟膏もしくはビダラビン軟膏を局所に塗布
> ・バラシクロビル錠 500 mg，1 回 1 錠，1 日 2 回，朝夕食後，7 日間
> ・アシクロビル注 250 mg，1 回 5 mg/kg，1 日 3 回，点滴静注，7 日間
> ③大量化学療法時のヘルペス性口内炎に対する予防投与
> ・アシクロビル錠 200 mg，1 回 1～2 錠，1 日 2～5 回，内服
> ・アシクロビル注 250 mg，1 回 5 mg/kg，1 日 3 回，点滴静注

●口唇の乾燥は不快感や亀裂をきたして痛みを伴うことがあるため，アズノール軟膏をリップクリームのように使用する．ワセリンも有効だが漫然使用は粘膜細胞の脱水をきたし感染につながるので注意する[3]．

●口唇炎へはリドカイン軟膏が有用．

> 例｜・アズレンスルホン酸ナトリウム軟膏：リドカインゼリーを 5：1 で混合し塗布

STEP 4 薬剤管理指導で押さえておくべきこと

a. 口腔乾燥

●口腔乾燥へ人工唾液のサリベートスプレー®や市販の保湿薬（スプレー，ジェルなど）が使用されることがある．市販品は自己負担となることや患者にとって使用感がよくない場合があるため注意する．

●唾液分泌促進のためにピロカルピンを使用する場合は，他部位における分泌（発汗，鼻汁），頻尿，ほてりや頭痛などの副作用および禁忌疾患に注意する．

b. 口内炎

●含嗽液のつくり方を患者が理解していない場合はつくり方と含嗽の意義を指導する．同じ容器で含嗽液を長期間使用するとカビが生えることがあるため，容器の洗浄についても指導する．

> 例 ・生理食塩液：NaCl 4.5 g に水を加えて全量 500 mL として作成．
> ・アズレンスルホン酸ナトリウム：液 25 滴もしくは顆粒 1 包（10 mg）＋グリセリン液 60 mL に生理食塩液もしくは水を加えて全量 500 mL として作成（痛みがある場合はリドカイン液を 5〜10 mL 加える）．

●オピオイド使用時には，便秘などへの支持療法もあわせて行う．

●短期間で口内炎への鎮痛薬が増加し高用量のオピオイドを要する場合は別の原因（感染症の併発）や他の疾患の可能性があるため，原因の精査を行う．

●含嗽液も有害事象があり，リドカイン含嗽は局所麻酔に伴う味覚障害，咽頭反射の低下による誤嚥リスク，半夏瀉心湯の甘草による偽アルドステロン症のリスクがあるので注意する．

●口腔カンジダ症にアゾール系抗真菌薬を使用する場合，相互作用，併用禁忌薬を確認する．

よくある質問

Q 抗がん薬の口内炎にステロイド口腔用軟膏は使用しないほうがいいと聞きましたが，医師はよく口内炎に処方をしています．よいのでしょうか？

A ステロイド口腔用軟膏は局所に限局する口内炎に対して接触時痛を防ぐ目的で処方されますが，細胞障害性（殺細胞性）抗がん薬の骨髄毒性による免疫低下時に引き起こされる広範囲の口内炎へは効果が乏しく，カンジダ性口内炎のような二次感染のリスクがあるため使用は控えましょう．分子標的治療薬は，免疫低下を伴わない限局的なアフ

タ性の口内炎が特徴的であり，その場合は抗炎症作用と患部の被覆が有効です．症例を評価し医師に処方の提案をしましょう．

■文 献

1) 日本がんサポーティブケア学会ほか（編）：がん治療に伴う粘膜障害マネジメントの手引き 2020 年度版，金原出版，2020
2) Lalla RV, et al：Cancer **120**：1453-1461, 2014
3) Peterson DE, et al：Ann Oncol 26 Suppl **5**：v139-v151, 2015
4) Organization WH：WHO Guidelines for the pharmacological and radiotherapeutic management of cancer pain in adults and adolescents, 2019
5) Bensinger W, et al：J Natl Compr Canc Netw **6** Suppl 1：S1-S21；quiz S2-S4, 2008
6) Rugo HS, et al：Lancet Oncol **18**：654-662, 2017
7) Yarom N, et al：Support Care Cancer **27**：3997-4010, 2019
8) Sibaud V, et al：J Eur Acad Dermatol Venereol **31**：e464-e469, 2017

1 薬剤性皮膚障害

患者が訴える症状 ▶皮疹の出現 ▶皮膚がかゆい・乾燥する
▶手のひらや足の裏の痛み

STEP 1 まずは抗がん薬以外の可能性を除外する！

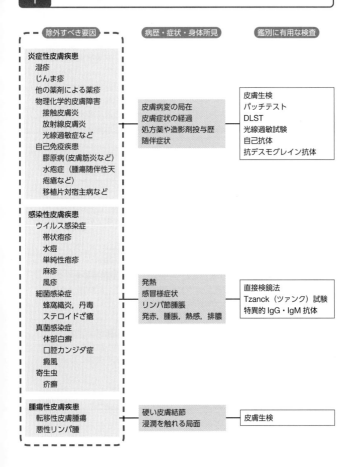

除外すべき要因	病歴・症状・身体所見	鑑別に有用な検査
炎症性皮膚疾患 　湿疹 　じんま疹 　他の薬剤による薬疹 　物理化学的皮膚障害 　　接触皮膚炎 　　放射線皮膚炎 　　光線過敏症など 　自己免疫疾患 　　膠原病（皮膚筋炎など） 　　水疱症（腫瘍随伴性天 　　疱瘡など） 　　移植片対宿主病など	皮膚病変の局在 皮膚症状の経過 処方薬や造影剤投与歴 随伴症状	皮膚生検 パッチテスト DLST 光線過敏試験 自己抗体 抗デスモグレイン抗体
感染性皮膚疾患 　ウイルス感染症 　　帯状疱疹 　　水痘 　　単純性疱疹 　　麻疹 　　風疹 　細菌感染症 　　蜂窩織炎，丹毒 　　ステロイドざ瘡 　真菌感染症 　　体部白癬 　　口腔カンジダ症 　　癜風 　寄生虫 　　疥癬	発熱 感冒様症状 リンパ節腫脹 発赤，腫脹，熱感，排膿	直接検鏡法 Tzanck（ツァンク）試験 特異的IgG・IgM抗体
腫瘍性皮膚疾患 　転移性皮膚腫瘍 　悪性リンパ腫	硬い皮膚結節 浸潤を触れる局面	皮膚生検

a. 炎症性皮膚疾患との鑑別

●まず皮膚病変全体の広がりを観察し，全身に対称性に生じているようなら何らかのアレルギー性皮膚疾患を，一部に局在しているようなら局在部位に影響を与えている要因がないかを考える．

●**皮膚病変が全身に対称性に生じ，薬疹が疑われる場合**には，他院の処方薬や造影剤も含めて薬歴を確認し，被疑薬の中止や変更，抗アレルギー薬の内服を行い，重症例ではステロイドの全身投与を要することもある．

●**じんま疹は，数時間単位で瘙痒を伴う膨隆疹が出現や消退を繰り返すことが特徴**で，原因不明のことが多く，抗ヒスタミン薬内服で対処する．皮疹の治療をしているにもかかわらず皮膚症状が経時的に悪化する場合には，まれではあるが，悪性腫瘍に随伴する皮膚筋炎など自己免疫疾患の可能性も考慮する．

●皮膚病変が局在している場合，下腿など皮脂欠乏が起こりやすい部位に生じていれば皮脂欠乏性湿疹のことも多く，保湿剤やステロイド外用で対処する．境界明瞭な紅斑であれば何らかの接触皮膚炎，放射線照射部があれば放射線皮膚炎，顔面や手背などの日光曝露部位に生じていれば光線過敏症などを考慮する．

b. 感染性皮膚疾患との鑑別

●発熱と全身性の発疹がみられる場合，重症薬疹もありうるが，とくに感冒様症状やリンパ節腫脹を伴う場合，麻疹，風疹，伝染性紅斑，伝染性単核球症といったウイルス感染症を鑑別する必要がある．**水疱があれば，帯状疱疹，水痘，単純性疱疹の鑑別**を要し，水疱底からの塗抹標本をギムザ染色して巨細胞の有無を確認する Tzanck（ツァンク）試験が有用とされるが，典型的な臨床症状から診断に至ることも多い．

●**発赤，腫脹，熱感があれば蜂窩織炎や丹毒といった細菌感染症**を考え，ステロイド内服や長期のステロイド外用中に，顔面，前胸部，上背部といった脂漏部位に毛孔一致性の丘疹を認めればステロイドざ瘡を考え，いずれの場合も抗菌薬で対処する．

●**皮疹の辺縁に鱗屑を伴う場合は，体部白癬などの真菌感染症を疑い**，直接検鏡法で糸状菌の有無を確認する．瘙痒の強い小丘疹が体幹や陰部や指間にあれば，疥癬を鑑別するため直接検鏡法で虫体の有無を確認する．

c. 腫瘍性皮膚疾患との鑑別

●転移性皮膚腫瘍は，さまざまな悪性腫瘍で生じることがあり，硬い皮下結節や板状硬の臨床像を呈する．数ヵ月以上続く斑状の局面は皮膚の悪性リンパ腫であることもまれながらあり，皮膚生検を行い診断する．

STEP 2 原因として考えられる抗がん薬は？

a. ざ瘡様皮疹・皮膚乾燥・爪囲炎

● ざ瘡様皮疹の出現時期は投与開始 1 週目以降であり，皮膚障害のなかでもっとも早期にみられる事象である．好発部位は鼻の周りなどの顔面と前胸部，背部，前腕などの体幹上部である．

● ざ瘡様皮疹は EGFR 阻害薬投与後 1〜2 週で出現する早期型と，半年前後してみられる後期型に分けられることがある[1]．無菌性の早期型とは異なり，後期型ではコアグラーゼ陽性ブドウ球菌による局所感染を伴う場合があること[2]が指摘されている．

● 皮膚の乾燥（乾皮症）の出現時期は，投与後 3〜5 週以降である．乾燥の結果，皮膚，とくに手指に亀裂が生じることがあり，患者の QOL を損ねる一因となる．

● 爪囲炎の出現時期は治療開始 4〜8 週程度から 6 ヵ月頃までで，遅発的に生じることが多い．痛みや爪の発育障害を伴い，重症化すると肉芽，膿瘍を合併する．

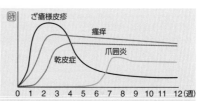

抗EGFR抗体
セツキシマブ，パニツムマブなど★★★★★

時 ざ瘡様皮疹　瘙痒　爪囲炎　乾皮症

0 1 2 3 4 5 6 7 8 9 10 11 12(週)

頻 セツキシマブ[a]：
ざ瘡 54.73%，皮膚乾燥 21.12%，発疹 20.15%，爪囲炎 16.91%，瘙痒症 10.47%
パニツムマブ[b]：
ざ瘡様皮膚炎 69.9 %，爪囲炎 24.2 %，皮膚乾燥 21.7%，瘙痒症 4.8%

特 セツキシマブとパニツムマブにおける皮膚障害の発現頻度は同じか，ややパニツムマブで強い傾向．
セツキシマブ毎週投与はパニツムマブの 2 週ごとの投与に比べ来院回数が増える一方，皮膚障害の状況で投与可否の判断ができるというメリットもある．

★発現頻度の高さ　時好発時期　頻発現頻度　特特徴

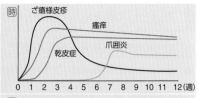

EGFR-TKI
ゲフィチニブ，エルロ
チニブ，オシメルチニ
ブなど★★★★

時 ご瘡様皮疹

瘙痒

乾皮症　爪囲炎

0　1　2　3　4　5　6　7　8　9　10　11　12（週）

頻 ゲフィチニブ c)：
発疹 17.1%，ご瘡様皮膚炎 1.02%，皮膚乾燥 2.20%，
爪囲炎 1.44%，瘙痒症 2.20%
エルロチニブ d)：
発疹 60.87%，皮膚乾燥 7.45%，爪囲炎 6.60%，瘙痒
症 3.54%
オシメルチニブ e)：
ご瘡 0.2%，ご瘡様皮膚炎 3.7%，発疹 8.5%，皮膚乾
燥 4.0%，瘙痒症 1.9%

特 同じ EGFR-TKI でも発現頻度は異なる．エルロチニ
ブで皮膚障害の発現が強い傾向．

★発現頻度の高さ　時 好発時期　頻 発現頻度　特 特徴

a) アービタックス使用成績調査最終集計
b) ベクティビックス点滴静注特定使用成績調査　最終集計結果報告
c) イレッサ錠 250　プロスペクティブ調査（特別調査）
d) タルセバ錠 非小細胞肺癌 特定使用成績調査（全例調査）
e) タグリッソ使用成績調査　最終報告　結果報告

b．手足症候群

●手足症候群は，手掌や足底などの四肢末端部に発現する発赤，腫脹，
著しい不快感，うずきといった皮膚関連有害事象の総称である．直接
生命を脅かすものではないが，著しく患者の QOL を低下させる原因
となる．

●主にフッ化ピリミジン製剤（とくにカペシタビン）やマルチキナーゼ
阻害薬によって生じるが，これらの症状や発現時期は異なった特徴 3)
をもつ．フッ化ピリミジン系製剤およびキナーゼ阻害薬ともに，手足
症候群の詳細な発現機序は明確でない．

1）フッ化ピリミジン系製剤による手足症候群の初期症状

●早期にはしびれ，チクチクまたはピリピリするような感覚の異常が認
められるが，この時期には皮膚に視覚的な変化を伴わないこともある．
最初に現れる皮膚の変化は，比較的びまん性の発赤（紅斑）である．
少し進行すると皮膚表面の光沢が生じ，指紋が消失する傾向や色素沈
着がみられるようになり，次第に疼痛を訴えるようになる．さらに進
行すると，過角化・落屑・亀裂や水疱，びらん，潰瘍が生じる．

2）キナーゼ阻害薬による手足症候群の初期症状

●比較的びまん性に生じるフッ化ピリミジン系製剤による手足症候群と
異なり，限局性で角化傾向が強いという特徴がある．発赤，過角化，

知覚の異常，疼痛に始まり，水疱の形成へと進展する．

カペシタビン★★★	時

投与1〜2ヵ月の発症が多く，ほとんど3〜4ヵ月までに発現．

頻 A法：51.9%（11.8%）[a]
B法：76.8%（13.7%）[b]
C法：48%〜77.6%（1.7%）[b, c]
D法：—（0.3%）[b]

特 用法・用量の違いにより発現率の違いがみられる．
一般に，高用量かつ投与期間が長い場合で手足症候群の発現率が高い傾向にある．
完全回復までの期間中央値[L]
A法：29.0日，B法：32.0日

フルオロウラシル★	時 —
	頻 詳細不明
	特 —

S-1★	時 —
	頻 0.7%〜21.8%（0%）[d]
	特 同じ経口フッ化ピリミジン系薬剤であるカペシタビンと比べ，発症頻度はそれほど高くない．

シタラビン	時 —
	頻 詳細不明
	特 —

ドキソルビシン注リポソーム製剤★★★★	時

投与開始後8週までにほとんどが発現（中央値34.0日）

頻 78.4%（16.2%）[e]

特 発症機序として，「ドキソルビシンが皮下組織に局所的に漏出し，炎症を起こす」あるいは，「ドキソルビシンによろケラチノサイトがダメージを受ける」などが報告されている．

★発現頻度の高さ 時 好発時期 頻 発現頻度（Grade 3以上） 特 特徴

ソラフェニブ ★★★★	
	1　2　3　4　5　6　7　8　9　10　11　12　（ヵ月）
	投与開始から 1 ヵ月以内に発現することが多く，ほとんどが投与開始 2〜3 ヵ月までに発現．マルチキナーゼ阻害薬において同様の傾向がみられる．
	頻 51.4〜58.8%（3.2%〜5.4%）f)
	特 マルチキナーゼ阻害薬では，フッ化ピリミジン系薬剤と比べて発現が早く，荷重部に限局する傾向にある．疼痛も強い傾向にある． また，海外症例に比べ，日本人症例における手足症候群の発現率が高い傾向にある． 国際共同 P3：21.2〜28.8%（G3：5.5〜7.7%）

レゴラフェニブ ★★★★	時 投与開始 1〜2 週目の発症がもっとも多い．
	頻 80.0%（27.7%）g)
	特 （ソラフェニブと同様） 国際共同 P3：全体集団 45.2%（G3：17.4%）

スニチニブ ★★★★	時 ─
	頻 65.4%（21.0%）h)
	特 （ソラフェニブと同様） 外国臨床試験 18.9%（G3：4.9%）

レンバチニブ ★★★★	時 中央値：26.5 日，最小値 3 日（国際共同第Ⅲ相試験）
	頻 51.9%〜70.0%（3.3%〜7.4%）i)
	特 （ソラフェニブと同様） 国際共同 P3：全体集団 26.5%（G3：2.9%）

アキシチニブ ★★★★	時 ─
	頻 71%（17.8%）j)
	特 （ソラフェニブと同様） 国際共同 P3：全体集団 27.0%（G3：4.8%）

バンデタニブ ★★	時 ─
	頻 28.6%（0%）k)
	特 （ソラフェニブと同様）

★発現頻度の高さ　時 好発時期　頻 発現頻度（Grade 3 以上）　特 特徴

a）ゼローダ錠適正使用ガイド（乳がん）

b）ゼローダ錠適正使用ガイド（結腸・直腸がん）

c）ゼローダ錠適正使用ガイド（胃がん）国内第Ⅱ相臨床試験

d）ティーエスワン総合情報サイト　副作用発現状況　副作用一覧 https://www.taiho.co.jp/medical/brand/ts-1/se/

e）ドキシル注適正使用ガイド

f）ネクサバール錠適正使用ガイド　51.4%（肝細胞癌），58.8%（腎細胞癌）※特定使用成績調査における安全性解析対象症例の副作用

g）スチバーガ錠適正使用ガイド， h）スーテントカプセル適正使用ガイド

i）レンビマカプセル適正使用ガイド　51.9%（肝細胞癌），70.0%（甲状腺癌）いずれ

も日本人集団
j）インライタ錠適正使用ガイド，k）カプレルサ錠適正使用ガイド
l）厚生労働省重篤副作用疾患別対応マニュアル．手足症候群

c. その他の皮膚障害（多形紅斑，スティーブンス・ジョンソン症候群）

●多形紅斑とは，薬剤やウイルス感染，自己免疫疾患など種々の原因により特徴的な浮腫性紅斑を生じる急性炎症性疾患である．手背，足背，肘，膝などの関節部を中心に，辺縁がやや隆起する浮腫上の環状紅斑を多発性，左右対称性に認める．紅斑の中心に陥凹や発赤の増強がみられ，特徴的な虹彩状あるいは標的状病変と称される外観を呈する[4]．原因医薬品はさまざまであるが，抗がん薬では，イマチニブやマルチキナーゼ阻害薬（ソラフェニブ，スニチニブ，レゴラフェニブなど）での発生が報告されている．

●多形紅斑様の皮膚症状に加え，発熱や粘膜病変を伴う場合は，スティーブンス・ジョンソン症候群などの重症薬疹との鑑別が必要となる[5]．

イマチニブ ★	時 原因医薬品の服用後2週間以内に発症することが多いが，数日以内あるいは1ヵ月以上服用してから発症することもある．
	頻 1％未満
	特 多形紅斑のみならず，SJSやTENを生じた症例も報告されている．
ソラフェニブ ★	時 —
	頻 2.2〜3.2％（2.2％〜3.2％）[a]
	特 マルチキナーゼ阻害薬による多形紅斑についてはアレルギー性の機序に基づいて発症することが示唆されている．
レゴラフェニブ ★	時 —
	頻 0.8％（0.6％）[b]
	特 国際共同P3：日本人集団4.6％（G3以上3.1％）

★発現頻度の高さ　時好発時期　頻発現頻度（Grade 3以上）　特特徴

a）ネクサバール適正使用ガイド　2.2％（肝細胞癌），3.2％（腎細胞癌）※いずれも特定使用成績調査における安全性解析対象症例における発症頻度
b）スチバーガ適正使用ガイド（大腸癌，消化管間質腫瘍編）

STEP 3　対策と対応

a. 標準的な治療法

> **GL** ▶がん患者に対するアピアランスケアの手引き 2016 年版（2016）
> ▶EGFR 阻害薬に起因する皮膚障害の治療手引き皮膚科・腫瘍内科有志コンセンサス会議からの提案（2016）

1) 分子標的治療薬による皮膚障害

a) 予防的治療

● 海外の STEPP 試験および国内の J-STEPP 試験（いずれもパニツムマブの皮膚毒性に関する検討）において，パニツムマブの投与前日から予防的治療［保湿剤，日焼け止め，ステロイド外用剤の塗布およびドキシサイクリン（J-STEPP ではミノサイクリン）内服］を行った群では，皮膚障害の発現後に治療を開始した群に比べて Grade 2 以上の皮膚障害の発現頻度が低下するという報告[6]がある.

● EGFR 阻害薬の皮膚障害予防的治療では，EGFR 阻害薬の治療開始日からミノサイクリン（1 回 50〜100 mg，1 日 2 回）の内服と保湿剤の塗布を行う（**表 1**）. ステロイド外用剤についても，抗 EGFR 抗体薬を導入時にあらかじめ処方しておき，皮疹発現時から塗布を開始する.

表 1　治療開始時の処方セット例

[RP01]	ミノサイクリン 100〜200 mg/日	分 2（朝・夕）食後 ※治療当日から使用
[RP02]	ヘパリン類似物質	（ぬりぐすり）1 日 2 回 ※治療当日から使用
[RP03]	ヒドロコルチゾン酪酸エステル	（ぬりぐすり）1 日 2 回　顔
[RP04]	ジフルプレドナート	（ぬりぐすり）1 日 2 回　顔以外

b) ざ瘡様皮疹への対策

● 主な薬物療法としては，テトラサイクリン系抗菌薬（ミノサイクリン，ドキシサイクリン），ステロイド外用剤塗布があげられる.

● テトラサイクリン系抗菌薬は，抗菌作用以外に，抗炎症作用を示すとされている. この抗炎症作用による効果を期待して，治療開始日からテトラサイクリン系抗菌薬の内服を開始する. 予防的内服としての服用期間の目安として，投与開始 8 週目にはミノサイクリン投与の予防的有用性が認められないとの報告および長期内服による有害事象への懸念から 6〜8 週までが妥当とされている[7, 8]. また，テトラサイクリン系抗菌薬の副作用として，肝障害やめまいが起こることがあるため留意する.

● EGFR 阻害薬に伴うざ瘡様皮疹は，細菌感染を伴わない無菌性の炎症性皮疹であるため，ステロイド外用剤が有効であるとされる. 部位による薬剤吸収率（前腕伸側を 1 とした場合に，頬は 13.0）を考慮し，

ステロイド外用剤の強さのランクを顔面と体幹で変える工夫を行って
いる[9]．具体的には，顔面には medium クラスのステロイド（ヒド
ロコルチゾン酪酸エステルなど），体幹部には very strong クラスの
ステロイド（ジフルプレドナートなど）を処方し，塗り分けるとよい．
原則 1 日 2 回の塗布とし，皮疹が発現した時点から開始する．皮疹
が頭皮に発現した場合には，ローションが使用しやすい．また，顔面
にはべたつきの少ないクリーム基剤を選択するなど，場所に応じて基
剤も考慮するとよい．

c) びらん・潰瘍

● EGFR 阻害薬においてびらんや潰瘍形成を生じることがあり，その
原因としては，前述のざ瘡様皮疹に局所感染を伴っている場合や，菲
薄化，脆弱な皮膚への物理的な刺激，圧力などがあげられる．このた
め，局所潰瘍部の治療としては外用抗菌薬や，臀部など加重部位では
物理的な刺激を緩和する目的で創傷被覆材の使用も選択肢の 1 つと
なる．

●ストーマを有している患者の場合，ストーマ周囲に装具の刺激による
びらん・潰瘍が生じることがあり，創傷被覆材やパウダーなどを使用
したうえで，症状によっては休薬も考慮する．

d) 乾皮症への対策

●分子標的治療薬による皮膚乾燥に対しての保湿剤単独のエビデンスは
乏しいものの，皮膚の乾燥やバリア機能破綻など，一般的な乾皮症や
皮脂欠乏症との病態の類似性から，自覚症状の改善を目的にヘパリン
類似物質（ヒルドイド）などの保湿剤が使用されている．投与開始日
から予防的に保湿を行い，乾燥が強い場合は頻繁に，十分量塗布する
ように指導する．

●生活の見直しも重要であり，長時間の熱い湯への入浴や固いタオルな
どでの擦過を避けること，入浴後にはすぐに保湿剤を塗布することな
ども患者にあらかじめ伝えておくとよい．また，背部などへの保湿に
対しては保湿入浴剤の使用も考慮される．

●瘙痒に対しての治療としては，こちらも十分なエビデンスはないもの
の，アトピー性皮膚炎などの瘙痒性皮膚疾患に準じて抗ヒスタミン薬
の内服が考慮される．

e) 爪囲炎への対策

● strong クラス以上のステロイド外用剤が使用される．短期間であれ
ば strongest クラスの使用も考慮される．洗浄やテーピングも有効な
手段である．爪囲炎は難渋することが多く，皮膚科医へ早めにコンサ
ルトすることが望ましい．過剰な肉芽に対しては硝酸銀法による処置
も行われる．

2) 手足症候群

a) 予防的治療

●手足症候群において認められる角質層および表皮の細胞肥厚・錯角化

は，表皮の乾燥によって増悪するとされる．また，皮膚に対する圧迫，熱，摩擦などの物理的刺激も危険因子になる．とくに足底は歩行などで常に負荷がかかる部位であるため，手掌に比べて症状が発現しやすい傾向にある．そのため，患者に対しては物理的刺激を避けるよう指導を行い，治療前から手掌や足底に角質軟化作用をもつ尿素やサリチル酸を含む軟膏であらかじめ保湿を行うなどの予防的スキンケアを促す．

b）休薬・減量

● 手足症候群の確立された治療法はなく，症状が発現した場合の重篤化を防ぐために確実な方法は休薬・減量である．はっきりとした痛みがある場合を Grade 2 以上とし，休薬が必要となる．2 回目以降の発現時の場合，継続性を保つためにも，回復後に薬剤を減量したうえで投与再開する．

c）局所療法

● ステロイド外用剤や保湿剤などの塗布などが行われる．ただし，明確な有用性を示すエビデンスは乏しい．

3）多形紅斑（EM）/スティーブンス・ジョンソン症候群（SJS）

● 薬剤性の多形紅斑が疑われる場合には，速やかに被疑薬の中止と皮膚科のコンサルトを行い，診断，治療を開始する必要がある．全身症状を伴わない場合は，ステロイド外用剤により対応することもあるが，全身症状が強い場合や広範囲の紅斑では，ステロイドの全身投与が行われる．

● とくにスティーブンス・ジョンソン症候群では早期診断・早期治療が原則であり，被疑薬の速やかな中止と皮膚科コンサルトを行ったうえで，入院による全身管理を必要とする．

STEP 4　薬剤管理指導で押さえておくべきこと

a. ステロイド外用剤の服薬指導

● 服薬指導の際には塗布方法のほか，塗布量についても適切に指導する必要がある．

● 軟膏・クリームの 1 回の外用に必要な量は FTU（finger tip unit：人差し指の先から第一関節まで）が目安となる．1 FTU は約 0.5 g であり，成人の手掌 2 枚分に対する適量である．ローションの約 0.5 g は 1 円玉大とされる．

よくある質問

Q ステロイドによる副作用が心配です.

A ステロイド外用剤の全身的な副作用は少ないので,それほど心配は
ありません.また,局所的な副作用についても不可逆的なものは少な
く,多くの場合,ステロイド外用剤の休止,変更などにより改善され
ます.副作用の懸念から弱いステロイドを漫然と使用するのではなく,
適切な強さのランクのステロイドを選択し,適切な量と期間に使用す
ることが,皮膚障害の改善に効果的です.

Q 複数ある外用剤の塗布順はどうしたらよいですか.

A 外用剤を複数併用する際の組み合わせとしてもっとも考えられるの
が,保湿剤とステロイド外用剤の組み合わせでしょう.皮膚科領域で
は疾患に対しての効果の強い皮膚外用剤を先に塗布するように指示す
る傾向が多いようですが,基本的にはどちらから使用しても効果は変
わりません.

　ただし,軟膏は皮膚が乾燥していると延びにくいため,皮膚が乾燥
しているときに軟膏を塗る場合は,保湿剤を先に塗ってから重ね塗り
するとよいでしょう.また,ステロイド外用剤を塗る面積が限局的な
場合は,保湿剤から塗ったほうが不必要な部位へのステロイド外用剤
の広がりを避けることができます.

■文　献

1) Eilers RE Jr, et al : J Natl Cancer Inst **102** : 47-53, 2010
2) Amitay-Laish I, et al : Oncologist **15** : 1002-1008, 2010
3) 厚生労働省：重篤副作用疾患別対応マニュアル 手足症候群,2010
4) 清水　宏：あたらしい皮膚科学,第3版,中山書店,p139-141,2018
5) 厚生労働省：重篤副作用疾患別対応マニュアル 多形紅斑,2018
6) Lacouture ME, et al : J Clin Oncol **28** : 1351-1357, 2010
7) Scope A, et l : J Clin Oncol **25** : 5390-5396, 2007
8) Bachet JB, et al : Onclogist **17** : 555-568, 2012
9) Feldman RJ, et al : J Invst Dermatol **48** : 181-183, 1967

1 末梢神経障害

患者が訴える症状

▶手足の先がしびれる，痛む（異常感覚），服のボタンがとめにくい
▶手や足に力が入らない ▶文字が書きづらい
▶物をつかみづらい，落としやすい

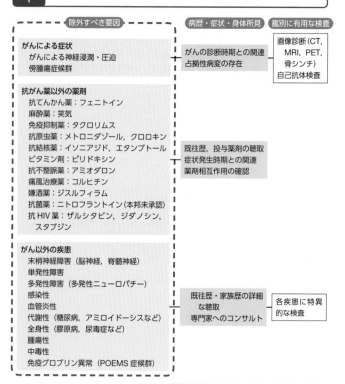

STEP 1 まずは抗がん薬以外の可能性を除外する！

除外すべき要因	病歴・症状・身体所見	鑑別に有用な検査
がんによる症状 　がんによる神経浸潤・圧迫 　傍腫瘍症候群	がんの診断時期との関連 占拠性病変の存在	画像診断(CT，MRI，PET，骨シンチ) 自己抗体検査
抗がん薬以外の薬剤 　抗てんかん薬：フェニトイン 　麻酔薬：笑気 　免疫抑制薬：タクロリムス 　抗原虫薬：メトロニダゾール，クロロキン 　抗結核薬：イソニアジド，エタンブトール 　ビタミン剤：ピリドキシン 　抗不整脈薬：アミオダロン 　痛風治療薬：コルヒチン 　嫌酒薬：ジスルフィラム 　抗菌薬：ニトロフラントイン(本邦未承認) 　抗HIV薬：ザルシタビン，ジダノシン，スタブジン	既往歴，投与薬剤の聴取 症状発生時期との関連 薬剤相互作用の確認	
がん以外の疾患 　末梢神経障害（脳神経，脊髄神経） 　単発性障害 　多発性障害（多発性ニューロパチー） 　感染性 　血管炎性 　代謝性（糖尿病，アミロイドーシスなど） 　全身性（膠原病，尿毒症など） 　腫瘍性 　中毒性 　免疫グロブリン異常（POEMS症候群）	既往歴・家族歴の詳細な聴取 専門家へのコンサルト	各疾患に特異的な検査

【共通の身体所見・検査】
・神経学的所見（表在感覚，深部覚，運動機能）
・神経障害の部位の同定
・脳神経内科的検査（神経伝達速度など）

●末梢神経障害の症状としては，下位ニューロンの異常として，**運動麻痺と感覚麻痺がある**．がん薬物療法を施行している患者の末梢神経障害としては，しびれなどの知覚異常，筋力低下・麻痺などが多い．これらの症状は，患者の ADL や QOL の低下に大きく影響することも多く，抗がん薬以外の原因についても同時に検討する必要がある．

a. がんによる症状

●がん（原発巣，転移巣）による末梢神経浸潤や圧迫については，画像診断（CT，MRI など）で，症状の部位とがんの占拠部位が神経（運動神経，知覚神経）の支配領域と合致するか判断する．また傍腫瘍症候群として，担がん患者において自己免疫的機序によって生じる神経症候群が知られている．いずれの場合も，がん治療（手術，放射線照射，薬物療法）が有効であれば改善が期待できるが，対症的に神経障害に対する薬剤やステロイド投与を行うこともある．

b. 抗がん薬以外の薬物の影響

●抗がん治療を開始する前から使用している薬剤による有害事象の可能性を考える必要がある．抗てんかん薬，抗原虫薬，抗結核薬，抗不整脈薬など，多くの薬剤の有害事象として末梢神経障害の報告がある．

c. がん以外の疾患による症状

●末梢神経障害をきたす疾患は多数あるが，その多くは経過の長い，脳神経内科的疾患である．詳細な病歴聴取，身体診察に加えて，専門家へのコンサルトを積極的に行い鑑別診断を行うことが重要である．

1

末梢神経障害

STEP 2 原因として考えられる抗がん薬は？

●使用頻度が高く，末梢神経障害に関する報告が多い抗がん薬として，白金系抗がん薬，タキサン系抗がん薬とビンカアルカロイド系抗がん薬がある．

●他に，発症頻度の高い抗がん薬について以下に示す．

エリプリン ★★ a, b)	時 〔乳がん〕 末梢神経障害が発現するまでの期間の中央値 国内臨床試験（221 試験）： 投与開始 39.1 週後 外国臨床試験（201,211,305 試験）： 投与開始 23.4 週後 〔悪性軟部腫瘍〕 初回発現時期の中央値 エリプリン投与後約 25 週 末梢神経障害の初回発現時期の中央値 国内第Ⅱ相試験（217 試験）：26.9 週 外国第Ⅱ/Ⅲ相試験（207,309 試験）：24.9 週 投与が長期にわたるに伴い累積発現率は直線的に増加しており，発現率が高くなる可能性あり
	頻 〔乳がん〕 国内臨床試験（221 試験）：24.7% a) 外国臨床試験（201,211,305 試験）：32.0% a) 〔悪性軟部腫瘍〕 国内第Ⅱ相試験（217 試験）：33.3% a) 外国第Ⅱ/Ⅲ相試験（207,309 試験）：29.7% b) 投与前の末梢神経障害（合併症）の発現状況により，末梢神経障害が発現しやすくなったり，より高い Grade のものが発現するという傾向は認められない b).
	特 〔休薬・減量・中止基準〕 〈各コース 1 週目〉 Grade 3 以上の場合，投与延期．Grade 2 以下の回復を待って，減量した上で投与． 〈各コース 2 週目〉 Grade 3 以上の場合，投与延期． 投与延期後 1 週間以内に Grade 2 以下まで改善した場合，減量して投与．

★発現頻度の高さ　時好発時期　頻発現頻度（All Grade）　特特徴

1

末梢神経障害

ネララビン ★★★ c, d)	時 コース別発現頻度（成人） 1　2　3

1コース目の発現時期（成人）

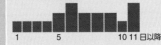

1　　　5　　　　　10 11 日以降

頻 末梢性ニューロパチー
（感覚性および運動性）：21% c)
感覚減退：17% d)
錯感覚：15% d)
感覚減退における回復までの期間
（海外データ）成人：16.5 日（2〜99 日）d)

特 神経毒性は用量規制因子である.
投与を中止しても完全に回復しない場合もある.
〔休薬・減量・中止基準〕
グレード 2 以上に該当する神経系障害の徴候が認められた場合は，ただちに投与を中止すること.

ブレンツキシマブ ベドチン（遺伝子組換え） ★★★ e)	時 ―

頻 〔再発または難治性の CD30 陽性のホジキンリンパ腫および全身性未分化大細胞リンパ腫患者を対象とした試験（単独投与）海外第Ⅱ相試験（SG035-0003 試験および SG035-0004 試験）〕
ホジキンリンパ腫：49% e)
全身性未分化大細胞リンパ腫：59% e)
〔再発または難治性の CD30 陽性の末梢性 T 細胞リンパ腫患者を対象とした試験（単独投与）〕（末梢性ニューロパチー）全体：49% e)，Grade 3 以上：11% e)
〔再発または難治性の CD30 陽性のホジキンリンパ腫および全身性未分化大細胞リンパ腫の小児
患者を対象とした試験（単独投与）〕（末梢性ニューロパチー関連事象）全体：33% e)，Grade 3 以上：3% e)

特 〔休薬・減量・中止基準〕
末梢神経障害に対する基準あり.
適応により減量・休薬・中止基準が異なるので注意.
末梢神経障害のある患者では，投与により末梢神経障害が増悪するおそれがある. 治療効果とのベネフィット/リスクのバランスを十分考慮のうえ，与する場合は慎重に経過観察を行うこと.

★発現頻度の高さ　時 好発時期　頻 発現頻度（All Grade）　特 特徴

ポマリドミド ★★[f]	時〈デキサメタゾン併用の場合〉 データなし 〈ボルテゾミブおよびデキサメタゾン併用の場合〉 (MM-007 試験) Grade 3 以上の末梢神経障害の発症割合 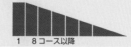 1　8 コース以降
	頻〔デキサメタゾン併用〕 全 Grade：10.7%[f]，Grade 3 以上：1.7%[f] 〔ボルテゾミブおよびデキサメタゾン併用〕 全 Grade：52.9%[f]，Grade 3 以上：11.5%[f]
	特—
ボルテゾミブ ★★[g, h]	時 末梢神経障害の発現までの期間（中央値） (MMY3002 試験) Vc-MP 群：69 日 (LYM3002 試験) VcR-CAP 群：83 日 末梢神経障害の発現は累積投与量の増加とともに上昇し，累積投与量約 45 mg/m² でプラトーに達し，4 コース（1 コース 6 週）終了時までに発現することが多い． 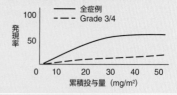
	頻〔再発または難治性の多発性骨髄腫〕 (MMY3021 試験) 静脈内投与（IV） 全体：53%[h]，Grade 3 以上：16%[h] 皮下投与（SC） 全体：38%[h]，Grade 3 以上：6%[h] IV 群において SC 群と比較し有意に高率であった[h] 〔マントル細胞リンパ腫〕 (LYM3002 試験) 全体：30.4%[g]，Grade 3 以上：7.5%[g]
	特 末梢性感覚 ニューロパチーは用量制限毒性の 1 つである． 〔休薬・減量・中止基準〕 末梢性ニューロパチーまたは神経障害性疼痛に対する用法・用量変更基準あり．Grade 4 以上で中止．リスク・ベネフィットを慎重に検討したうえで，減量，休薬または中止を考慮 末梢性ニューロパチーに加えて，起立性低血圧やイレウスを伴う重度の便秘など，一部の有害事象に自律神経ニューロパチーが関与している可能性があるが，十分な情報は得られていない．

★発現頻度の高さ　時好発時期　頻発現頻度（All Grade）　特特徴

ロルラチニブ ★★[i]	時—

	時LK融合遺伝子陽性またはROS1融合遺伝子陽性の切除不能な進行・再発非小細胞肺癌患者を対象とした国際共同第I/II相試験：末梢性ニューロパチー（29.8％）[i]

	特〔休薬・減量・中止基準〕 Grade 3以上の場合，Grade 1以下またはベースラインに回復するまで休薬，再開基準に従う. 〔慎重投与〕 QT間隔延長のおそれまたはその既往歴のある患者

★発現頻度の高さ　時好発時期　頻発現頻度（All Grade）　特特徴

a）ハラヴェン静注 IF第6版，b）ハラヴェン静注 適正使用ガイド，2020年4月作成
c）アラノンジー静注用250mg IF第7版，
d）アラノンジー適正使用ガイド，2018年9月作成
e）アドセトリス点滴静注用50mg IF第6版，f）ポマリストカプセル IF第6版
g）ベルケイド注射用3mg IF第12版
h）ベルケイド適正使用ガイド（補足情報版），2019年9月（第9.0版）
i）ローブレナ錠 IF第3版

a. 白金系抗がん薬

●シスプラチンとオキサリプラチンの神経障害にはそれぞれ特徴がある（**表1**）.

表1 シスプラチン・オキサリプラチンにおける神経障害の特徴

	シスプラチン	オキサリプラチン	
		急性	蓄積性
用量規定因子	あり	なし	あり
部位	四肢 （遠位優位）	口唇， 咽頭・喉頭	四肢 （遠位優位）
誘因	—	寒冷曝露	
症状	感覚鈍麻， 感覚性機能障害	しびれ感	感覚鈍麻， 感覚性機能障害
機序	神経細胞体障害		
運動神経	まれ	まれに筋痙縮	
回復	遅い，不完全	早い，完全 （一過性）	遅い，不完全 重症例：感覚性運動失調
1回の投与量	50〜75mg/m²	130mg/m²以上 投与速度が早い	—
総投与量	300mg/m²		850mg/m²：10％ 1,020mg/m²：20％
中枢神経障害	聴神経障害 （感音性難聴）		

●オキサリプラチンによる急性末梢神経障害は**投与開始後数時間以内に出現**し，四肢，咽頭などにしびれ，ピリピリ感などを自覚する.
●カルボプラチンやネダプラチンは，臨床上，シスプラチンに比べて末

梢神経障害の発症頻度は低く，ほかの副作用も含めて忍容性は高いことが知られている．

b. タキサン系抗がん薬

1）パクリタキセル

● 手袋・靴下型の四肢の感覚異常が主たる症状であるが，運動神経障害や振動覚の低下をきたすこともある．関節痛や筋痛を伴うことが多い．

● **投与開始 2〜3 日後**に四肢末梢のしびれに始まる感覚性神経障害を生じる．

● weekly レジメンのほうが tri-weekly レジメンよりも症状が重篤化することが報告されており，1 回の投与量や総投与量に加えて，一定期間における投与回数も症状の増悪因子である可能性が示唆されている．

● アルブミン懸濁型は，ほかの製剤と比べて末梢神経障害を発症しやすいこと[1]が知られている．

● ドセタキセルは，臨床上，パクリタキセルと比較して発症頻度は低いと考えられている．

c. ビンカアルカロイド系抗がん薬

1）ビンクリスチン

● 末梢神経障害と自律神経障害が用量規制因子（dose limiting toxicity：DLT）となる．

● **初発症状は指趾尖端のしびれ感**で（ピリピリした感じ），足趾よりも手指の尖端に現れやすい．

● 感覚障害，運動障害ともに下肢よりも上肢に早く発現し，また，その程度も上肢に強い．

● 感覚神経・運動神経障害に自律神経障害が加わった混合性であり，かつ両側性であることが知られている．

● 末梢神経障害は単回投与でも発症することがある．自律神経障害は個人差が大きい．

● 自律神経障害として，便秘，腹痛，頻尿，起立性低血圧などがあげられる．

● 単なる便秘症状から，ひどい場合には**麻痺性イレウスに至ることもある**．便秘の既往を確認し，便通の状態や腸管のガスの動きに注意する必要がある．

STEP 3　対策と対応

a. 標準的な治療法（GL あるいはそれに準じるもの）

GL ▶ がん薬物療法に伴う末梢神経障害マネジメントの手引き 2017年版（2017）
　　▶ 神経障害性疼痛薬物療法ガイドライン改訂第 2 版（2016）
　　▶ ASCO Clinical Practice Guideline[2]

1）抗がん薬の減量・投与延期・中止

● 末梢神経障害は，**抗がん薬の 1 回投与量や総投与量が多い**ほど出現し，増悪しやすい傾向にある．DLT となるため，投与量の確認と累積投与量の把握は，末梢神経障害の発症リスクを評価するうえできわめて重要である．

● 患者からの問診をもとに，末梢神経障害の重症度を評価したうえで，抗がん薬の投与量の減量または休薬期間の延長を行い，症状が軽快した時点で投与の再開などを検討する．

● 重篤な末梢神経障害（NCI-CTCAE v5.0 で Grade 3 以上を目安）が出現した場合は，ただちに投与の中止，治療方針の変更を検討する．

● 術後補助化学療法や治癒目的の血液腫瘍に対する化学療法では，治療の完遂によるベネフィットが患者の QOL 低下を上回る可能性があるため，抗がん薬の減量や中止は慎重に検討するべきである．

● **薬剤中止後も数週間～数ヵ月にわたって一過性に症状が増悪すること（コースティング，coasting）がある**[3]．その後，徐々に症状の改善がみられることが多い．コースティングの発症機序やリスク因子は明らかになっていない．

b. その他の治療法（GL にないが Evidence あり/Evidence ないがエキスパートが行うもの）

1）症状緩和を目的とした支持療法

● 患者の不安を取り除くため，症状緩和を目的とした薬物療法やセルフケアを経験的に組み合わせる場合がある．しかし，これらの効果には個人差が大きく，確実に奏効するとは限らないことに留意する必要がある（**表 2**）．

表2 症状緩和を目的とした薬物療法

薬効分類名	薬品名	有効性／特徴※
電位依存性カルシウムチャネル阻害薬	ガバペンチン	末梢神経障害を有する患者に対する二重盲検RCTの研究では有効性は示さなかった．ガイドラインでは投与は推奨されていない．
	プレガバリン	神経障害性疼痛に対する保険適用あり．有効性を示す報告があるが，投与を推奨できるだけのエビデンスは乏しい．投与を試行する場合は，眠気や浮腫などの副作用に注意が必要．腎機能低下例では副作用が生じやすい．
電位依存性ナトリウムチャネル阻害薬	カルバマゼピン	オキサリプラチンを含む化学療法を施行する大腸がん患者に対する予防的投与の小規模RCTにおいて有効性は否定された報告あり．推奨するか否かの結論には至っていない．
三環系抗うつ薬	ノルトリプチリン	〔三環系抗うつ薬共通〕効果は限定的で投与は推奨されていない．副作用（口渇，めまい，便秘など）に注意が必要．
	アミトリプチリン	
セロトニン・ノルアドレナリン再取り込み阻害薬	デュロキセチン	大規模RCTによる研究報告あり[9]．パクリタキセルまたはオキサリプラチン投与後に発症した神経障害性疼痛に対してにデュロキセチン投与群は有意に症状の改善（NRSの低下）がみられたと報告している．特定の患者に投与を試行しても良いが，副作用に注意する．
	ベンラファキシン	オキサリプラチンを含む化学療法を施行する前から投与することによって急性神経障害ならびに慢性神経障害の発症を有意に抑制した報告があるが，日常診療で投与を強く推奨するまでには至っていない．
漢方薬	牛車腎気丸	オキサリプラチンを含む化学療法を施行した大腸がん患者に対して有効性が示唆されている[10]．作用機序は，神経保護作用，鎮痛効果，血流改善効果が示唆されている[11]．予防的投与（オキサリプラチン投与30分前）やブシ末による鎮痛効果を強めることを期待してブシ末の追加処方を検討する見解もある．
オピオイド	オキシコドン	〔オピオイド共通〕有効性を示す報告があるが，投与を推奨できるだけのエビデンスは乏しい．忍容できない副作用が持続する場合や鎮痛効果が得られない場合は中止の検討が必要．
	トラマドール・アセトアミノフェン配合剤	

※添付文書やガイドラインから要点を抜粋した．

表2 症状緩和を目的とした薬物療法

薬効分類名	薬品名	有効性/特徴※
ビタミン	トコフェロール	微小循環系の動態に対する改善改善作用,血管壁の透過性や血管抵抗性の改善作用,抗酸化作用を有する。 小規模の試験では,タキサン系抗がん薬や白金系抗がん薬における神経障害の発症を抑制した報告があるが,二重盲検第3相試験では否定された報告があるため,投与を推奨できるだけのエビデンスは乏しい。
	メコバラミン	末梢神経障害に対する保険適用あり。 有効性を示す報告があるが,投与を推奨できるだけのエビデンスは乏しい。 デュロキセチンや牛車腎気丸よりも効果が上回ることが示されていない。

※添付文書やガイドラインから要点を抜粋した.

- 薬物療法を併用する場合は,薬物間相互作用とそれらの薬剤に関連した有害事象について確認し,患者への適切な情報提供とともに,常に副作用管理を行う必要がある.

- 抗がん薬との併用による抗腫瘍効果への影響を検証している報告が少なく,がん治療としての有効性の実証が必要であることにも注意を払わなければならない.

- オキサリプラチンによる神経障害の予防として,カルシウム/マグネシウムの静脈内投与の有効性を検証する臨床試験が複数実施されているが,効果は否定的である見解が多い[4].

- 運動療法が症状緩和に効果がみられたとの報告[5]がある.がん患者における運動療法の有用性を示した報告は多く,末梢神経障害の改善効果への期待を含め,患者の病態と体力に応じた適切な運動療法は考慮してもよいと思われる.

- 冷却グローブ・ソックスを使用した冷却療法は,末梢神経障害の発症率を低下させる報告[6]があるものの,冷却部位の凍瘡発症のリスクが高いことから,適切な安全管理下での実施が必要である.

- 末梢神経障害の症状緩和に鍼治療が有効であるとの報告[7]がある.副作用(疲労感・倦怠感,眠気,一時的な症状の悪化など)がみられることがあり,注意が必要である.

STEP 4 薬剤管理指導で押さえておくべきこと

a. 患者側のリスク因子

- 既往歴,薬剤性末梢神経障害を起こしやすい薬剤の投与の有無を確認

- 糖尿病,アルコール依存症,遺伝性ニューロパチー,ギラン・バレー

症候群,慢性炎症性脱髄性多発神経炎,栄養欠乏性ニューロパチー(慢性アルコール中毒,ビタミン B_1 欠乏)などの神経疾患,筋疾患や閉塞性血管疾患を基礎疾患として有する患者は,発症リスクの増大や神経障害が重篤化しやすいので注意が必要である.

● 高齢者は合併症を併存することが多く,かつ加齢による末梢神経の老化(全身の神経の軸索数や神経細胞数の減少)によって末梢神経障害を発症しやすいことも知られている[8].

● 抗がん薬以外にも抗結核薬(イソニアジド,エタンブトール),HMG-CoA還元酵素阻害薬,抗てんかん薬(フェニトイン),免疫抑制薬(タクロリムス),抗不整脈薬(アミオダロン),インターフェロン製剤などで薬剤性末梢神経障害を起こすことがある.それらの薬剤との併用によって発症リスクの増大が予想されるため,注意が必要である.

b. 早期発見・早期対応に向けた患者への指導のポイント

● 末梢神経障害は,直接生命にかかわることは少ないものの,患者にとっては経験したことのない不快な症状であり,身体障害に進展することも少なくなく,QOLを低下させる.

● 患者が症状を有害事象として認識していない場合がある.定期的に医療者側から患者の症状や徴候を聞き出す工夫が必要である.

● 末梢神経障害は,感覚神経障害のほかに,まれに運動神経障害(感覚障害を合併することが多い,四肢の腱反射の低下・消失,四肢遠位部優位の筋萎縮と筋力低下,弛緩性麻痺)と自律神経障害[起立性低血圧,発汗異常,便秘(麻痺性イレウス),排尿障害(尿閉)]が生じることもある.薬剤との関連性を視野に入れつつ,丁寧な問診が必要である.

● 発症している部位や広がり,症状の時間経過,頻度,感覚異常の程度を丁寧に聴取する.

● 痛みや異常な感覚の持続は,患者の身体的苦痛のみならず,精神的苦痛を伴っていることもある.治療意欲への影響についても確認していく.

● 治療開始前に,どのような症状が出現するのか,"末梢神経障害"という言葉で表現するのではなく,日常生活の動作などの具体的な症状(例:手や足の先がピリピリとしびれる,転びやすい,水仕事の際にひどく水が冷たく感じる,パソコンのキーボードが打ちにくい,服のボタンがとめにくい,手や足に力が入らない,物をつかみづらい,落としやすい)として患者に説明しておくことが望ましい.

c. 日常生活の指導

● 感覚鈍麻や筋力低下によって,転倒,火傷やけがが起こりやすくなる.具体的な予防策を患者へ説明し,事故を未然に防ぐことができるように支援する(**表3**).

表3　日常生活におけるセルフケアの例

炊事の際	・食器洗いは適温の湯で洗う. ・細かな作業が行いにくくなるので，刃物などの調理器具の取り扱いに注意する.
低温熱傷の防止	・カイロ・電気毛布などを長時間身体にあてない. ・ストーブのそば，こたつの中に長時間いない.
低温刺激の防止	・冷水に触れるのを避ける. ・ドアノブやベッドの柵に布を巻き，直接手に触れないようにする. ・手袋や靴下を着用して体を冷やさない. （寒冷地での外出時には，フェイスマスクの着用が必要な場合もある） ・冷たい飲食物を避ける.
転倒の防止	・階段の昇降の際には，手すりを使う. ・つまずきそうな物を床に放置しない. ・小さなマット，滑りやすいカーペットなどを敷かない.
その他	・大きな物，重い物を動かす際には，無理をせずに手伝ってもらう. ・指尖の皮膚の乾燥を伴う場合，自覚せずに症状が悪化することもあるので，保湿クリームの塗布や爪を切りそろえておく. ・ボールを使って先の運動を行ったり，手足をマッサージして，末梢循環の改善をはかる.

よくある質問

Q 末梢神経障害の症状を予防する方法はありますか？ 症状を完全に治す方法はありますか？

A 末梢神経障害を予防する目的で薬物療法を併用することは推奨されていません．末梢神経障害の症状を緩和する薬物療法やセルフケアは報告されていますが，すべての患者の症状を緩和する治療法は報告されていません．症状が重症化すると完全に治癒することはむずかしいと考えられています．早期発見による薬剤の減量や治療方針の変更が唯一の治療法となる場合が多いのが現状です．

■文　献

1) Gianni L, et al : JAMA Oncol **4** : 302-308, 2018
2) Hershman DL, et al : J Clin Oncol **32** : 1941-1967, 2014
3) Cavaletti G, et al : Curr Treat Options Neurol **13** : 180-190, 2011
4) Loprinzi CL, et al : J Clin Oncol **32** : 997-1005, 2014
5) McCrary JM, et al : Support Care Cancer **27** : 3849-3857, 2019
6) Hanai A, et al : J Natl Cancer Inst **110** : 141-148, 2018
7) K Li, et al : Curr Oncol **26** : e147-e154, 2019
8) 今井富裕 : 日老医誌 **52** : 191-199, 2015
9) Lavoie Smith EM, et al : JAMA **309** : 1359-67, 2013
10) Ohnishi S, et al : Front Pharmacol **6** : 14, 2015
11) Kono T, et al : Sci Rep **5** : 16078, 2015

2 中枢神経障害

患者が訴える症状

▶歩行時のふらつき　▶口のもつれ　▶物忘れ　▶動作緩慢
▶顔や手足の筋肉がぴくつく　▶一時的にボーっとして意識が薄れる
▶手足の筋肉が硬直しガクガクと震える　▶聞こえづらい
▶ピーやキーンという耳鳴りがする　▶視力が下がる

STEP 1 まずは抗がん薬以外の可能性を除外する！

除外すべき要因	病歴・症状・身体所見	鑑別に有用な検査
がんによる症状 　転移腫瘍・脊髄腫瘍 　傍腫瘍症候群（脳脊髄炎，トルソー症候群等）	がんの診断時期との関連 占拠性病変の存在	画像診断（CT，MRI，PET） 自己抗体検査 凝固線溶系検査（Dダイマーなど）
抗がん薬以外の薬剤 　意識障害：ペニシリン，イソニアジド，オフロキサシン，アシクロビル，ビスマス，タクロリムス，アスピリン（ライ症候群）など 　失調：フェニトイン，リチウム，ベンゾジアゼピンなど 　不随意運動：抗精神病薬，三環系抗うつ薬，スルピリド，メトクロプラミド，ドンペリドンなど 　けいれん：麻薬，抗精神病薬，三環系・四環系抗うつ薬，抗菌薬など 　認知機能障害：抗コリン薬，抗精神病薬，ベンゾジアゼピン，副腎皮質ステロイド，H₂阻害薬など 　めまい・ふらつき：プレガバリン，ベンゾジアゼピン，降圧薬，抗菌薬など	既往歴，投与薬剤の聴取（がんやがん治療に伴う症状） 症状発生時期との関連 薬剤相互作用の確認 薬剤師へのコンサルト	
がん以外の疾患 　意識障害：脳梗塞，脳出血，脳炎など頭蓋内病変，循環障害，肺性脳症，代謝性脳症（肝，糖尿病，内分泌疾患など） 　失調：多発神経炎，脊髄小脳変性症など 　不随意運動：パーキンソン病，進行性核上麻痺などの脳神経内科的疾患 　けいれん：てんかん，脳炎，低酸素脳症，低Ca血症など 　認知機能障害：アルツハイマー型認知症など 　めまい・ふらつき：内耳炎，前庭神経炎，良性発作性頭位めまい，メニエール病など	既往歴・家族歴の詳細な聴取 専門家へのコンサルト	各疾患に特異的な検査 画像診断（CT，MRI）

【共通の身体所見・検査】
・神経学的所見
・神経障害の部位の同定
・脳神経内科的検査（髄液検査など）

●中枢神経障害の定義は必ずしも明確ではないが，一般的には，意識障害，失調，不随意運動，けいれん，認知機能障害などに加えて，視覚障害，眼球運動障害，聴覚障害，めまいなどを指すことが多い．

a. がんによる症状

●がん（原発巣，転移巣）による中枢神経障害については，画像診断（CT，MRIなど）で症状とがんの占拠部位が一致するか判断する．傍腫瘍症候群としての中枢神経障害も知られている．いずれの場合も，がん治療が有効であれば改善も期待できるが，対症的にステロイドや濃グリセリンなどを投与する場合もある．

b. 抗がん薬以外の薬物の影響

●薬物による中枢神経障害は多くの薬剤で報告されている．ペニシリン，イソニアジドによる脳症，アシクロビルによる意識障害などのほか，抗精神病薬による悪性症候群，錐体外路症状，オピオイドによるミオクローヌスなどもあり，がん患者においては症状コントロール目的の薬剤についても留意が必要である．

c. がん以外の疾患による症状

●意識障害の原因として，頭蓋内病変のほかに循環障害，肺性脳症，代謝性脳症などがある．失調の原因として，運動性失調の場合は脊髄性と末梢神経性，静止性失調の場合は小脳性，前庭・迷路性，前頭葉性に分類される．不随意運動はパーキンソン病，けいれんはてんかん，認知機能障害は認知症など代表的な疾患があるが，その他の症状，疾患についても詳細な鑑別診断が必要である．

STEP 2	原因として考えられる抗がん薬は？

●ほとんどの薬剤は，少数例（0.1％未満程度）の報告であることが多い．

●とくに**発現時期について検証された報告が少ない**が，なかでも詳細に報告されている薬剤について紹介する．

ソラフェニブ	時 —
	頻 可逆性後頭葉白質脳症症候群： <0.1%[a] 承認（2008 年 1 月）以降〜2012 年 12 月末まで 肝細胞がん患者：1 例／約 16,000 例[a] 腎細胞がん患者：2 例／約 7,500 例[a]
	国外臨床試験および市販後において，急激な高血圧発現による重度の合併症として可逆性後頭葉白質脳症症候群が報告されている．投与期間中は，血圧を定期的に測定し，観察を十分に行うこと．
ネララビン ★★★	時 コース別発現頻度 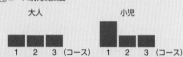
	頻 海外第 II 相臨床試験 〔成人〕傾眠（23%[b]），浮動性めまい（21%[c]），頭痛（15%[c]），錯覚感（15%[b]），失調（9%[c]） 〈回復までの期間〉傾眠 6.0 日（範囲：1〜54 日）[c]，浮動性めまい 11.0 日 （範囲：1〜140 日）[c] 〔小児〕頭痛（17%[c]），傾眠（7%[c]），けいれん（4%[c]），錯覚感（4%[c]） 〈回復までの期間〉傾眠 2.0 日（1〜12 日）[c]
	特 傾眠あるいはより重度の意識レベルの変化，けいれんなどの中枢神経障害，しびれ感，錯感覚，脱力および麻痺などの末梢性ニューロパチー，脱髄，ギラン・バレー症候群に類似する上行性末梢性ニューロパシーなどの重度の神経系障害が報告されている． 進行性多巣性白質脳症，あるいは致死的なてんかん重積状態も報告されている．神経毒性の発現機序は，神経組織におけるミトコンドリア障害が関与している可能性が示唆されているが，それを裏付けるためのエビデンスはなく現時点では不明．
リツキシマブ （遺伝子組換え） ★★★	時 発現した時期は，投与開始後約 2 ヵ月から 6 年以上であり，発現時期に一定の傾向は認められていない．
	頻 進行性多巣性白質脳症：頻度不明[d] （国内市販後〜2018 年 11 月 30 日） B 細胞性非ホジキンリンパ腫：40 例[d]
	特 —

★発現頻度の高さ　時 好発時期　頻 発現頻度（All Grade）　特 特徴

a）ネクサバール錠 200mg IF，第 17 版，b）アラノンジー静注用 250mg IF，第 7 版
c）アラノンジー適正使用ガイド，2018 年 9 月作成
d）リツキサン注 適正使用ガイド 悪性リンパ腫，2019 年 3 月改訂

レゴラフェニブ	時 発現時期の傾向は現時点で不明.
	頻 可逆性後頭葉白質脳症：0.1％[e]
	特 消化管間質腫瘍患者を対象とした国際共同第Ⅲ相臨床試験（GRID試験）において，急激な高血圧増悪による重度の合併症として可逆性後頭葉白質脳症が報告されている.

★発現頻度の高さ 時好発時期 頻発現頻度（All Grade） 特特徴

e）スチバーガ錠 40mg IF, 第 8 版

STEP 3　対策と対応

a. 標準的な治療法 (GL あるいはそれに準じるもの)

GL ▶ （PML）進行性多巣性白質脳症診療ガイドライン 2020[1]

●中枢神経障害には，白質脳症，けいれん，錐体外路症状，精神神経症候，高次脳機能障害（ケモブレイン），脳神経麻痺，視覚障害，聴覚障害，嗅覚障害があげられる.

●臨床症状の個体差が大きい．症状が軽度で一過性，可逆的な症状から，症状が重篤で進行性の転機をたどる場合もあり，予測困難なことが多い.

●中枢神経障害に対する標準的な予防法や，特異的に効果のある治療法は確立していない.

●神経組織に対する直接的毒性（血管障害や虚血など）のみならず，全身状態（電解質異常，肝障害や腎障害）が原因になることもある.

●重篤な中枢神経障害への進展を防ぐ対処法としては，中枢神経障害と疑われる症状を早期に発見し，可能な限り早期に薬剤の投与を中止することが推奨されている.

●全身状態を保つための支持療法と合併症の予防ならびにその治療を行いながら，自然回復を待つことになる.

＜薬剤関連進行性多巣性白質脳症 (progressive multifocal leukoencephalopathy：PML) ＞[1]

●悪性腫瘍患者，あるいはがん化学療法に伴う免疫抑制状態にある患者において発症する日和見感染症の一種であり，免疫不全を背景に発症する稀少疾患である.

●免疫抑制薬やモノクローナル抗体製剤などの薬物治療に起因するPML発病例も報告されている.

●ヒト免疫不全ウイルス（human immunodeficiency virus：HIV）関連PMLなどのPMLと症状に大きな違いはない.

●初発症状として「歩行時のふらつき」（歩行障害）がもっとも多く，次いで「口のもつれ」（言語障害，構音障害），「物忘れ」（認知症様症

2

中枢神経障害

状）が起こる．進行すると，さまざまな程度の意識障害が起こり，昏睡状態になることもある．

●治療の基本は，誘因薬剤を中止し，免疫学的な回復を図ることである．

●無症候性 PML の段階で治療を開始することが望まれるが，無症候性 PML での血液浄化療法は免疫再構築症候群（immune reconstruction inflammatory syndrome：IRIS）発症による機能障害を増悪する可能性がある．

＜可逆性後頭葉白質脳症候群（reversible posterior leukoencephalopathy syndrome：RPLS）＞

●臨床的には**けいれん，意識障害，視覚異常，高血圧など**を主症候とし，画像上，脳浮腫が主に後部白質を中心に出現し，さらに臨床的・画像的異常所見が可逆性で，治療により速やかに消退する特徴を有する臨床的・神経放射線学的症候群にまとめられる．

●血管内皮の障害や急性高血圧が脳血管機能障害の原因となると考えられている[2]．

● VEGF/VEGFR 阻害作用を有する薬剤に関連する副作用として知られている．

●血圧上昇を伴う症例が多くみられ，低ナトリウム血症や低マグネシウム血症などの血清の電解質異常も認められることがあり，それらの関連性が指摘されている．

・治療の原則は，原因薬剤の中止と対処療法（血圧管理，けいれんなど）である．

・数日から2週間程度で改善するが，一部は不可逆的な転帰をたどる症例もあり，注意が必要である．

＜ケモブレイン（Chemo-Brain）＞[3, 4]

●ケモブレインとは，がんやがん治療に伴う認知的変化で，多くの場合，集中力，記憶，マルチタスク，計画能力などに困難が生ずる慢性的な記憶力および注意力の障害である．ケモブレインに関連した精神神経症候として，言葉が思い出せず文章が書けない，同時に2つ以上のことをこなすことができない，物事を考えたり行動に移したりするのが遅くなるなどがあげられている．

●**治療が終了したがんサバイバーにおいても長期間持続する**ことが知られており，症状が軽症であることから疾患として捉えづらいことが多く，がん患者にとって社会的な問題となっている．

●治療には中枢神経興奮薬の投与が症状を改善させる報告もあるが，現時点において，診断・治療に関する標準的な方法はないといわれている．

●一般的には，高用量のがん化学療法や脳への放射線療法との併用が，ケモブレインの発症頻度を上昇させるといわれているが，治療量のがん化学療法を行った場合においても発症することが報告されている．

●ケモブレインに関連した発症・増悪の危険因子としては，担がん状態，年齢，薬剤性［制吐薬，鎮痛薬，ホルモン療法（抗エストロゲン薬，抗アンドロゲン薬）］，精神状態（ストレス，精神的苦痛，うつ状態，不安神経症，睡眠障害，疲労感，倦怠感），血球減少，感染，他疾患［糖尿病，高血圧，ホルモン異常（テストステロン，エストロゲンなど）］，栄養失調などがあげられる．

●ケモブレインの発症を恐れて，腫瘍に対して効果のあるレジメンを変更することは推奨されない．

●治療期間中さらに治療終了後においても，患者の日常生活の変化を注意深く観察し，発症した認知障害に対して適切な支援を行うことで，患者の QOL は維持できると考えられている．

STEP 4　薬剤管理指導で押さえておくべきこと

a. 早期発見・早期対応に向けた患者への指導のポイント

●中枢神経障害を疑う初期症状は，他の脳神経疾患の症候と重複することが多く，また，対処が遅れると症状が重篤化し，後遺症が残ったり死に至ったりすることがあるため，迅速な診断と対症療法が必要になる．

●薬剤の投与前に発症リスクの評価を行うとともに，薬剤投与期間中ならびに投与終了後においても，患者の日常生活動作や活動度の変化，性格の変化などの精神神経症状の出現を注意深く観察し，薬剤との関連性について常に念頭に置いておく必要がある．

●患者へ起きうる具体的な初期症状を説明し，症状が出現した際には早急に医療機関を受診するように指導する．

●重篤な中枢神経障害を発症した場合，患者のみでは対処できない状況が発生する可能性が想定されることから，患者のみならず家族や介護者へも情報提供を行い，緊急時の協力体制を整備しておく必要がある．

よくある質問

Q ケモブレインの発症頻度は？ 予防法や治療法はありますか？

A ケモブレインは，適切な診断方法が確立されていないこともあり，それぞれの化学療法レジメンにおける発症頻度は不明です．ケモブレインの発症メカニズムについて研究されています[5]が，現在のところ発症の予防法や治療法は確立されていません．がんサバイバーのなかでも，生存者の割合の高い乳がん患者についての報告が多く，乳がんの化学療法後，20年以上も症状が持続する可能性があります．ケモブレインは，がんサバイバーの社会復帰を遅らせる可能性が示唆されていますが，社会的に広く認知されていないのが現状です．医療者は，ケモブレインを潜在的な副作用として認識し，患者への適切な情報提供と QOL を維持するための支援が求められています．

■文 献

1) プリオン病及び遅発性ウイルス感染症に関する調査研究班：進行性多巣性白質脳症（PML）診療ガイドライン 2020．2020
2) Marinella MA, et al：Intern Med J **39**：826-834, 2009
3) Ahles TA, et al：Nat Rev Cancer **7**：192-201, 2007
4) Vichaya EG, et al：Front Neurosci **9**：131, 2015
5) Ren X, et al：Biochim Biophys Acta Mol Basis Dis **1865**：1088-1097, 2019

1 倦怠感

患者が訴える症状

▶ **身体的倦怠感**[1]：疲れやすい/だるい/身体が重い/ふらふらする/持久力がない

▶ **精神的倦怠感**[1]：頑張ろうと思えない/物事に興味がもてない

▶ **認知的倦怠感**[1]：忘れやすい/注意力散漫

STEP 1 まずは抗がん薬以外の可能性を除外する！

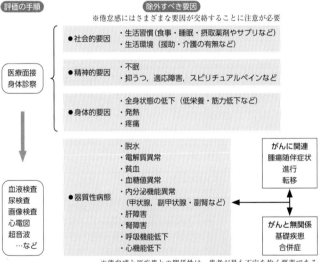

評価の手順　　　　　　除外すべき要因
※倦怠感にはさまざまな要因が交絡することに注意が必要

医療面接
身体診察

● 社会的要因
・生活習慣（食事・睡眠・摂取薬剤やサプリなど）
・生活環境（援助・介護の有無など）

● 精神的要因
・不眠
・抑うつ, 適応障害, スピリチュアルペインなど

● 身体的要因
・全身状態の低下（低栄養・筋力低下など）
・発熱
・疼痛

血液検査
尿検査
画像検査
心電図
超音波
…など

● 器質性病態
・脱水
・電解質異常
・貧血
・血糖値異常
・内分泌機能異常
　（甲状腺, 副甲状腺・副腎など）
・肝障害
・腎障害
・呼吸機能低下
・心機能低下

がんに関連
腫瘍随伴症状
進行
転移

がんと無関係
基礎疾患
合併症

※倦怠感と原疾患との関係性は, 患者が最も不安を抱く要素であると同時に, 治療継続の可否や予後にも影響しうる要素であることから, 評価が重要である

● 倦怠感は, **がん患者にほぼ普遍的に経験される症状**である.

● 疲労感, 消耗感, 気力の減退などと表現されるさまざまな概念を包括する感覚で, がん患者においては**労作に比例することなく生じ, 日常生活の妨げとなる**.

● 原疾患や併存疾患, 治療内容, 社会的要因（日常生活や人間関係など）, さらには患者の人生観とも深くかかわり, 生活の質（QOL）の低下のみならず, がん治療の開始, 継続の可否にも影響を及ぼしうる.

- 患者の主観による愁訴の複合体であるために，その表現はきわめて多彩であり，さらに寄与する因子もさまざま，かつ複数の要因が絡み合っていることも多いために，解釈に際しては**全人的苦痛として包括的にアセスメントを行うべき**である．

- がんに伴う倦怠感の病態生理にかかわるメカニズムはいまだ解明されておらず，対症的に対応しつつ経過を見守るしかない場合もあるが，対処可能な寄与因子もあることから，診療の全経過を通じて適切にスクリーニングとアセスメントを行う必要がある．

- 医療者側からの倦怠感の把握，評価は困難であることが多く，また患者側も倦怠感を主要な症状として医療者に訴えることが少ないことから，その重要性は過小評価されがちである．

- **患者の訴えに耳を傾け**，患者の苦痛のうち可能なものはスケールなどで客観的に評価し，必要に応じて血液検査や画像診断を行い，得られた情報を総合的に解釈したうえで，**患者の病状に応じて過不足のない対策を立案**することが望まれる．

STEP 2　原因として考えられる抗がん薬は？

- ドセタキセルのように倦怠感が Phase 1 試験における用量規制因子となっている薬剤もあるが，血液がんなど治療レジメンによる貧血が寄与するところが大きい．倦怠感を引き起こす代表的な抗がん薬について紹介する．

STEP 3　対策と対応

アキシチニブ ★★★	時 —
	頻 （All Grade）53.35 %[a]　（Grade 3 以上）10.3 %[a]
	特 アキシチニブ誘発性の甲状腺機能低下症は抗腫瘍効果のサロゲートマーカーとなる可能性が示唆されている
アザシチジン ★★★	時 —
	頻 （All Grade）50.9 %[b]　（Grade 3 以上）—
	特 骨髄異形成症候群は疾患自体の症状として倦怠感や貧血を認める
アテゾリズマブ ★	時 —
	頻 （All Grade）12.5 %[c]　（Grade 3 以上）—
	特 多くの免疫関連有害事象の症状としてオーバーラップする

★発現頻度の高さ　時 好発時期　頻 発現頻度　特 特徴

a）インライタ錠 IF，第 6 版，b）ビダーザ注射用 IF，第 5 版
c）Rittmeyer A, et al：Lancet **389**：255-265, 2017

イリノテカン ★★	時 —
	頻 (All Grade) 35.1%[d] （Grade 3 以上）3.3%[d]
	特 下痢が出現する時期には増強する可能性がある
カバジタキセル ★★	時 —
	頻 (All Grade) 27.1%[e] （Grade 3 以上）3.7%[e]
	特 非血液学的毒性としてはもっとも多いとされる下痢が出現すると増強
ゲムツズマブオゾガマイシン ★★★	時 —
	頻 (All Grade) 77.55%[f] （Grade 3 以上）—
	特 急性白血病では正常造血抑制による症状として全身倦怠感を呈する
シスプラチン ★★	時 —
	頻 (All Grade) 34.85%[g] （Grade 3 以上）—
	特 高度催吐性抗がん薬であるため，制吐薬として投与される高用量ステロイドによる反跳現象として認められる
シタラビン ★★★	時 —
	頻 (All Grade) 92.7%[h] （Grade 3 以上）—
	特 シタラビン大量療法時には増強する
スニチニブ ★★	時 —
	頻 (All Grade) 21.0%[i] （Grade 3 以上）3.3%[i]
	特 倦怠感は本剤で比較的多い甲状腺機能低下症の有害事象の症状としても注意
ドセタキセル ★★★	時 —
	頻 (All Grade) 33.0%[j] （Grade 3 以上）8.0%[j]
	特 倦怠感はドセタキセルの Phase 1 試験における用量規制因子
ニボルマブ ★	時 —
	頻 (All Grade) 16.0%[j] （Grade 3 以上）1.0%[j]
	特 多くの免疫関連有害事象の症状としてオーバーラップする
ノギテカン ★★	時 —
	頻 (All Grade) 41.1%[k] （Grade 3 以上）8.0%[k]
	特

1

倦怠感

★発現頻度の高さ　時好発時期　頻発現頻度　特特徴

d）Sobrero AF, et al : J Clin Oncol **26** : 2311-2319, 2008
e）Pillai RN : Cancer **124** : 271-277, 2018
f）マイロターグ点滴静注用 IF，第 15 版，g）ランダ注 IF，第 18 版
h）キロサイド N 注 IF，第 5 版，i）スーテントカプセル IF，第 14 版
j）Brahmer J, et al : N Engl J Med **373** : 123-135, 2015
k）ten Bokkel Huinink W, et al : J Clin Oncol **15** : 2183-2193, 1997

パクリタキセル ★★★	時—
	頻 （All Grade）43.0%[l]　（Grade 3 以上）2.8%[l]
	特 アレルギー予防のステロイドが高用量用いられる monthly レジメンでは，ステロイドの反跳現象も相まって増強する．関節痛，筋肉痛と重なる場合にも増強
ペメトレキセド ★★	時—
	頻 （All Grade）37.7%[m]　（Grade 3 以上）0%[m]
	特 投与が長期にわたると，貧血による二次性倦怠感が生じやすい
リツキシマブ ★	時—
	頻 （All Grade）17.2%[n]　（Grade 3 以上）—
	特 前投薬のステロイドや抗ヒスタミン薬により倦怠感が惹起されることもある
レンバチニブ ★★★	時—
	頻 （All Grade）67.0%[o]　（Grade 3 以上）—
	特 肝細胞がんに比べて甲状腺がんで頻度が高く，甲状腺機能低下が要因と考えられる．治療初期に発現することが多く，重症度に応じて減量・休薬すれば 1 週間程度で回復する

★発現頻度の高さ　時好発時期　頻発現頻度　特特徴

倦怠感の好発時期に関する報告はほぼない．各薬剤に対して制吐療法として用いられるステロイドの反跳現象が生じる時期（デキサメタゾンであれば中止翌日～翌々日頃）には一定の傾向がある．免疫チェックポイント阻害薬では投与中を通じて，投与終了後も 6 カ月程度は注意して経過観察が必要．

l） タキソール注射液 IF，第 10 版
m） Ohe Y, et al : Clin Cancer Resh **14** : 4206-4212, 2008
n） リツキサン点滴静注 IF，第 21 版
o） Nair A, et al : Clin Cancer Res **21** : 5205-5208, 2015

a. 標準的な治療法（GL あるいはそれに準ずるもの）

GL ▶NCCN Guidelines Cancer-Related Fatigue

1）薬物治療

①倦怠感の原因となる他の要因が除外された場合には，多動性障害治療薬であるメチルフェニデート（リタリン®）を考慮するが[2~6]，本邦では適応外使用となるため，各施設のルールに従い所定の審査を通しておく必要がある．

> 例｜【適応外】メチルフェニデート，1 回 10 mg，1 日 1～2 回，分割経口投与

②ステロイドについては質の高いエビデンスはなかったが，古くから慣習的に用いられてきた．2013 年にがんに伴う倦怠感を腫瘍評価項目とした前向き無作為化二重盲検プラセボ対照試験が行われ，進行がん患者においてプラセボ群よりもデキサメタゾン群のほうが有意に改善するこ

とが示された．PaP スコアや PiPS モデルといった予後予測の指標を用いて予後が 3 ヵ月未満の場合に，効果と有害事象のバランスを考慮して投与を検討する．有害事象対策は可能な限り行う．

> 例｜デキサメタゾン 4 mg，1 日 1 回，2 週間投与[7, 8]
> ｜ベタメタゾン，0.5 mg，1 日 1 回で開始して 0.5 mg ずつ漸増

③がん悪液質（筋肉量の減少や体重減少，食欲不振を特徴とする代謝異常症候群）による倦怠感では，経口グレリン様作用薬であり摂食亢進作用を有しているアナモレリンの投与を検討する．

④六君子湯もグレリンシグナルを増強することが知られており[9]，アナモレリンの適応である非小細胞肺がん，胃がん，膵がん，大腸がん以外では六君子湯による対応も考慮する．

⑤抗がん薬の減量や化学療法の延期．

※③④⑤は「GL にないが Evidence あり/Evidence ないがエキスパートが行うもの」に分類される．

2）倦怠感の標準的な対策

- がんの治療中は日々の運動が怠りがちになり，入院環境やステロイドの影響が日中のうたた寝や不眠にもつながり，日中の活動不足は疲労感を引き起こす．倦怠感に対する有効な治療法というものは確立されていないが，複数のアプローチを必要とすることが多い．

- 倦怠感が孤立した症状であることはまれであり，多くは疼痛，貧血，睡眠障害など，他の症状とともに症候群として認められる．

- 倦怠感の因子が特定された場合には，まずその治療から開始する（**表1**）．

表 1 倦怠感の要因とその対策

要因	対策	ポイント
貧血	輸血，鉄剤の投与	がん患者における倦怠感と貧血の関連性とエリスロポエチンによるその緩和が複数の試験によって示されているが，日本では倦怠感に対してのエリスロポエチンの投与は認められていない 輸血（Hb 7〜8 g/dL 以下であり，かつめまい，動悸，呼吸困難などの症状がある場合には，終末期でも輸血により患者の QOL の改善が期待できる場合には検討する）
疼痛	疼痛コントロール	オピオイドによる副作用対策もしっかりと行う
睡眠障害	睡眠薬の投与，環境整備	がん患者では 30〜75％に睡眠障害がみられる．睡眠障害は抑うつのあらわれであることも多い．上気道の手術やホルモン治療などでは閉塞性睡眠時無呼吸症候群についても評価 化学療法中は制吐薬として投与されているステロイドによる不眠も多い
精神的苦痛	抑うつや不安に対応	倦怠感症例では非倦怠感症例よりも抑うつが高レベルである

表 1　倦怠感の要因とその対策

要因	対策	ポイント
栄養	栄養評価，体重変化の記録，食事内容の検討，NST介入	栄養摂取は悪心，嘔吐，食欲低下，食べ物への興味喪失，粘膜炎，嚥下痛，腸閉塞，下痢，便秘により影響される．抗がん薬による嘔気・嘔吐がある場合には制吐療法を強化
活動レベル	活動レベルについて質問，評価を行う．まずは相談と低レベルの活動から開始する	一部のがん患者集団では運動が倦怠感の改善に有益であることが報告されている．リハビリテーション医や理学療法士により評価する必要がある
他の併存疾患	併存症を適切に管理	検査と評価が必要な併存疾患には，感染，心臓，肺，腎臓，肝臓，神経系，内分泌系の機能障害が含まれる．とくに甲状腺機能低下症は倦怠感の要因となりやすく，細心の注意を払う
感染症	抗菌薬・抗真菌薬投与	カンジダ口内炎による食欲不振やカテーテル感染にも留意
電解質バランス・脱水・低血糖	補液，電解質補正	電解質異常は回復可能なことが多く，適切な補給により倦怠感も改善することがある．下痢や嘔吐の有無を確認して，食事や水分補給を行う．電解質や血糖値は定期的にモニタリング
高カルシウム血症	カルシトニン製剤，補液ビスホスホネート製剤	カルシトニン製剤は即効性はあり強力であるが，連続作用にてエスケープ現象が生じるビスホスホネート製剤は即効性に欠ける．高カルシウム血症では腎機能による減量はしない
呼吸機能低下や低酸素症	酸素吸入，環境整備モルヒネ投与	薬剤性肺障害では原因薬剤の中止とステロイド投与
併用薬剤の副作用	内服中止，用量調節，投与間隔の変更など	抗不安薬，抗うつ薬，抗精神病薬，β遮断薬，抗ヒスタミン薬，制吐薬，オピオイド，鎮痛補助薬，筋弛緩薬，血糖降下薬などによる鎮静作用により倦怠感を生じている場合もある
がんによる悪液質	グレゴリン様作用薬・ステロイド・エイコサペンタエン酸（EPA）・補液の見直し	進行がんで食欲不振や体重減少があって倦怠感を伴う場合には悪液質を疑う．アナモレリン，六君子湯の投与を検討．EPA はタンパク質分解誘導因子の産生low下，骨格筋の分解阻止効果がある．必要以上の輸液は分泌物の増加や体液貯留の原因となる
免疫チェックポイント阻害薬（ICI）	ICI中止，ステロイド甲状腺ホルモン補充	非小細胞肺がん治療における ICI の有害事象の中で，もっとも頻度の高い有害事象は倦怠感である[10]．副腎障害，甲状腺機能低下症，下垂体障害，1 型糖尿病，心筋炎，赤芽球癆，溶血性貧血など多くの免疫関連有害事象の症状として倦怠感はオーバーラップする．治療効果が認められているのにもかかわらず倦怠感を認めるような場合には，ICI による心肺などの重要臓器障害以外に，甲状腺や副腎の機能不全，Ⅰ型糖尿病の発症の可能性などを積極的に疑って検査を行う

●貧血は二次性倦怠感でもっとも多い原因である．必要に応じて輸血などの対応を考慮する．

3) 一般的な対応

●一般的に, 倦怠感には昼寝の制限, 同時に2つ以上の作業を行わないなどのエネルギー管理や, ゲーム, 音楽などの気分転換で対応する.

● NCCN ガイドラインでは非薬物治療として, 運動は積極的治療中の倦怠感の軽減には有効であるため, 運動プログラムの開始, リハビリテーションの紹介, ヨガなどの活動強化, 物理療法（マッサージ）, 認知・行動療法, ストレス管理などの心理社会的インターベンション栄養療法, 認知・行動療法（CBT）が推奨されている.

STEP 4 薬剤管理指導で押さえておくべきこと

<倦怠感に対する医療従事者の過小評価>

●医療従事者に「抗がん薬治療中の倦怠感は当たり前」と過少評価していることが多い. 医療従事者が倦怠感に対する有効な治療が存在することを知らないため, 無意識に患者から倦怠感の有無についての会話を避けている場合もありうる.

<倦怠感に対する患者の思い>

●患者は副作用が付き物である治療中であるため「仕方がない」, 倦怠感に対する治療方法などはないと思い込んで, 倦怠感を訴えずに我慢していることも多い. また, 倦怠感が強いと訴えることで, 現在の治療を変更されるのではないかと心配したり, 現在の治療に対して不満を言っていると誤解されたくないために倦怠感を訴えなかったりすることもある.

<患者の思いを傾聴（active listening）>

●倦怠感は悪心, 嘔吐, 下痢といった, 一般的な抗がん薬による症状に隠れていることもある. 倦怠感があるかどうか, そしてその要因となる症状をアセスメントする. 患者の思いを受容・共感し, 支持することが患者の心理面にも大きく影響するため, **傾聴すること自体が倦怠感の治療**にもなりうる.

<ステロイド>

●化学療法における制吐療法としてステロイドが併用されることが多いが, ステロイドによる不眠, そして中止による反跳現象が倦怠感を引き起こすこともある.

よくある質問

Q 倦怠感に対する漢方製剤について教えてください．

A 化学療法などの治療の影響も加わり，気力だけでなく体力も低下している場合（血虚）に用いられる漢方として，十全大補湯があります．十全大補湯は貧血など造血機能改善作用があることも報告されており，抗がん薬による倦怠感を改善する効果も期待できます．

■文　献

1) Okuyama T, et al : J Pain Symptom Manage **19** : 5-14, 2000
2) Pedersen L, et al : J Pain Symptom Manage **60** : 992-1002, 2020
3) Roji R, et al : Curr Opin Support Palliat Care **11** : 299-305, 2017
4) Qu D, et al : Eur J Cancer Care (Engl) **25** : 970-979, 2016
5) Kerr CW, et al : J Pain Symptom Manage **43** : 68-77, 2012
6) Hanna A, et al : Support Care Cancer **14** : 210-215, 2006
7) Yennurajalingam S, et al : J Clin Oncol **31** : 3076-3082, 2013
8) Paulsen O, et al : J Clin Oncol **32** : 3221-3228, 2014
9) 上園保仁：日緩和医療薬誌 **10** : 91-95, 2017
10) Pillai RN, et al : Cancer **124** : 271-277, 2018

2 関節痛

患者が訴える症状 ▶関節の痛み・こわばり
▶運動後・インフルエンザのときのような痛み

STEP 1 まずは抗がん薬以外の可能性を除外する！

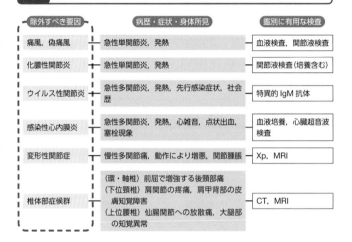

除外すべき要因	病歴・症状・身体所見	鑑別に有用な検査
痛風, 偽痛風	急性単関節炎, 発熱	血液検査, 関節液検査
化膿性関節炎	急性単関節炎, 発熱	関節液検査(培養含む)
ウイルス性関節炎	急性多関節炎, 発熱, 先行感染症状, 社会歴	特異的 IgM 抗体
感染性心内膜炎	急性多関節炎, 発熱, 心雑音, 点状出血, 塞栓現象	血液培養, 心臓超音波検査
変形性関節症	慢性多関節痛, 動作により増悪, 関節腫脹	Xp, MRI
椎体部症候群	(環・軸椎) 前屈で増強する後頸部痛 (下位頸椎) 肩関節の疼痛, 肩甲背部の皮膚知覚障害 (上位腰椎) 仙腸関節への放散痛, 大腿部の知覚異常	CT, MRI

●関節痛は発症経過（急性 or 慢性）と病変分布（単関節 or 多関節）を意識して鑑別を進める．がん診療においては，**急性細菌性感染症の除外がもっとも重要**である．

1）「急性単関節炎＋発熱」の場合

●痛風や偽痛風などの結晶性関節炎の頻度が高いが，緊急性の面から化膿性関節炎の除外が必須である．関節液検査による評価が重要となるため，整形外科へのコンサルトを原則とする．なお，痛風は母趾中足趾節関節や足関節に，偽痛風は膝，手，肩などの大関節に好発することが知られている．

2）「急性多関節炎＋発熱」の場合

●ウイルス性関節炎（パルボ B19, 急性 B 型肝炎など）の頻度が高いが，緊急性の面から感染性心内膜炎の除外が必須である．いずれの関節症状も全身性に左右対称に出現することが多い．

3) 慢性関節痛の場合

●変形性関節症は日常診療で頻繁に遭遇する common disease で，手指の近位指節間，遠位指節間，膝，股関節に生じやすい．典型的な分布と異なる場合は，その他の原因（関節リウマチなどの膠原病など）を考慮する．

4) 関連痛の可能性を考える

●疼痛部位に原因となりうるがん病巣が認められない場合でも，内臓や深部体性組織（骨，リンパ節など）などの関連痛として説明できるがん病巣がないかもあわせて検討する．

●たとえば，椎体は骨転移部位として頻度が高いが，骨破壊の進行により椎間関節が変形し，脊髄神経後枝内側枝への刺激が亢進することで関連痛が生じる．頸椎や腰仙椎では，オステオトームや解剖学的理由から椎体症候群と呼ばれる特徴的な痛みを呈することが知られている．

STEP 2 　考えられる抗がん薬は？

●関節痛を発現する抗がん薬と発現頻度を以下に示す．

微小管阻害薬
★★★
（パクリタキセル，ドセタキセル，ビノレルビン，エリブリン）

時・毎週の投与時

| 1 | 2 | 3 | 4 | … |（週）|

・3週ごとの投与時

| 1 | 2 | 3 | 4 | … |（週）|

投与2〜3日後に発現した後4〜7日で軽快する一過性の経過をたどることが多い

頻・パクリタキセル（溶媒溶解型）
・乳がん術後補助化学療法での3週ごと投与と毎週投与の比較試験[a]
（175 mg/m², 3週ごと）Grade 3, 4：6%
（80 mg/m², 毎週）Grade 3, 4：2%
・非小細胞肺がんでの溶媒溶解型またはアルブミン懸濁型パクリタキセルとカルボプラチン併用療法の第Ⅲ相試験の日本人サブ解析
（200 mg/m², 3週ごと）68%（Grade 3以上：7%）[b]
・転移性乳がんでのパクリタキセルまたはドセタキセルとシスプラチン併用療法のランダム化第Ⅱ相試験
（175 mg/m², 3週ごと）Grade 1, 2：45%，Grade 3, 4：6%（筋肉痛の頻度も含む）[c]
・パクリタキセル（アルブミン懸濁型）
・非小細胞肺がんでの溶媒溶解型またはアルブミン懸濁型パクリタキセルとカルボプラチン併用療法の第Ⅲ相試験の日本人サブ解析
（100 mg/m², 毎週）42%，（Grade 3以上：0%）[b]

★発現頻度の高さ　時好発時期　頻発現頻度（記載のないものは All Grade）　特特徴

a）Sparano JA, et al：N Engl J Med **358**：1663-1671, 2008
b）Satouchi M, et al：Lung Cancer **81**：97-101, 2013

微小管阻害薬 ★★★ (パクリタキセル, ドセタキセル, ビノレルビン, エリブリン)	・ドセタキセル ・転移性乳がんでのパクリタキセルまたはドセタキセルとシスプラチン併用療法のランダム化第Ⅱ相試験 (60 mg/m², 3 週ごと) Grade 1, 2：28%, Grade 3, 4：0%（筋肉痛の頻度も含む）[c] ・ビノレルビン 5%未満[※] ・エリブリン 5〜30%未満[※]
	特・微小管阻害薬の中ではパクリタキセルがもっとも頻度が高い ・アルブミン懸濁型パクリタキセルまたはドセタキセルでは, 溶媒溶解型パクリタキセル（3 週ごと投与）と比較して関節痛の発現頻度は低かったことが報告されている
アロマターゼ阻害薬 ★★★ (アナストロゾール, レトロゾール, エキセメスタン)	時開始 2〜3 ヵ月後から発現 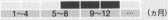 1〜4　　5〜8　　9〜12　　…　　(ヵ月)
	頻ランダム化比較試験における関節痛の発現頻度 ・アナストロゾール（ATAC 試験）35.6%[d] ・レトロゾール（BIG1-98 試験）20.3%（Grade 3, 4：0.02%）[e] ・エキセメスタン（IES031 試験）関節痛 5.4%（疼痛 33.2%）[f]
	特・いずれの報告においても, 対照群と比較しアロマターゼ阻害薬群で発現頻度が高い
免疫チェックポイント阻害薬 ★ (ニボルマブ, イピリムマブ, ペムブロリズマブ, アテゾリズマブ, デュルバルマブ, アベルマブ)	時　1〜4　　5〜8　　9〜12　　…　　(ヵ月) 免疫チェックポイント阻害薬による治療のあらゆる時期に起こる可能性がある
	頻・ニボルマブ単独投与 5%以上[※] ・イピリムマブ単独投与 5%未満[※] ・ニボルマブ＋イピリムマブ 13.4〜13.9%[※] ・ペムブロリズマブ単独投与 10.0〜16.4%[※] ・アテゾリズマブ単独投与 5%以上[※] ・アテゾリズマブとカルボプラチン＋パクリタキセル＋ベバシズマブ併用 10.4%[※] ・デュルバルマブ 記載なし[※] ・アベルマブ 5%以上[※]
	特・両側性に小関節から大関節まで障害されることがある →詳細は「第 2 部」参照

2

関節痛

★発現頻度の高さ　時好発時期　頻発現頻度（記載のないものは All Grade）　特特徴
※）各薬剤添付文書
c）Lin YC, et al：Jpn J Clin Oncol **37**：23-29, 2007
d）Howell A, et al：Lancet **365**：60-62, 2005
e）Thürlimann B, et al：N Engl J Med **353**：2747-2757, 2005
f）Coombes RC, et al：N Engl J Med **350**：1081-1092, 2004

1）微小管阻害薬

●作用機序やリスク因子は解明されていないが, 症状の発症タイミング

から，微小管阻害薬による炎症反応が原因であると考えられている[1].

2）アロマターゼ阻害薬

● 関節を構成する滑膜や軟骨にはエストロゲン受容体が発現しており，エストロゲンにより機能が維持されているが，アロマターゼ阻害薬によりエストロゲンが枯渇することにより，二次的に関節痛が起こると考えられている.

● 実臨床ではさらに頻度が高い可能性が示唆されており，アロマターゼ阻害薬を使用した患者の 47％が関節痛を訴え，微小管阻害薬の治療を受けた患者では発現リスクが 4 倍以上も高かったとする報告もある[2].

3）免疫チェックポイント阻害薬

● PD-1/PD-L1 経路の遮断により，インターロイキン（IL）-6 の産生が増加するとの報告があり[3]，免疫チェックポイント阻害薬の薬理作用により引き起こされる可能性があると考えられる.

STEP 3　対策と対応

a．標準的な治療法

1）微小管阻害薬

● エビデンスレベルの高い治療法は確立されていないが，非ステロイド性抗炎症薬（NSAIDs）やアセトアミノフェンなどの鎮痛薬がもっとも汎用される対策である[4]．鎮痛薬の副作用にも留意すべきで，とくに週 1 回の抗がん薬投与のたびに鎮痛薬を使用する場合は，長期にわたっての使用につながる可能性もあり，消化器症状や腎障害をはじめとした副作用に注意が必要である.

● ただし，ドセタキセルによる乳がん術前化学療法中にセレコキシブを使用することにより，とくに COX-2 過剰発現に関与する遺伝子 PTGS2 の低発現例およびエストロゲン受容体陰性例において，無イベント生存期間（腫瘍増大・局所/遠隔再発・死亡）が短縮する可能性が報告されている[5]．そのため乳がんでは周術期療法をはじめ，COX-2 阻害薬を避けることを考慮すべきである.

2）アロマターゼ阻害薬

GL ▶乳癌診療ガイドライン 2018[6]

● 治療中に関節痛が消失することはほとんどないため，さまざまな対処法が検討されている.

● 対症療法としての NSAIDs，アセトアミノフェン，オピオイドなどが有効で，使用した過半数の患者で効果が得られるとする報告もある.

● 薬物療法で対処困難な場合には，治療を中止するのではなく，他の内分泌療法薬（他のアロマターゼ阻害薬やタモキシフェン）へ変更する

ことが望ましい．アナストロゾール内服中に筋肉・骨症状のために内服中止となった患者に，レトロゾールに切り替えて治療を継続したところ，6ヵ月の時点で71.5％の患者で治療が継続できていたとする前向き研究結果[7]がある．

● 鍼治療の有用性を検証したランダム化比較試験が報告されている．

3）免疫チェックポイント阻害薬

GL ▶がん免疫療法ガイドライン第2版（2019）[8]

● Grade 1の関節炎の場合，免疫チェックポイント阻害薬は継続のうえ，アセトアミノフェンやNSAIDsなどの対症療法が考慮される．対症療法で改善を認めない場合やGrade 2以上の場合には，免疫チェックポイント阻害薬は投与休止し，リウマチ・膠原病内科医との協議のうえ，ステロイドの投与などが検討される．

● 必要な検査としては，赤血球沈降速度（ESR）やC反応性タンパク（CRP）などの炎症性マーカー，リウマチ因子，抗核抗体，抗シトルリン化ペプチド（CCP）抗体測定，X線，関節超音波などがあげられる．

b．その他の治療法

● 微小管阻害薬について，鎮痛薬の効果が乏しい場合の明確な選択肢はないものの，以下の効果について検討がなされている．

● **低用量経口プレドニゾロン**：NSAIDs不応例46例に対し，パクリタキセル（175 mg/m²，3週ごと）投与24時間後から5日間，プレドニゾロンを1回5 mg，1日2回内服することで，39例（85％）において症状緩和を認めた[9]．

● **芍薬甘草湯**：パクリタキセル治療を受けた50例における，芍薬甘草湯内服群（1日7.5 gを予防的に連日内服）と非内服群との比較試験では，内服群において関節痛（および筋肉痛）発現時の重症度（Grade）は有意に低く，発現期間の平均値が短かったことが報告されている[10]．

STEP 4　薬剤管理指導で押さえておくべきこと

1）微小管阻害薬

● 関節痛は重篤な転帰に直結する副作用ではないが，QOLの低下につながるものであり，抗がん薬の減量または治療の中止に伴う治療効果の減弱を避けるためにも，対策が必要な副作用であることを理解する．

● 患者の抗がん薬へのイメージとしては，悪心や脱毛などが先行し，関節痛を副作用として捉えることが少ない可能性もある．患者への初回説明時には，関節痛が発現する可能性があること，発現しても一過性の経過をたどること，鎮痛薬の一時的な内服により対応できることを

説明する.

● **関節痛の発現時には，鎮痛薬の一時的な処方を提案する**．また，抗がん薬の減量により軽快することもあり，選択肢の 1 つである．ただし，周術期治療をはじめ目的によっては治療強度を保つことが重要な場合もあるため，減量の提案を検討する際には，関節痛の症状の程度とあわせて治療目的も考慮し，患者には医師ともよく相談すべきことを説明する.

2）アロマターゼ阻害薬

● アロマターゼ阻害薬による抗腫瘍効果を得るには継続的に内服することが重要であり，とくに術後療法では数年間にわたる長い期間での内服が必要である．治療中に重度の関節痛が発現することは少ないものの，軽快しづらいため，治療意欲の低下につながる副作用であることを理解する.

● 患者には，アロマターゼ阻害薬を含む内分泌療法の効果は長期間の継続的な治療によって得られること，関節痛が気になる際には活動開始前のストレッチを行うこと，**鎮痛薬により症状緩和を並行しながら治療を継続できることなどを説明**する.

● 鎮痛薬の使用が長期間にわたる際には，鎮痛薬に伴う副作用にも配慮し，必要に応じ鎮痛薬の変更等も提案する.

● 関節痛が強く，日常生活にも支障が出る場合などは，他の内分泌療法薬への変更で軽快することもあるため，医師へ伝えるよう説明する.

3）免疫チェックポイント阻害薬

● 患者への初回説明時に，免疫チェックポイント阻害薬の治療中または治療後に発現した関節痛は免疫関連副作用の可能性があること，対症療法薬で軽快しない場合には専門的な治療が必要となる可能性があることを説明する.

よくある質問

Q 運動量や筋肉量が多いと，関節痛は出やすいのでしょうか？

A 関節痛の発現について特定されている患者側のリスク因子はありません．パクリタキセルについては，年齢，性別，身長，化学療法治療歴，腎機能，肝機能，転移部位のような患者側の因子との関連は認めなかったことが報告されています[1]．治療中の運動は，他の副作用にも留意したうえで，無理のない範囲で続けることが最善の方法と考えられます.

■文　献

1) Chiu N, et al : J Oncol Pharm Pract **23** : 56-67, 2017
2) Crew KD, et al : J Clin Oncol **25** : 3877-3883, 2007
3) Tanaka R, et al : J Dermatol Sci **86** : 71-73, 2017
4) Garrison JA, et al : Oncology（Williston Park）**17** : 271-277, 2003
5) Hamy AS, et al : J Clin Oncol **37** : 624-635, 2019
6) 日本乳癌学会：乳癌診療ガイドライン1治療編2018年版．金原出版．p178-181，2018
7) Briot K, et al : Breast Cancer Res Treat **120** : 127-134, 2010
8) 日本臨床腫瘍学会：がん免疫療法ガイドライン．第2版．金原出版．p43-46，2019
9) Markman M, et al : Gynecol Oncol **72** : 100-101, 1999
10) Yoshida T, et al : Support Care Cancer **17** : 315-320, 2009

2

関節痛

3 アレルギー反応, infusion reaction

患者が訴える症状 ▶発熱 ▶顔面紅潮 ▶発汗 ▶発疹 ▶じんま疹
▶瘙痒感 ▶血管浮腫 ▶咳嗽 ▶呼吸困難感
▶頻脈 ▶徐脈 ▶めまい ▶咽頭不快感
▶くしゃみ ▶腹痛 ▶吐き気 ▶下痢 ▶便意

STEP 1 まずは抗がん薬以外の可能性を除外する！

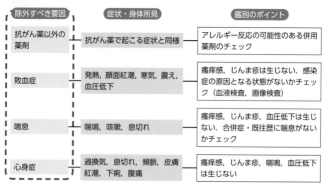

除外すべき要因	症状・身体所見	鑑別のポイント
抗がん薬以外の薬剤	抗がん薬で起こる症状と同様	アレルギー反応の可能性のある併用薬剤のチェック
敗血症	発熱, 顔面紅潮, 寒気, 震え, 血圧低下	瘙痒感, じんま疹は生じない. 感染症の原因となる状態がないかチェック（血液検査, 画像検査）
喘息	喘鳴, 咳嗽, 息切れ	瘙痒感, じんま疹, 血圧低下は生じない. 合併症・既往歴に喘息がないかチェック
心身症	過換気, 息切れ, 頻脈, 皮膚紅潮, 下痢, 腹痛	瘙痒感, じんま疹, 喘鳴, 血圧低下は生じない

※アレルギーや infusion reaction は症状や対象範囲が広いため, 本チャートはアナフィラキシーに限定した内容を記載した.

- ●アレルギー反応, infusion reaction ともに**抗がん薬投与中の初期に症状が出現することが多く**, 他の原因との鑑別は比較的容易である.

- ●アレルギー反応の前駆症状として, 顔面紅潮, じんま疹, 持続する嘔吐, 呼吸困難感, 便意, 便意などがみられる. この時期までに早期発見をして対処を行う必要がある.

- ●アレルギー反応のうち臨床的に**もっとも問題となるのはアナフィラキシー**であるが, 抗がん薬以外の鑑別について以下に述べる.

a. 抗がん薬以外の薬剤

- ●抗がん薬投与患者においては, 併存疾患や副作用に対する薬剤の使用も多く, アナフィラキシーを生じる可能性があり鑑別を要する. 抗がん薬投与中にアレルギー反応が起こった場合は, 投与薬剤を中止して対策を行いつつ, 症状が回復したのちに原因が抗がん薬以外の投与薬

剤を確認する. 抗がん薬以外の薬剤が疑われる場合は, 次回からの当
該薬剤の投与は禁忌とする.

b. 感染に伴う敗血症

●がんの遠隔転移の状況により易感染状態である場合も多く, 発熱, 顔面紅潮, 寒気, 震えを伴い, 後に血圧低下をきたすこともあり, 症状が類似しているため鑑別を要する. **敗血症では瘙痒感やじんま疹は生じない**. 血液検査や直近の画像検査で感染をきたすような状態でないかチェックする.

c. 喘息

●喘息について既往歴をチェックする. 喘鳴, 咳嗽, 息切れはアナフィラキシー時にも同様な症状が起こるが, **喘息の場合は瘙痒感, 発疹, 血圧低下は生じない**. 合併症・既往歴に喘息がないかチェックする.

d. 心身症

●心身症に伴う**不安発作, パニック発作**では息切れ, 顔面紅潮, 頻脈, 消化器症状など, アナフィラキシーと共通する症状を起こすが, **瘙痒感, じんま疹, 喘鳴, 血圧低下は生じない**.

STEP 2 原因として考えられる抗がん薬は?

a. アレルギー反応

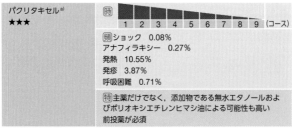

パクリタキセル[a]
★★★

時
1 2 3 4 5 6 7 8 9 (コース)

頻ショック 0.08%
アナフィラキシー 0.27%
発熱 10.55%
発疹 3.87%
呼吸困難 0.71%

特主薬だけでなく, 添加物である無水エタノールおよびポリオキシエチレンヒマシ油による可能性も高い
前投薬が必須

★発現頻度の高さ　時好発時期　頻発現頻度(All Grade)　特特徴

a) タキソール注射液 IF, 第10版

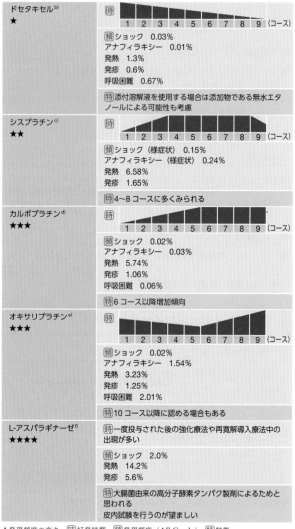

ドセタキセル[b]
★

時
1 2 3 4 5 6 7 8 9 （コース）

頻 ショック　0.03%
アナフィラキシー　0.01%
発熱　1.3%
発疹　0.6%
呼吸困難　0.67%

特 添付溶解液を使用する場合は添加物である無水エタノールによる可能性も考慮

シスプラチン[c]
★★

時
1 2 3 4 5 6 7 8 9 （コース）

頻 ショック（様症状）　0.15%
アナフィラキシー（様症状）　0.24%
発熱　6.58%
発疹　1.65%

特 4～8 コースに多くみられる

カルボプラチン[d]
★★★

時
1 2 3 4 5 6 7 8 9 （コース）

頻 ショック　0.02%
アナフィラキシー　0.03%
発熱　5.74%
発疹　1.06%
呼吸困難　0.06%

特 6 コース以降増加傾向

オキサリプラチン[e]
★★★

時
1 2 3 4 5 6 7 8 9 （コース）

頻 ショック　0.02%
アナフィラキシー　1.54%
発熱　3.23%
発疹　1.25%
呼吸困難　2.01%

特 10 コース以降に認める場合もある

L-アスパラギナーゼ[f]
★★★★

時 一度投与された後の強化療法や再寛解導入療法中の出現が多い

頻 ショック　2.0%
発熱　14.2%
発疹　5.6%

特 大腸菌由来の高分子酵素タンパク製剤によるためと思われる
皮内試験を行うのが望ましい

★発現頻度の高さ　時好発時期　頻発現頻度（All Grade）　特特徴

b) タキソテール点滴静注用 IF, 第 14 版, c) ランダ注 IF, 第 18 版
d) パラプラチン注射液 IF, 第 10 版, e) エルプラット点滴静注液 IF, 第 14 版
f) ロイナーゼ注用 IF, 第 10 版

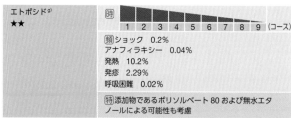

★発現頻度の高さ　時好発時期　頻発現頻度（All Grade）　特特徴
g）ベプシド注 IF，第 8 版

●抗がん薬によるアレルギー反応は，多くの場合で薬剤が抗原として認識されることによるⅠ型アレルギー，もしくは即時型過敏症としてIgE を介したヒスタミンやロイコトリエン，プロスタグランジンなどの遊離により生じると考えられている．原因物質の投与直後から出現する比較的急性の有害な全身性反応をアナフィラキシーといい，なかでも血圧低下を伴う末梢循環不全によって生じる重篤な状態をアナフィラキシーショック，血圧低下を伴わない状態をアナフィラキシー様と表現することがある．

●シタラビン症候群のほとんどは経過観察やステロイドを必要に応じ投与することで比較的容易に改善が認められる．

b. Infusion reaction

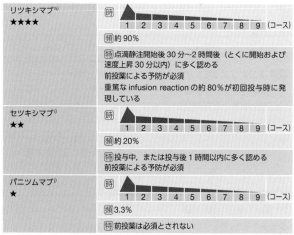

★発現頻度の高さ　時好発時期　頻発現頻度（All Grade）　特特徴
h）リツキサン注 IF，第 19 版，i）アービタックス注射液 IF，第 11 版
j）ベクティビックス点滴静注 IF，第 14 版

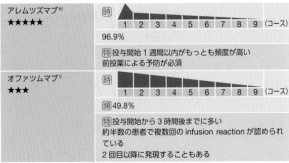

★発現頻度の高さ　時好発時期　頻発現頻度（All Grade）　特特徴

k）マブキャンパス点滴静注 IF，第 5 版，l）アーゼラ点滴静注液 IF，第 7 版

　分子標的治療薬の投与後 24 時間以内に発現する有害反応を総称して infusion reaction（輸注反応）という．Infusion reaction の発生機序は明らかにされていないが，I 型アレルギー反応とは異なると考えられている．マウスの異種タンパクが含まれていることや細胞が傷害され，腫瘍の急速な崩壊で生体内にさまざまな物質が大量に増える結果，炎症・アレルギー反応を引き起こすことが考えられている．

● モノクローナル抗体による infusion reaction の発現機序は十分に解明されていないものの，免疫グロブリンを介したサイトカイン放出によって引き起こされる臨床症状との報告もある[1, 2]．

STEP 3　対策と対応

a. 標準的な治療法

GL ▶アナフィラキシーガイドライン 第 1 版（2014）
　　▶世界アレルギー機構 アナフィラキシーガイドライン（2011）

1）アレルギー反応発症時の対応

a）原因薬の投与中止

● アレルギー症状が疑われた場合，まず薬剤投与を中止する．ルート内の原因薬剤を吸引したのちに新規のルートに交換し生理食塩液などの輸液を開始する[3, 4]．原則として仰臥位にして下肢を挙上させる．バイタルサインをチェックしながら経過を観察し，症状が改善した場合には緩徐に投与を再開することも可能である．

b）重症の場合の救急処置

● 重症の場合（過去に既往があるなど重症化すると思われる症例を含む）には，救急処置を迅速かつ適切に行わなければならない．0.1％アドレナリン 0.01 mg/kg（成人：最大 0.5 mg，小児：最大 0.3 mg）を

ただちに筋注する．静脈投与は不整脈や高血圧の可能性があり，皮下投与は吸収遅延のため心停止などの場合を除き筋注が推奨される．アドレナリンの効果は短時間で消失するため状態に応じて5〜15分ごとに繰り返す．

c) 第二選択薬

●第二選択薬としてH₁受容体拮抗薬は皮膚や鼻，眼の症状に，β刺激薬（サルブタモール硫酸塩吸入液1.5〜2.5 mgまたはインヘラー200μg）吸入は喘鳴，咳嗽などの下気道症状に対し使用される．グルココルチコイドは二相性アナフィラキシー予防の可能性があるが証明されてはいない．呼吸促拍を呈した場合には酸素吸入，血圧低下時にはドパミン，ドブタミン，ノルアドレナリン，バソプレシンなどの追加が必要となる．初期治療に不応であれば救命救急治療や蘇生治療へと移行する．

b. その他の治療法

1) アレルギー反応発症時の再投与

●特定の薬剤を除き，一般的に薬剤アレルギーであれば再投与は行わないのが原則であるが，とくに軽度から中等度であった場合には，他に治療法がない，治癒率が非常に高いなど再発のリスクよりベネフィットが上回ると判断されたときには再投与が行われることも多い．その場合の判断基準に明確なものはない．

●再投与を行う場合には，観察の強化，H₁・H₂受容体拮抗薬，ステロイドなどの前投薬，投与速度減速，アレルギー発現時用の処置薬剤・器具の準備といった対策をとる．脱感作療法による再投与なども白金製剤などでは行われることがある．実投与量の1/1,000の濃度から開始し90分ごとに10倍ずつ濃度を上げる[5]，1/2,000から開始するなどの投与法があるが確立したものはない．アレルギー反応が重症であった場合には再投与はむずかしい．

2) Infusion reaction 発症時の対応

●発現率の高い薬剤であるリツキシマブでは抗ヒスタミン薬や解熱鎮痛薬などの，セツキシマブでは抗ヒスタミン薬の前投薬が必須である．また点滴速度とinfusion reactionの発現に相関のあることがわかっているため[6]，当該の抗がん薬では初回は投与速度を遅くし，投与中徐々に速度を上げていくなどの規定がある．初回投与時に発現することがもっとも多いため，開始前のベースラインバイタルの測定，バイタルや心電図のモニタリングなど投与中の観察を十分に行う．

●症状が軽度の場合には投与速度減速や投与中断と経過観察で回復することが多い．十分な観察を行って症状が消失したのちに点滴速度を遅くしての再投与が可能である．

●呼吸困難，血圧低下，アナフィラキシー様症状などを伴う重度の場合にはアレルギー反応の場合と同様の処置を行う．

3

アレルギー反応・infusion reaction

3) Infusion reaction 発症時の再投与

●重度の infusion reaction が認められた患者に対する再投与の判断基準は確立されておらず, 薬剤によっては再投与しないと記載されているものもある. 再投与する場合でもその方法に決まったものはなく, またすべての薬剤で前投薬の有用性が確認されているわけではないが, 抗ヒスタミン薬, 解熱鎮痛薬, ステロイドを前投薬として投与したうえで点滴速度を遅くして再投与することが多い.

STEP 4　薬剤管理指導で押さえておくべきこと

a. アレルギー反応

1) 患者への指導

●アレルギー反応は**静脈内投与では投与 24 時間以内（とくに投与直後から投与中）, 経口投与では数時間から数日以内の発現が多い**こと, 投与から発現までが早いほど重症化しやすいこと, 発現するととくに注射薬では急速に進展する場合が多いこと, 早期の対処で重症化を防げば再投与できる可能性があることなどを患者に伝え, 前駆症状が疑われたときには躊躇せずに遅滞なく医療従事者に連絡するよう指導する. タキサン系薬剤など初回に起こりやすい薬剤と, 白金製剤など複数回投与後に認められる薬剤では発現時期が異なることもあわせて指導する.

●症状は発熱, 発疹, 発汗, 瘙痒感, 頭痛, ほてり, 頻脈, 呼吸困難, 血圧低下など多彩であり, どの症状が発現するかは不明である. また前投薬を投与しても必ずしも症状を予防できるとは限らない. 前投薬には経口薬が使用されることも多いので, 確実に毎回内服するよう指導する.

2) その他の留意点

●アルコールを含有する薬剤を投与する場合にはアルコールに対する過敏・耐性も確認し, 必要に応じアルコールの不使用もしくは治療法の変更を提案する. アルコールと前投薬である抗ヒスタミン薬との併用により眠気などの有害事象が増強される可能性がある.

●症状が発現した後は急速に増悪することも多く, その場合は致命的となる可能性が高いため, 早急な対応が必要である. また重症患者の発生を想定してシミュレーションを行い, 実際の各職種の役割や物品の配置などを確認しておく.

●他の薬剤や食品などでのアレルギー, 喘息の既往歴, アトピー体質がある患者, β遮断薬を服用している患者については注意が必要である. β遮断薬使用中の場合, アドレナリンの効果を減弱させる可能性があるので注意する. そのような症例に対してはグルカゴンやイプラトロピウムが使用されることがあるが, どちらの薬剤も適応外使用である.

> 例 【適応外】グルカゴン：5分ごとに1〜2 mgを筋注または静注投与
> 　　　イプラトロピウム：20〜40μg吸入

● N-メチルテトラゾールチオメチル基をもつ一部のセフェム系抗生物質やメトロニダゾールとの併用により，アルコール反応（顔面潮紅，悪心，頻脈，多汗，頭痛など）を起こすことがあるため，症状鑑別などに注意が必要である．

b. Infusion reaction

● Infusion reaction は初回投与時の発現がもっとも多く，次いで投与開始後24時間以内の発現が多いので注意するよう患者に指導を行う．アレルギー反応と同様に発現後早期の対応，前投薬の確実な投与，前駆症状について確認・指導を行う．その他についても対応はアレルギー反応とほぼ同様である．

よくある質問

Q 抗体製剤ではアレルギー，アナフィラキシー反応は起こらないのですか？

A 抗体製剤でも発現する可能性はあります．しかし，初期症状や重症化した場合の対処法が infusion reaction とほぼ同様であることなどから，鑑別よりも実際に発現したときの素早い対処が優先されます．なお，投与後24時間以内の有害事象はすべて infusion reaction に含まれます．

■文　献

1) Cheifetz A, et al : Mt Sinai J Med **72** : 250-256, 2005
2) Lenz HJ : Oncologist **12** : 601-609, 2007
3) 堀越真奈美：看技 **53** : 444-450, 2007
4) 山田里美：薬物過敏反応．がん診療のサポーティブケアガイド，安藤雄一（編），文光堂，p57-60, 2010
5) Confino-Cohen R, et al : Cancer **104** : 640-643, 2005
6) 小椋美知則ほか：リツキサン注使用ガイド，全薬工業株式会社，p40-41, 2010

3

アレルギー反応・infusion reaction

1 発熱性好中球減少症

患者が訴える症状 ▶発熱がある ▶発熱以外とくに症状がない
▶なんとなくだるい・つらい
▶ (重篤なケースでは) ショック症状

STEP 1 まずは抗がん薬以外の可能性を除外する！

除外すべき主な好中球減少の原因

発熱性好中球減少症	・伝染性単核球症 ・ウイルス感染症 (パルボ B19 など) ・重症感染症 ・膠原病 (SLE やフェルティ症候群など) ・血液・悪性腫瘍 ・再生不良性貧血 ・鉄欠乏性貧血, 巨赤芽球性貧血 ・脾機能亢進 (肝硬変など)

↓

感染症を念頭に詳細な全身評価を行い, 経験的な抗菌薬治療開始後に好中球減少原因の検索を行う

↓

臨床経過などから抗がん薬による好中球減少がもっとも疑わしい

↓

抗がん薬の副作用を考慮

薬剤性
・抗甲状腺薬
 -チアマゾールなど
・抗炎症薬
 -サラゾスルファピリジンや NSAIDs など
・向精神薬
 -クロザピンやフェノチアジンなど
・抗菌薬, 抗ウイルス薬, 抗真菌薬
 -ST 合剤, ガンシクロビル, フルシトシンなど
・H_2 受容体拮抗薬
・抗不整脈薬
・チクロピジン
・ACE 阻害薬
・メトトレキサート (関節リウマチ治療薬として)
・シクロホスファミド (間質性肺疾患治療薬として)
・コルヒチン

● 発熱性好中球減少症 (FN) は, 好中球数が 500/μL 未満, あるいは 1,000/μL 未満で 48 時間以内に 500/μL 未満に減少すると予測される状態で, 腋窩温 37.5℃以上 (口腔内温 38℃以上) の発熱を生じた場合と定義される[1]. これは診断名ではなく状態を指す言葉である.

● FN は何らかの疾患名のように見えるが, 好中球の少ない患者が発熱している状態を指しているのみで, その原因は問わない. このため, FN への対処のためにはその原因を同定する必要がある.

●発熱の原因として，約半数は原因不明で，残りの約半分が感染症，非感染性の原因は 5％以下とされる[2]．この非感染性の発熱原因として主なものは腫瘍熱のほか，薬剤熱や口腔内粘膜炎などである．

●好中球減少期の発熱の原因として予後に大きな影響を与えるものが感染症である．血液培養を採取後菌名・感受性が判明するまで通常は数日を要するが，緑膿菌菌血症の場合は治療が 48 時間遅れると過半数が死亡するとの報告[3]もあり，血液培養の結果を待たずに抗菌薬治療を開始することが推奨される．このため，好中球減少の原因が不明な場合は，血液培養などの感染症の精査，経験的治療導入後に，好中球減少の原因についての精査を行うことが推奨される．

●2 系統以上の血球減少がみられる場合は血液腫瘍や骨髄癌腫症，骨髄線維症などの骨髄病変の存在や，再生不良性貧血，栄養障害，ウイルス感染などによる骨髄での造血不全，播種性血管内凝固症候群や血栓性血小板減少性紫斑病，脾機能亢進などによる血球破壊の亢進などの原因精査を行う．

●好中球減少の原因として先天的なものや遺伝的なものもあるがここでは省略する．薬剤以外に，感染症そのものによる好中球減少やビタミン B_{12} などの栄養不足，悪性腫瘍など，さまざまな原因がある．抗がん薬治療中の好中球減少のほとんどは抗がん薬治療に伴うものであるが，臨床経過から他の原因が疑われる場合は，他の臨床所見や患者背景，各種の診断的検査を参考に原因を検索する．

STEP 2 考えられる抗がん薬は？

●好中球減少は一部の分子標的治療薬を除き，ほとんどの抗がん薬に認められる副作用である．主に外来診療で常用されているレジメンのうち，FN の発症頻度が 10％を超えるレジメンを以下に示す．

FN の好発時期は好中球数が最下点となる化学療法開始後 1〜2 週間である．なお，好中球数は 3〜4 週間で回復する．

リツキシマブ+シクロホスファミド+ビンクリスチン+プレドニゾロン療法[a]	対 未治療悪性リンパ腫
	率 15％
	特 Grade 3 以上の好中球減少は 97％．1 コース目から FN を起こすことが多い．
ドセタキセル+シクロホスファミド療法[c]	対 乳がん
	率 68.8％
	特 G-CSF を予防投与した場合，FN の発症割合は 1.2％であったとの報告あり．

対 主な対象がん種　率 発症率　特 特徴

a）Watanabe T, et al : J Clin Oncol 29 : 3990-3998, 2011
b）Toi M, et al : Breast Cancer Res Treat 110 : 531-539, 2008
c）Kosaka Y, et al : Support Care Cancer 23 : 1137-1143, 2015

ドセタキセル＋プレドニゾロン療法[d]	対 前立腺がん
	率 16.3%
	特 プレドニンの併用により，通常，好中球の増加が認められる．
カバジタキセル＋プレドニゾロン療法[e]	対 前立腺がん
	率 54.5%
	特 G-CSF を治療的投与した場合，好中球の回復までに要する日数の中央値は 3 日．一方で，最長で 28 日を要した症例の報告がある．
アムルビシン療法 (40 mg/m²)[f]	対 小細胞肺がん
	率 14%
	特 Grade 3 以上の好中球減少は 93%．
ドセタキセル＋ラムシルマブ療法[g]	対 非小細胞肺がん
	率 34%
	特 ドセタキセル単剤と比較して，ラムシルマブ併用下では，FN の発症が高頻度．
シスプラチン＋イリノテカン療法[h]	対 非小細胞肺がん
	率 14%
	特 ショートハイドレーションの導入により外来治療が可能となったため，PS, 年齢に考慮して，感染予防対策を検討する．
カルボプラチン＋パクリタキセル療法[h]	対 非小細胞肺がん
	率 18%
	特 ショートハイドレーションの導入により外来治療が可能となったため，PS, 年齢に考慮して，感染予防対策を検討する．
シスプラチン＋ビノレルビン療法[h]	対 非小細胞肺がん
	率 18%
	特 ショートハイドレーションの導入により外来治療が可能となったため，PS, 年齢に考慮して，感染予防対策を検討する．
フルオロウラシル＋ロイコボリン＋イリノテカン＋オキサリプラチン療法[i]	対 膵がん
	率 22.2%
	特 胆管ステントあるいは CV ポート挿入している場合，感染部位になる可能性がある．

対 主な対象がん種　率 発症率　特 特徴

d）Naito S, et al : Jpn J Clin Oncol **38** : 365-372, 2008
e）Nozawa M, et al : Int J Clin Oncol **20** : 1026-1034, 2015
f）Inoue A, et al : J Clin Oncol **26** : 5401-5406, 2008
g）Yoh K, et al : Lung Cancer **99** : 186-193, 2016
h）Ohe Y, et al : Ann Oncol **18** : 317-323, 2007
i）Okusaka T, et al : Cancer Sci **105** : 1321-1326, 2014

対策と対応

a. 標準的な治療

GL ▶発熱性好中球減少症（FN）診療ガイドライン，改訂第2版（2017）[1]

1）FN の経験的治療

● FN のリスク評価法の1つとして，Multinational Association for Supportive Care in Cancer scoring system（MASCC スコア）が提唱されている（**表1**）．患者が重症化する可能性を予測し，重症化のリスクに応じて治療の場を設定し，治療方針を立てる流れとなっている．FN の初期治療のアルゴリズムを**図1**に示す．

表1　発熱時に重症感染症へ移行するリスクを判定する MASCC スコア

Characteristic	Score
症状の程度（次の中から1つ選ぶ）	
症状なし	5
軽度の症状	5
中等度の症状	3
血圧低下なし（収縮期血圧≧90 mmHg）	5
慢性閉塞性肺疾患なし	4
固形腫瘍もしくは真菌感染症の既往なし	4
脱水なし	3
発熱時に外来管理下	3
年齢が60歳未満（16歳未満は適応しない）	2

最大26．21以上は低リスク，21未満は高リスク
［Klastersky J, et al：J Clin Oncol **18**：3038-3051, 2000 をもとに作成］

● MASCC スコアは，好中球減少の頻度と期間を考慮していない点に注意が必要である．最近では固形腫瘍を対象としたスコアであるが，CINSE（Clinical Index of Stable Febrile Neutropenia）スコアが提唱されている[4]．

● 緑膿菌などのグラム陰性桿菌による重症感染症には，経験的治療として緑膿菌をカバーした β-ラクタム系抗菌薬を投与する．

● β-ラクタム系抗菌薬のなかで，臨床効果・安全性の観点から有意に優れている薬剤は存在しない．FN 原因微生物に対する各種抗菌薬の感受性は施設間で異なることから，その施設でのアンチバイオグラムを参考に，抗菌薬を選択する．

● アミノグリコシドの併用が単剤投与に比べ優れているというデータは乏しく，有害事象（とくに腎毒性）は併用療法に多くみられる．したがって，初期治療において，アミノグリコシドの併用は通常行わない．しかし，緑膿菌菌血症，敗血症性ショックでは，アミノグリコシドの

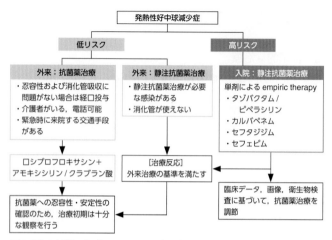

図 1　FN の初期マネジメントのアルゴリズム

[Freifeld AG, et al : Clin Infect Dis **52** : e56-e93, 2011 をもとに作成]

併用を考慮する．

●抗 MRSA 薬のルーチンの併用は不要である．ただし，MRSA などの薬剤耐性グラム陽性菌感染が強く疑われる状況では抗 MRSA 薬の併用を考慮する．抗 MRSA 薬の投与を検討する状況として以下のものがある．

　・血行動態が不安定または重症敗血症
　・血液培養でグラム陽性菌を認め，その感受性が判明するまで
　・重症のカテーテル感染が疑われる
　・皮膚・軟部組織感染症を伴う
　・MRSA，ペニシリン耐性肺炎球菌を保菌している
　・フルオロキノロン予防投与がなされた患者において重症の粘膜炎を伴う場合

●一方，経験的に抗 MRSA 薬を投与した場合，グラム陽性球菌感染が検出されなければ 2〜3 日で中止を検討する．

●腸内や口腔，皮膚，泌尿生殖器には偏性嫌気性菌が常在している．好中球減少性腸炎，腹腔・骨盤内感染，直腸周囲膿瘍，歯周炎などが疑われる場合には，バクテロイデス属などの嫌気性菌に抗菌作用を有するタゾバクタム/ピペラシリン，カルバペネム系薬，セファロスポリン系薬とメトロニダゾールの併用を行うなど，感染部位に好発する微生物を考慮して抗菌薬を選択する．

●FN が遷延する場合のもっとも重篤な感染症は深在性真菌症である．したがって，高リスク患者で 4〜7 日間にわたって発熱が持続する場

合には，抗真菌薬の経験的投与が推奨される．一方，低リスク患者では，深在性真菌症の頻度は低いため，推奨されない．

2) G-CSF の治療的投与

● FN に対する G-CSF の治療的投与（好中球が減少してから G-CSF を使用すること）に関するランダム化試験やメタアナリシスにおいて，抗菌薬と G-CSF の併用は入院期間や好中球の回復期間を短縮する効果はみられたが，生存率に影響を与えなかった[5]．このため，G-CSF の一律投与は推奨されない．好中球減少の程度が強い場合，高齢者，重症な感染症を有する患者において，投与を検討するのは妥当であると考えられる．

b. その他の治療法

1) G-CSF の一次予防投与

● G-CSF を予防投与することで，FN の発症リスクを下げ，FN による入院を少なくすることができる．

●がん薬物療法での G-CSF 一次予防投与の適応は，**図 2** を参考にして，慎重に判断することが重要である．

●ペグフィルグラスチムは，連日投与タイプの G-CSF に劣らない効果を認める[6]．原則，化学療法終了の翌日以降に投与する．がん化学療法の投与開始 14 日前から投与終了 24 時間以内に投与した場合の安全性は確立していない点に注意が必要である．

●好中球減少を生じても無熱（無熱性好中球減少症）の場合，ルーチンの G-CSF の治療的投与は推奨されない．

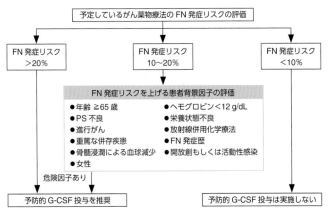

図 2 がん薬物療法での G-CSF 一次予防投与の検討の流れ
[Kouroukis CT, et al : Curr Oncol **15** : 9-23, 2008 をもとに作成]

1

発熱性好中球減少症

2）抗菌薬の予防投与

● 高リスク患者（好中球 100/μL 未満が 7 日間以上続くと予想される）では，フルオロキノロンの予防投与が推奨される．一方，好中球減少が軽度（好中球減少期間が 7 日未満と予想される）の患者では，ルーチンの抗菌薬投与は推奨されない．

● 推奨される抗菌薬は，レボフロキサシンもしくはシプロフロキサシンである（予防投与は適応外）．レボフロキサシンは，シプロフロキサシンと比較すると，グラム陽性菌により強い抗菌活性を有している．

● 好中球減少期のフルオロキノロン系抗菌薬の予防投与により，*E.coli*，*P.aeruginosa* などのフルオロキノロン耐性化の進行が報告されている．また，*Clostridioides difficile* 感染症のリスクも増加する．したがって，キノロン耐性グラム陰性菌の出現をモニターすることが重要である．

3）抗真菌薬の予防投与

● 高度な好中球減少（好中球 100/μL 未満が 7 日間以上続くと予想される場合）に抗真菌薬の予防投与が推奨される．

● 固形腫瘍のがん薬物療法では，トラスツズマブ，ベバシズマブ，セツキシマブなど，生物学的製剤の併用の有無にかかわらず，抗真菌薬の予防投与は推奨されない．

● フルコナゾールとイトラコナゾールが深在性抗真菌症の予防に用いる抗真菌薬としてエビデンスが高い．

4）抗ウイルス薬の予防投与

● 固形腫瘍に対する薬物療法では，ヘルペスウイルスの再活性化が臨床的に問題になることはまれである．

● 造血器腫瘍に対する薬物療法では，免疫抑制が強力なため，ウイルスの再活性化が問題になることがあり，以下の患者に抗ウイルス薬の予防投与が推奨される．

　・自家・同種造血幹細胞移植を受ける患者
　・プリンアナログ製剤の投与を受ける患者
　・ボルテゾミブなどのプロテアソーム阻害薬の投与を受ける患者

● Cochrane レビューによると，がん薬物療法中に用いる抗ウイルス薬としてアシクロビルとバラシクロビルの効果は同等と考えられる[7]．

薬剤管理指導で押さえておくべきこと

a. 抗菌薬の適正使用に向けたアプローチ

● 抗菌薬の適切な投与設計には，PK-PD 理論や排泄経路の考慮が必須である．具体的な投与量は，サンフォード感染症治療ガイド[9] が参考になる．

● 基質特異性拡張型 β-ラクタマーゼ（ESBL）産生腸内細菌，多剤耐性グラム陰性桿菌（MDRP，MDRA，CRE など）などの耐性菌[10] による FN に対しては，各施設の分離菌の頻度やアンチバイオグラムを考慮した抗菌薬の選択が重要である．

● FN の治療開始前に血液培養 2 セット以上を採取することは必須である．FN 治療において，とくに初期治療では広域抗菌薬の使用はやむをえない点があるが，耐性菌による感染症を減らすためには，de-escalation を念頭に置いたアプローチが重要である．

b. G-CSF の使用における注意点

● 抗がん薬の投与 24 時間以内および投与終了後 24 時間以内の投与は原則として避ける．ただし，造血器腫瘍の一部のレジメンでは，抗がん薬と併用するケースもある．

● 骨髄性白血病では，G-CSF の使用により腫瘍細胞の増殖が促進されることから，G-CSF の適応は慎重に検討すべきである．治療の経過中に重症感染症を発症した場合には，G-CSF の使用は許容される．

● 特徴的な副作用は骨痛で，主に胸，腰，骨盤の骨に起こる．この症状は，G-CSF により骨髄内のヒスタミンの放出量が増加し，生じると考えられる．通常，投与開始直後や好中球回復時に多く出現する．症状は一過性であるが，疼痛がひどい場合には，鎮痛薬の使用を考慮すべきである．

c. FN 発症後のがん薬物療法の次コース実施に向けた対策

● 化学療法前コースで FN を発症した患者に対して，術前化学療法など治療強度の維持が優先される（同じ dose とスケジュールで治療を行う）場合，G-CSF の二次予防が考慮される．G-CSF の二次予防を行わない場合には，抗がん薬の減量や 1 コースの期間の延長を考慮する．

1

発熱性好中球減少症

よくある質問

Q FN 治療に対する抗菌薬治療の終了は，どのような時期・タイミングに考慮すればよいでしょうか？

A FN に対する抗菌薬治療が奏効した場合の中止時期について，明らかな見解は得られていません．感染巣が判明している場合には，その標準的な治療に準じた期間は，最低限投与を行うことになります．たとえば，侵襲性肺炎菌感染症であれば，好中球回復の有無に関係なく，最低 10〜14 日間の治療が推奨されます．一方，感染巣がはっきりしない場合には，好中球が $500/\mu L$ を超え，48 時間以上解熱していれば抗菌薬投与を終了します．解熱していても，好中球が $500/\mu L$ を超えない場合の最適な投与期間は定まっていませんが，$500/\mu L$ を超えるまで投与するのが一般的です．しかし近年，好中球減少中での de-escalation や抗菌薬治療の終了の検討も行われており，今後推奨が変更される可能性もあります．

■文　献

1) 日本臨床腫瘍学会（編）：発熱性好中球減少症（FN）診療ガイドライン．改訂第 2 版，南江堂，2017
2) Nesher L, et al : Infection 42 : 5-13, 2014
3) Bodey GP, et al : Arch Intern Med 45 : 1621-1629, 1985
4) Carmona-Bayonas A, et al : J Clin Oncol 33 : 465-471, 2015
5) Mhaskar R, et al : Cochrane Database Syst Rev 2014 : CD003039, 2014
6) ジーラスタ皮下注 3.6mg IF．第 1 版，2020 年 8 月改訂
7) Glenny AM, et al : Cochrane Database Syst Rev 2009 : CD006706, 2009
8) Kondo S, et al : BMC Res Notes 8 : 315, 2015
9) Gilbert DN, et al（eds.）：サンフォード感染症治療ガイド 日本語版 2020．原著第 50 版，菊池　賢ほか（日本語監修），ライフサイエンス出版，2020
10) Trubiano JA, et al : Br J Clin Pharmacol 79 : 195-207, 2015

2 貧血・血小板減少症

患者が訴える症状

貧血：▶めまい　▶通常の活動を妨げる疲労　▶失神

血小板減少：▶穿刺した部分が青あざになる
　　　　　　▶出血しやすい（歯ぐき，鼻，眼球結膜，月経時の出血量など）
　　　　　　▶皮膚の点状出血

STEP 1　まずは抗がん薬以外の可能性を除外する！

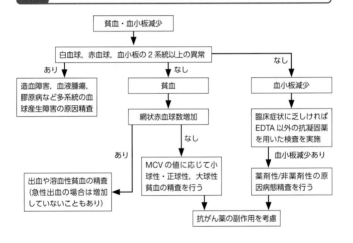

除外すべき主な貧血・血小板減少の要因

貧血
- 溶血性貧血
- 出血
- 鉄欠乏性貧血
- 慢性疾患に伴う貧血
- 鉄芽球性貧血
- 腎性貧血
- 骨髄癌腫症
- 血液疾患
- 巨赤芽球性貧血

血小板減少
- 免疫性血小板減少性紫斑病
- 播種性血管内凝固症候群
- 慢性肝疾患・脾機能亢進
- 感染症（ウイルス感染，細菌感染）
- 抗リン脂質抗体症候群などの自己免疫疾患
- 血栓性微小血管障害
- 骨髄疾患
- 妊娠
- 先天性

●2系統以上の血球減少がみられる場合は血液腫瘍や骨髄癌腫症，骨髄線維症などの骨髄病変の存在や，再生不良性貧血，栄養障害，ウイルス感染などによる骨髄での造血不全，播種性血管内凝固症候群や血栓性血小板減少性紫斑病，脾機能亢進などによる血球破壊の亢進などの原因精査を行う．

a. 貧血

●出血もしくは溶血性貧血に伴う骨髄での赤血球産生による貧血の場合，網状赤血球数が増加することが多い．貧血にもかかわらず網状赤血球の増加がなければ造血障害に伴う貧血の可能性を疑う．

●抗がん薬以外の薬剤由来の溶血性貧血としては，ジクロフェナクなどの NSAIDs や抗菌薬（βラクタム，ST 合剤など）が有名である[1, 2]．また，薬剤誘発性の血栓性微小血管障害も溶血性貧血の原因となる．

b. 血小板減少

●**症状がない場合はまず偽性血小板減少症を除外**するために，クエン酸やヘパリンを抗凝固薬として用いた採血管で再検査を行う．

●抗がん薬以外では，抗菌薬や抗けいれん薬などが有名だが，すべての薬剤は血小板減少の原因となりうる．初回投与の場合，投与開始から1～2週で出現してくることが多いが，再投与の場合は速やかに出現することが多い．リネゾリドやバルプロ酸などのように投与薬剤の投与量に依存して出現するものもある．

●その他，薬剤を原因とするものではヘパリン誘発性血小板減少や，キニン，カルシニューリン阻害薬などによる薬剤誘発性の血栓性微小血管障害などにも注意が必要である[3]．

STEP 2 原因として考えられる抗がん薬は？

a. 貧血

白金製剤	時 —
シスプラチン*	頻 シスプラチン：28%
オキサリプラチン*	オキサリプラチン：FOLFIRINOX 療法の場合 86.1%
	特 ヘモグロビン減少，赤血球減少のほか
	クームス陽性の溶血性貧血を発現することがある

時 好発時期　頻 発現頻度（All Grade）　特 特徴
* 自己免疫性溶血性貧血または直接抗グロブリン検査陽性に関連すると報告がある薬剤
a）ランダ注 IF，第 18 版

免疫チェックポイント阻害薬* 　アテゾリズマブ 　ニボルマブなど	時— 頻アテゾリズマブ 　溶血性貧血：0.2〜0.8% 　ニボルマブ 　単剤：1〜5%未満 　併用：5%以上 特自己免疫性溶血性貧血，赤芽球癆などの irAE である可能性があるため，貧血症状が現れたら早期に血液内科専門医へ相談することが望まれる
葉酸代謝拮抗薬* 　ペメトレキセド* 　メトトレキサート*	— 頻ペメトレキセド：22.1% 　メトトレキサート：17%（M-VAC 療法） 特ペメトレキセド：骨髄抑制のほか，溶血性貧血の可能性もある 　メトトレキサート：骨髄障害をきたしやすいが回復も早い，ロイコボリン救援療法が不十分または MTX 投与回数が増えることで重篤化および遷延化する
ネララビン*	時中央値：8 日（1 コース目における Gr 3 以上の発現時期） 頻99% 特回復までの期間 中央値：4 日
微小管阻害薬 　ドセタキセル 　パクリタキセル（アルブミン懸濁型）	時パクリタキセル（アルブミン懸濁型） 中央値：35 日 頻ヘモグロビン減少として ドセタキセル：46.5% パクリタキセル（アルブミン懸濁型）：31.3% 特ドセタキセル：60 mg/m^2 と比較し 70 mg/m^2 での発現率が高い
イマチニブ* 　ダサチニブ 　ポナチニブ	時ダサチニブ 中央値：16 日 ポナチニブ 中央値：0.8 ヵ月 頻イマチニブ：27.1% ダサチニブ：10.2% ポナチニブ：13.9% 特・慢性期 CML に比べて進行期（移行期・急性期）CML の患者での発現頻度が高い ・フィラデルフィア染色体陽性 ALL の患者で発現頻度が高い

時好発時期　頻発現頻度（All Grade）　特特徴

*自己免疫性溶血性貧血または直接抗グロブリン検査陽性に関連すると報告がある薬剤

b）エルプラット点滴静注 IF，第 15 版
c）オプジーボ点滴静注 IF，第 24 版
d）テセントリク点滴静注 医薬品リスク管理計画書，令和 2 年 3 月 26 日
e）マブキャンパス点滴静注 30 mg 適正使用ガイド，2020 年 2 月
f）アリムタ注射用 100 mg・500 mg IF，第 12 版

2

貧血・血小板減少症

b. 血小板減少

アレムツズマブ*	時 5〜15 日
	頻 83.3%（5 例/6 例：国内臨床試験） 93.5%（115 例/123 例：海外臨床試験）
	特 最終投与から 1〜15 ヵ月後に重度の血小板減少を発現した報告がある[6]
免疫チェックポイント阻害薬 　ニボルマブ 　ペムブロリズマブ	時 —
	頻 ニボルマブ：1〜5% ペムブロリズマブ：29.1%（カルボプラチン＋パクリタキセル併用時：KEYNOTE-047）
	特 免疫性血小板減少性紫斑病（ITP）の可能性もあり，血小板減少が見られたら血液専門医への相談が推奨される
イキサゾミブ	時 7 週間頃
	頻 28%
	特 休薬・減量することで血小板数値は回復する．用量調整にてコントロール可能である．
オキサリプラチン*	時 2〜3 週間
	頻 78.4%（G-SOX study）
	特 薬物誘発性免疫性血小板減少に起因している可能性がある 胃がんに対する 130 mg/m² が承認されているが血小板減少遷延を考慮し，100 mg/m² を用いた国内臨床試験（G-SOX study）の用量が用いられる
ニトロソウレア類 　（テモゾロミド，ラニムスチン）	時 3〜4 週間頃
	頻 テモゾロミド：10%以上 ラニムスチン：20.6%
	特 回復までに 2〜3 週間遷延することがある
イリノテカン*	時 1〜2 週間頃
	頻 27.4% Grade3 以上：11.1%（FOLFIRINOX 法）
	特 骨髄抑制以外に薬物誘発性免疫性血小板減少に起因している可能性がある

時 好発時期　頻 発現頻度（All Grade）　特 特徴
＊孤立性血小板減少症と因果関係ありと報告がある薬剤
g）メソトレキセート 審査報告書，2004 年 01 月 30 日
h）アラノンジー静注用 250 mg IF，第 7 版
i）タキソテール点滴静注用 80 mg/タキソテール点滴静注用 20 mg 添付文書，第 26 版
j）アブラキサン点滴静注用 100 mg 添付文書，2019 年 9 月改訂/乳がん適正使用ガイド，2019 年 12 月改訂
k）ジェムザール注射用 200 mg/ジェムザール注射用 1 g IF，第 15 版
l）グリベック錠 100 mg，第 15 版

ダサチニブ ポナチニブ	時ダサチニブ 　4～8 週間以内 　Grade 3～4 は投与 開始後 16 週間以内 ポナチニブ 　中央値：0.8 ヵ月
	頻ダサチニブ：34% ポナチニブ：41.1%
	特血小板減少時期に脳出血や消化管出血が生じること がある ・慢性期 CML に比べて進行期（移行期・急性期） 　CML の患者での発現頻度が高い ・フィラデルフィア染色体陽性 ALL の患者で発現頻度 　が高い
ゲムシタビン	時2～3 週間
	頻41.4%（単剤，国内臨床試験）
	特Nadir 日より 1 週間程度で回復する. 3 投 1 休の場合，3 投目では血小板減少による休薬とな る症例も多く散見される
トラスツズマブ エムタンシン	時5～8 日
	頻27.4%（国内第 II 相）
	特頭蓋内出血などの重度の出血による死亡例報告もあ る 各コース 8 日目前後で nadir を示すため定期的なモニ タリングが推奨される

時好発時期 頻発現頻度（All Grade）特特徴

m）スプリセル錠 20 mg・50 mg 適正使用ガイド．2016 年 8 月作成
n）アイクルシグ錠 15 mg 添付文書．第 1 版．
o）ニンラーロカプセル 2.3 mg IF．第 6 版．

●血小板減少の機序として骨髄抑制に伴う血小板産生減少，薬物依存性
抗体によるもの（薬物誘発性免疫性血小板減少）[4,5]，自己免疫メカニ
ズムによるもの（免疫性血小板減少症）に区別される．

●薬剤性血小板減少については Platelets on the Web（www.ouhsc.
edu/platelets）で情報を得ることができる．

STEP 3　対策と対応

a. 標準的な治療法

1）貧血の標準的な治療法

GL ▶NCCN Guidelines® Hematopoietic Growth Factors, ver-
sion2. 2020
▶科学的根拠に基づいた赤血球製剤の使用ガイドライン 改訂第 2
版

a）赤血球輸血

● 目安とされるトリガー値は，Hb 値 7〜8 g/dL が示されている．しかし，心疾患などの併存疾患または貧血の臨床症状がある場合は Hb 値に関係なく輸血を考慮し施行することが推奨される．

● 赤血球液の投与によって改善される Hb 値は，以下の計算式から推定が可能である．

【予測上昇 Hb 値（g/dL）＝投与 Hb 量（g）/循環血液量（dL）】
投与 Hb 量（g）：2 単位あたり約 53 g（≒ Hb 値 19 g/dL×赤血球液 LR 280 mL/100）
循環血液量（dL）＝70 mL/kg×体重（kg）/100

b）赤血球輸血による副作用

● 現在，副作用の原因となる白血球を除去した赤血球濃厚液 LR が用いられているが，発熱や血圧低下または上昇，動悸・頻脈といった循環器症状の副作用報告は一定数ある[7]．投与中から投与後 24 時間はモニタリングが必要である．

● 頻回な輸血の場合，輸血関連鉄過剰症などのリスクに注意が必要となる．

2）血小板減少の標準的な治療法

GL ▶ASCO Clinical Practice Guideline
　　▶科学的根拠に基づいた血小板製剤の使用ガイドライン 2019 年改訂版

a）血小板輸血

● 目安とされるトリガー値は血小板数 1 万/μL であり，**出血リスクを減らすため予防的血小板輸血が推奨**される．

● 出血，高熱，白血球増加症，血小板数の急速な減少，または凝固異常（例：急性前骨髄球性白血病）の兆候がある患者，および侵襲的処置を受けている患者，病院施設と自宅が遠距離の患者においてはこの数値にこだわらず投与することが望ましい．

● 婦人科，結腸直腸，黒色腫，または膀胱腫瘍の患者は壊死性腫瘍部位の出血リスクが高く，トリガー値は 2 万/μL と推奨されている．しかしながら，壊死部位からの出血を減少させるかどうかは不明であり，この領域での追加研究が望まれている．

b）血小板輸血における副作用

● 発疹（44.5％），瘙痒感・かゆみ（27.1％），発熱（7.8％）などが報告されている[7]．

c）血小板輸血不応が疑われる場合

● HLA 抗体による免疫的な不応状態の可能性がある．HLA 抗体が陽性の場合，HLA 適合血小板製剤を用いる．

3）輸血有害事象への対応

GL ▶科学的根拠に基づいた輸血有害事象対応ガイドライン

●輸血による副作用歴がない患者に対する抗ヒスタミン薬または解熱鎮痛薬の予防投与は推奨されない．欧米のガイドラインでは副作用歴のある患者に対し，症状軽減を目的に抗ヒスタミン薬や解熱鎮痛薬（アセトアミノフェンなど）の予防投与が弱く推奨されている．

●難治性アレルギー反応の予防として，洗浄血小板製剤や洗浄赤血球製剤が用いられる．

●輸血有害事象の症状や診断項目，推奨されるモニタリング項目などを日本輸血・細胞治療学会のホームページにて閲覧が可能である．

b．その他の治療法

1）貧血

a）赤血球造血刺激因子製剤（erythropoiesis stimulating agents：ESAs）

● NCCN ガイドラインで輸血回数軽減を目的にエポエチンα，タルベポエチンαなどの ESAs も推奨されているが，本邦ではがん化学療法による貧血に対しての使用は適応外である．

2）血小板減少

●現在，がん化学療法における血小板減少に有効な治療法は血小板輸血のみである．

STEP
4
薬剤管理指導で押さえておくべきこと

a．貧血

●全身組織へ酸素の運搬を担うヘモグロビン低下状態では末梢組織への酸素不足を解消するため心拍数の上昇や労作時の息切れ，めまいなど，循環器系・呼吸器系へ負荷をかける．がん治療の高齢化に伴い合併症をもつ症例が増えている．心機能への負担は治療継続にも影響してくるため，とくに**倦怠感など自覚症状がある場合は，十分な安静**を保つよう患者・同居者への説明が必要である．

●消化管領域では腫瘍部位から出血し失血性貧血を起こすことがあるため，排便時，排尿時の出血の有無を確認することも早期発見につながる．

b．血小板減少

●減少期そのものを自覚することは困難であるため，他の血液毒性と同様に血小板減少時期とその期間におけるセルフケアが重要である．

- 血小板減少をきたす可能性について，転倒に注意することや紫斑がみられた際の対処方法や医療者への報告など，患者家族へ詳しい説明と対応指示をしておく．

- 消化管あるいは尿路上皮に発生，または転移した悪性腫瘍では，腫瘍部位から出血しやすいため，便や尿検査などで潜在的な出血の有無を確認する，または排便時，排尿時の出血の有無を確認する．

- 血小板減少が用量規制因子となっている薬剤については，用量調節基準に従い，薬剤の減量・休薬を検討する．

- 抗凝固薬および抗血小板薬を併用している場合，血栓リスクと出血リスクを考慮して休薬などの対応を検討する．

よくある質問

Q 輸血拒否の患者に対する貧血管理はどのような方法がありますか？

A 輸血を拒否する患者への貧血管理に関するデータは限られていますが，NCCN Guidelines にその対応の記載があります．血液の酸素化を改善するための人工呼吸器や，失血軽減のための小児用採血管を使用した血液検査，葉酸およびビタミン B_{12} などの予防投与も考慮されます．ESA 使用については適応外，血栓症・腫瘍増悪などのリスクを熟考したうえで検討します．

■文 献

1) Mayer B, et al : Transfus Med Hemother **42** : 333-339, 2015
2) Garbe E, et al : Br J Haematol **154** : 644-653, 2011
3) Al-Nouri ZL, et al : Blood **125** : 616-618, 2015
4) Curtis BR, et al : Am J Hematol **81** : 193-198, 2006
5) Mirtsching BC, et al : Am J Med Sci **347** : 167-169, 2014
6) Cuker A, et al : Blood **118** : 6299-6305, 2011
7) 日本輸血・細胞治療学会：輸血製剤副反応動向—2017—．http://yuketsu.jstmct.or.jp/medical/side_effect/（2020年6月閲覧）
8) Ohashi Y, et al : Cancer Sci **104** : 481-485, 2013

1 心毒性

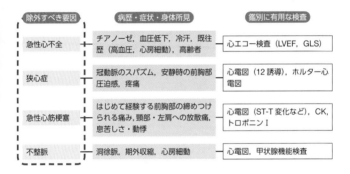

患者が訴える症状 ▶労作時の息切れ ▶呼吸困難
▶息切れ ▶下腿浮腫

STEP 1 まずは抗がん薬以外の可能性を除外する!

●心毒性の臨床症状としては，息切れ，労作時呼吸困難，胸痛，下肢の浮腫，頸静脈怒張，頻脈などがみられるが，これらの症状は通常の心不全の症状であり，**化学療法に直接関連して生じたものかどうかを鑑別することは困難**である．

除外すべき要因	病歴・症状・身体所見	鑑別に有用な検査
急性心不全	チアノーゼ，血圧低下，冷汗，既往歴（高血圧，心房細動），高齢者	心エコー検査（LVEF, GLS）
狭心症	冠動脈のスパズム，安静時の前胸部圧迫感，疼痛	心電図（12誘導），ホルター心電図
急性心筋梗塞	はじめて経験する前胸部の締めつけられる痛み，頸部・左肩への放散痛，息苦しさ・動悸	心電図（ST-T変化など），CK，トロポニンI
不整脈	洞徐脈，期外収縮，心房細動	心電図，甲状腺機能検査

●上記のチャートに記載の疾患は，抗がん薬投与中でなくても起こりうるものであり，心毒性に関しては，諸検査で除外できるものではない．

●心毒性を生じうる抗がん薬は，アントラサイクリン系薬剤や分子標的治療薬など，かなり詳細に知られており，これら抗がん薬投与前の心機能評価は必須である．

●**治療担当医（腫瘍内科医など）と循環器専門医とで，密接に協力しあう関係性をつくることが強く推奨**されている（ESMO consensus recommendations より）．近年では，腫瘍循環器外来で，心エコーを中心とした心機能検査のモニタリング，スクリーニングやフォローアップを行っている施設も増えつつある．

●心機能のモニタリングには以下があげられる．

①心エコー検査：左室駆出率（LVEF），GLS（Global longitudinal strain）の変化が有用である．

②バイオマーカー：トロポニンⅠ，BNP（脳性ナトリウム利尿ペプチド，brain natriuretic peptide）の測定.

③心電図：ST-T などの虚血性変化以外に，著しい徐脈や房室ブロック，期外収縮などにも注意が必要である．抗がん薬投与中，投与後24 時間の心電図モニターをすると，不整脈の出現がしばしば確認されるが，重篤化することはきわめてまれであり，その臨床的意義は不明である．**QT 延長は，薬物投与後の不整脈のリスクを評価するマーカー**であり，電解質測定，定期的な心電図検査が推奨される．

STEP 2　原因として考えられる抗がん薬は？

●抗がん薬による心機能障害は，アントラサイクリン系抗がん薬やトラスツズマブが代表的であるが，多くのチロシンキナーゼ阻害薬（TKI）にも，心毒性や血管系に副作用を認めている．循環器系の副作用は，がん患者の生命予後や QOL が著しく損なわれるうえ，それ自体によって致死的になる場合もあり注意が必要である．

●また，患者の高齢化により，併存疾患として生活習慣病や心血管疾患を有する患者も多い．これらは，より高頻度に抗がん薬による循環器系副作用を発生させる可能性があるため，治療開始時より患者情報を詳しく把握し対策を考えておく必要がある．

a. 左室駆出率（LVEF）低下を引き起こす抗がん薬

アントラサイクリン系抗がん薬 ★★★	時

　　　　　1　2　3　4　5　6　…　(コース)

生涯累積投与量に比して頻度が増える．投与終了数年後に発症する場合もある．

特 不可逆的心筋障害である type I である．
アントラサイクリン系薬は
用量に比例して心不全が増加するため，異なるアントラサイクリン系薬の使用歴がある場合はドキソルビシンへの換算比を利用し，総量の確認が必要である．

ドキソルビシン：550 mg/m² ᵃ⁾	頻 3～26% ᵃ⁾		
	特 （生涯投与量）500 mg/m² ᵍᵍ⁾	（換算比）1	
イダルビシン：90 mg/m² ᵇ⁾	頻 5～18% ᵇ⁾		
	特 （生涯投与量）120 mg/m² ʰʰ⁾	（換算比）4	
エピルビシン：900 mg/m² ᶜ, ᵈ⁾	頻 0.9～11.4% ᶜ, ᵈ⁾		
	特 （生涯投与量）900 mg/m² ⁱⁱ⁾	（換算比）0.5	
ミトキサントロン：120 mg/m² ᵉ⁾	頻 2.6% ᵉ⁾		
	特 （生涯投与量）160 mg/m² ʲʲ⁾	（換算比）3.4	
ダウノルビシン：25 mg/kg ᶠ, ᵍ⁾	頻 2.7% ᶠ, ᵍ⁾		
	特 （生涯投与量）25 mg/kg ᵏᵏ⁾	（換算比）0.5	
リポソーム化ドキソルビシン：900 mg/m² ᶜ⁾	頻 2% ᶜ⁾		
	特 （生涯投与量）500 mg/m² ˡˡ⁾	（換算比）1	

1
心毒性

★発現頻度の高さ　時好発時期　頻発現頻度　特特徴

a）Swain SM, et al : Cancer **97** : 2869-2879, 2003
b）Pai VB, et al : Dru Saf **22** : 263-302, 2000
c）Zamorano JL, et al : Eur Heart J **37** : 2768-2801, 2016
d）Ryberg M, et al : J Natl Cancer Inst **100** : 1058-1067, 2008
e）Coleman RE, et al : Eur J Cancer Clin Oncol **20** : 771-776, 1984
f）岡田義信ほか：癌と化療 **24** : 585-589，1997
g）ダウノマイシン IF，第 6 版
gg）アドリアシン注用 医薬品添付文書，第 18 版
hh）イダマイシン静注用 5 mg 医薬品添付文書，第 3 版
ii）ファルモルビシン注射用 10 mg 医薬品添付文書，第 8 版
jj）ノバントロン注 10 mg 医薬品添付文書，第 14 版
kk）ダウノマイシン静注用 20 mg 医薬品添付文書，第 4 版
ll）リポソーム化ドキシル注 20 mg 医薬品添付文書，第 8 版

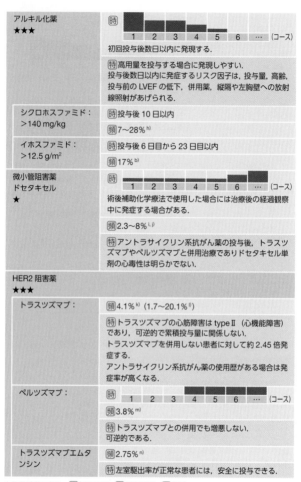

アルキル化薬 ★★★	時 （1〜6…コース） 初回投与後数日以内に発現する.		
	特 高用量を投与する場合に発現しやすい. 投与数日以内に発症するリスク因子は，投与量，高齢，投与前の LVEF の低下，併用薬，縦隔や左胸壁への放射線照射があげられる.		
シクロホスファミド： >140 mg/kg	時 投与後 10 日以内		
	頻 7〜28% h)		
イホスファミド： >12.5 g/m²	時 投与後 6 日目から 23 日目以内		
	頻 17% b)		
微小管阻害薬 ドセタキセル ★	時 （1〜6…コース） 術後補助化学療法で使用した場合には治療後の経過観察中に発症する場合がある.		
	頻 2.3〜8% i, j)		
	特 アントラサイクリン系抗がん薬の投与後，トラスツズマブやペルツズマブと併用治療でありドセタキセル単剤の心毒性は明らかでない.		
HER2 阻害薬 ★★★			
トラスツズマブ：	頻 4.1% k) (1.7〜20.1% l)		
	特 トラスツズマブの心筋障害は type Ⅱ（心機能障害）であり，可逆的で累積投与量に関係しない. トラスツズマブを併用しない患者に対して約 2.45 倍発症する. アントラサイクリン系抗がん薬の使用歴がある場合は発症率が高くなる.		
ペルツズマブ：	時 （1〜6…コース）		
	頻 3.8% m)		
	特 トラスツズマブとの併用でも増悪しない. 可逆的である.		
トラスツズマブエムタンシン	頻 2.75% n)		
	特 左室駆出率が正常な患者には，安全に投与できる.		

★発現頻度の高さ　時好発時期　頻発現頻度　特特徴

h) Braverman AC, et al : J Clin Oncol 9 : 1215-1223, 1991
i) Martin M, et al : N Engl J Med 352 : 2302-2313, 2005
j) Marty M, et al : J Clin Oncol 23 : 4265-4274, 2005
k) Goldhirsch A, et al : Lancet 382 : 1021-1028, 2013
l) Zhang S, et al : Nat Med 18 : 1639-1642, 2012
m) Swain SM, et al : Oncologist 18 : 257-264, 2013
n) Pondé M, et al : Eur J Cnacer 126 : 65-73, 2020

HER2 阻害薬 ★★★	
小分子 TKI ラパチニブ	時 中央値 13 週
	頻 1.6%
	特 アントラサイクリン系抗がん薬やタキサン, トラスツズマブ使用歴のある患者でも安全である. 可逆的であり, 中央値 7.3 週で部分的にあるいは完全に改善する.

VEGF 阻害薬 ★	
モノクローナル抗体 ベバシズマブ	頻 2%[p]
	特 VEGF 経路阻害による高血圧が関与し, 後負荷増強が原因の可能性あり.
小分子 TKI スニチニブ, ソラフェニブ, アキシチニブ, パゾパニブ, バンデタニブ	頻 2.4%[q]
	特 VEGF 経路阻害以外にも多くの標的をもつマルチキナーゼ阻害薬であり, 他の標的による心筋障害の可能性や VEGF 阻害による甲状腺機能低下症の可能性もあり. TKI を使用しない人に対して 2.69 倍のリスクあり. 可逆的である.

プロテアソーム阻害薬 ★	
カルフィゾミブ	頻 3.8〜7%[r, s]
	特 ─

BCR/ABL 阻害薬 ★	
イマチニブ	時 中央値 162 日 (2〜2045 日)
	頻 1.7%[t]
	特 体液貯留による心臓への負荷も原因となる可能性あり.
ダサチニブ	時 中央値 19 日 (3〜104 日)
	頻 4%[u]
	特 心臓血管系疾患の既往がある患者で発現しやすい
ポナチニブ	頻 2.9%[v]
	特 用量依存型に発現するため, 症状に合わせて休薬, 用量の調整を行う

★発現頻度の高さ 時好発時期 頻発現頻度 特特徴

o) Perez EA, et al : Mayo Clin Proc **83** : 679-686, 2008
p) Cameron D, et al : Lancet Oncol **14** : 933-942, 2013
q) Ghatalia P, et al : Crit Rev Oncol Hematol **97** : 228-237, 2015
r) Siegel D, et al : Haematologica **98** : 1753-1761, 2013
s) Siegel DS, et al : Blood **120** : 2817-2825, 2012
t) Atallah E, et al : Blood **110** : 1233-1237, 2007
u) Brave M, et al : Clin Cancer Res **14** : 352-359, 2008
v) アイクルシグ IF, 第 4 版

1

心毒性

●アントラサイクリン系薬による心毒性のリスク因子には，生涯投与量，女性，年齢（65 歳以上，18 歳未満），腎機能障害，心臓を照射野に含む過去の放射線治療，併用化学療法（アルキル化薬，微小管薬，免疫チェックポイント阻害薬，分子標的治療薬），治療前の状態（高血圧，LVEF≦50％，遺伝因子）がある．トラスツズマブによる心毒性のリスク因子には，アントラサイクリン系抗がん薬，抗 HER2 療法の使用歴や併用，65 歳以上，BMI 30 を超える肥満，左室駆出率低下の既往歴，高血圧，放射線治療歴がある．

b. 虚血性心疾患を引き起こす抗がん薬

フッ化ピリミジン系代謝拮抗薬	
フルオロウラシル （持続静注）2.6%[aa]	時 中央値2日（初回コースで発現） 頻 ～18%　無症候性（7～10%） 特 投与方法（bolus/ci）や併用するレボホリナートの用量によって発現率は異なる.
カペシタビン	時 3時間から4日で発現 頻 5.5%[bb] 特 フルオロウラシルによる心毒性の既往がある患者に使用する場合は，発現リスクが高い.
白金製剤 シスプラチン	頻 2.0% 特 精巣がん患者では投与終了後も発現リスクが高い（20年追跡で8%の発現頻度）
微小管阻害薬 パクリタキセル	時 2週間までに発現 頻 5%[cc] 特 無症候性の徐脈は29%. リスク因子は，高血圧や冠動脈疾患
VEGF阻害薬	
ベバシズマブ	時 中央値2.6ヵ月 頻 3.8%[dd] 特 リスク因子として65歳以上，冠動脈疾患の既往歴があげられる. リスク因子として65歳以上，併存疾患として心機能障害や冠動脈疾患，僧帽弁や大動脈弁の弁膜症，慢性の虚血性心疾患，アントラサイクリン系抗がん薬の使用歴があげられる.
ソラフェニブ	頻 1.7%[ee] 特 ソラフェニブでは冠攣縮の報告もある.
スニチニブ	頻 1.3%[ee] 特 ―

時 好発時期　頻 発現頻度　特 特徴

aa）Meydan N, et al : Jpn J Clin oncol **35** : 265-270, 2005
bb）Kosmas C, et al : J Cancer Res Clin Oncol **134** : 75-82, 2008
cc）Rowinsky EK, et al : J Clin Oncol **9** : 1704-1712, 1991
dd）Scappaticci FA, et al : J Natl Cancer Inst **99** : 1232-1239, 2007
ee）Choueiri TK et al : J Clin Oncol **28** : 2280-2285, 2010
ff）Porta-Sánchez A, et al: J Am Heart Assoc **6** : e007724, 2017

● VEGF経路阻害による虚血性心疾患は，薬剤や調査対象患者群により結果が異なる.

1

心毒性

c. QT 延長

三酸化ヒ素	時 1 週から 5 週の間で発現
	頻 22.0%
	特 8 週までには改善する. QT 間隔が 500 ms を超える症例もあり注意が必要.
HDAC ボリノスタット	頻 12.2%
	特 torsades de pointes（TdP）発生との関連はない.
TKI	
ボスチニブ	頻 11.5%
	特 投与中止となるような QT 延長はみられていない.
ソラフェニブ/スニチニブ	頻 8.5%
	特 TdP の報告はない. スニチニブでは用量依存で発現する.
バンデタニブ	頻 8.5%
	特 用量依存型で発現する. 半減期が 19 日と長いため, 注意深いモニタリングが必要.
ダサチニブ	頻 8.0%
	特 QT 間隔が 500s を超える症例は 1% 未満.

時 好発時期　頻 発現頻度　特 特徴

● QT 延長は, 細胞レベルにおいて内向きのナトリウム電流の増加と外向きのカリウム電流の減少によって発現する. TKI による QT 延長は, カリウムチャネルへの直接的な障害よりも細胞内シグナル伝達への影響が寄与していると考えられている.

● リスク因子を多くもつ患者は, 開始前に循環器専門医や腫瘍循環器医へ紹介し, 併診する. アントラサイクリン系抗がん薬の場合, 1 回の投与で心機能の悪化を確認した報告[1] もあるため, 治療ごと（3〜6週ごと）の検査が推奨されている[2].

STEP 3　対策と対応

a. 標準的な治療薬

● 抗がん薬により心毒性を発症した場合の標準的な治療は確立されていない. 症状出現時には, 通常の心不全, 不整脈に対する治療をただちに行う. また必要に応じて, 減量あるいは投与の中止を検討する.

1）LVEF の低下した心不全に使用する薬剤

GL ▶急性・慢性心不全診療ガイドライン 2017 年改訂版
▶ESMO consensus recommendation[2]

● LVEF が 40％以上 50％未満になった患者には，ACE 阻害薬（エナラプリル）や ARB（カンデサルタン），β遮断薬（カルベジロール）を併用することが推奨されている[3]．

2）虚血性心疾患に使用する薬剤

GL ▶急性冠症候群ガイドライン 2018 年改訂版

●経皮的インターベンションの前後で，アスピリンやチエノピリジン系抗血小板薬（クロピドグレル，プラスグレル）を併用することが推奨されている．クロピドグレルやプラスグレルなどの P2Y$_{12}$ 受容体拮抗薬の投与が困難な場合には，チカグレロルを使用できる．

3）QT 延長に使用する薬剤

GL ▶QT 延長症候群（先天性・二次性）と Brugada 症候群の診療に関するガイドライン 2012 年改訂版

● QT 延長に伴って生じる多形性心室頻拍の torsade de pointes（TdP）発症のリスクがない事例には，β遮断薬を用いる．TdP を認める場合には，原因薬剤を中止し，硫酸マグネシウムの持続静注やイソプロテレノールの持続点滴，カリウム補正を行う．

4）定期的なモニターの必要性

●重篤な心毒性が発生すると対処が困難であるため，原則として早期発見，早期対処が重要になる．そのために，定期的に心エコーや心電図検査，BNP などのマーカー測定によって心毒性をモニターすることが推奨されている[3]．

b. その他の治療法

1）デクスラゾキサン

●トポイソメラーゼ II β阻害作用をもち，細胞内三価鉄キレート作用により，アドリアマイシン（ADM）と鉄の複合体の形成を阻害し，フリーラジカルの生成を抑制することによって ADM の心毒性を軽減する．欧米では，予防的心筋保護薬として適応認可されているが，重篤な骨髄抑制のために，ADM の累積投与量が 300 mg/m^2 以上で，投与を継続する有益性がある場合に使用している．

> 例 ・【適応外】デクスラゾキサンの投与量は，ADM の累積投与量（mg/m^2）の 1/10 を 15 分以上かけて点滴静注する．デクスラゾキサン投与後 30 分以内に ADM を投与する．
> ・ADM の累積投与量が 400 mg/m^2 であれば，デクスラゾキサン 40 mg/m^2 を使用．

1

心毒性

2) ACE 阻害薬，ARB，β 遮断薬の予防的併用

●心機能障害を発症するリスクが高い薬剤を使用する場合に，予防的に ACE 阻害薬や ARB，β 遮断薬を併用する効果を検証した報告がある[4]．しかし，患者背景や抗がん薬の種類，試験のエンドポイントに違いがあるため，効果が明確でなく，さらなる検討が求められている[3]．ESMO コンセンサスでは，とくに心毒性をもつ抗がん薬を複数使用する場合に併用を再検討することを推奨している．

3) 高脂血症治療薬の予防的併用

●スタチン系高脂血症治療薬に心保護作用があることを示唆する報告がある[5]．現在，臨床試験が進行中である．

STEP 4　薬剤管理指導で押さえておくべきこと

a. 抗がん薬治療前の確認事項

●心機能の変化を追跡するためには，**治療開始前の心機能を把握**しておく必要がある．心エコーや心電図などの心機能の評価を行う検査が行われているかを確認する．また，その結果から開始される生涯投与量に問題がないかを監査する．

●患者の既往歴や服薬歴などを確認し，投与に注意を要する心疾患の既往歴などを聴取する．さらに，使用する薬剤によって心毒性の危険因子の有無を確認する．

●小児血液疾患の場合，長期生存が期待できるがゆえに晩期毒性である心毒性が問題になる．治療終了後にも長期に経過観察が必要であり，定期的な心機能評価を行えるよう，院内院外との取り決めを行う．

b. 心毒性発現時の身体所見

●**心不全の主な初期症状は一般的な感冒症状と酷似**する場合もある．治療が終了していれば患者自身が気づかない場合もあるため，治療終了後も症状が現れる可能性を患者に伝え，症状があれば申し出るよう指導を行う．

●**虚血性心疾患の自覚症状としては，胸やけ，肩こり，歯痛**があげられる．病棟や外来で薬剤師が副作用のモニタリング，アセスメントを行う際には，不定愁訴と捉えずに患者の問診を丁寧に行い，必要に応じて医師と相談する．

●トラスツズマブを投与中に治療前より LVEF が 10％以上低下あるいは，40〜50％に低下した場合には，無症状であっても ACE 阻害薬や β 遮断薬などの心保護薬を開始すること，またトラスツズマブを中止したのち，1 ヵ月に 1 回は BNP やトロポニン I などのマーカーを測定し，3〜6 週ごとに LVEF をモニタリングすることが推奨されている[2]．

c. 抗がん薬投与時の補液による容量負荷

●腎障害などの副作用軽減のために大量の補液を必要とするレジメンがある．そのため LVEF＜40％の心機能の低下している患者では，補液の速度や量には十分な注意が必要である．

よくある質問

Q 抗がん薬による心機能低下は予防できますか？

A 予防はむずかしいですが，心機能障害に関する薬剤ごとのリスク因子を把握したうえで定期的な検査を行い早期発見，早期対処することが重要となります．また，LVEF＜40％の患者に心毒性の薬剤を使用する場合は，薬剤の必要性を検討したうえで，循環器科医師と連携して治療を進めることが望ましいです[2]．

■文　献

1) Ganame J, et al : Am J Cardiol **99** : 974-977, 2007
2) Curigliano G, et al : Ann oncol **31** : 171-190, 2020
3) Zamorano JL, et al : Eur Heart J **37** : 2768-2801, 2016
4) Cardinale D, et al : J Am Coll Cardiol **55** : 213-220, 2010
5) Seicean S, et al : J Am Coll Cardiol **60** : 2384-2390, 2012

1

心毒性

2　血栓症

患者が訴える症状　▶下肢浮腫（むくみ）　▶腫脹　▶胸痛　▶呼吸困難

STEP 1　まずは抗がん薬以外の可能性を除外する！

●本邦は高齢化社会に至り，生涯がん罹患率は 50％ を上回っている．米国の外来化学療法患者の死因統計データではがん進行が 71％，次いで血栓塞栓症と感染症が 9％ を占め，血栓塞栓症はがん症例の予後に影響を及ぼす合併症であることが示された．1865 年，Trousseau の報告に端を発したがんと血栓症の関係は，現在，がん関連血栓症（cancer-associated thrombosis：CAT）という概念に包括されている[1]．

がん関連血栓症（cancer-associated thrombosis：CAT）

・播種性血管内凝固症候群（disseminated intravascular coagulateon：DIC）
・動脈血栓塞栓症（arterial thromboembolism：ATE）
・静脈血栓塞栓症（venous thromboembolism：VTE）
・血栓性微小血管障害症（thrombotic microangiopathy：TMA）
・非細菌性血栓性心内膜炎（nonbacterial thrombotic endocarditis：NBTE）
・がん治療関連血栓症（treatment-related thromboembolism：TRT）

●がん増殖に伴い低酸素・炎症が plasminogen activator inhibitor-1（PAI-1），tissue factor（TF）を誘導，凝固カスケードを活性化し，血小板，単球，血管内皮細胞を含むメカニズムが関与して血栓を形成する[2]（**図1**）．抗がん薬は CAT のリスク因子として評価することは重要だが（**表1**）[3, 4]，多様なメカニズムが介在するため抗がん薬の関与を正確に評価することは困難で，TRT 以外の血栓症と区別する意義は乏しい．

● VTE はがん症例の 8〜20％ に認められる．20/20 ルールは，がん症例の 20％ が経過中に血栓症を発症し，また血栓症の 20％ ががん症例であることを意味している[5]．発症原因が不明で，再発する VTE では，がんを疑う必要がある．

●新規機序の抗がん薬の開発が進み，症例の予後が改善するとともに VTE 発症頻度は増加傾向にある．CAT は入院期間延長，出血合併症，化学療法の遅延などにつながり，がん診療における支持療法や治療関連合併症と同様に管理することが求められる．化学療法中の CAT マネジメントを腫瘍循環器分野（Onco-Cardiology）の一環として，薬剤師，腫瘍医および循環器医が連携して行っていく必要がある．

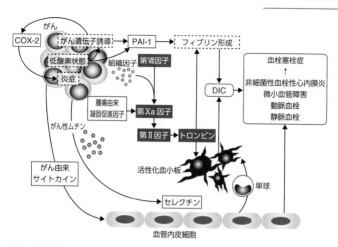

図1 がん患者における過凝固能亢進の多様なメカニズム

表1 CAT の危険因子およびバイオマーカー

がん関連

原発部位（主に膵臓，脳，胃，腎臓，肺，リンパ腫，骨髄腫）
ステージ（進行期で高リスク）
組織型（腺がん＞扁平上皮がん）
初回診断後の期間（最初の 3〜6 ヵ月間で高リスク）

治療関連

化学療法
血管新生阻害薬（例：サリドマイド，レナリドミド）
ホルモン療法
赤血球造血刺激因子製剤
輸血
静脈アクセスデバイスの留置
放射線療法
60 分を超える手術

患者関連

高齢
人種（アフリカ系アメリカ＞アジア/太平洋諸島）
併存疾患（感染症，腎疾患，肺疾患，動脈血栓塞栓症）
肥満
静脈血栓塞栓症（VTE）の既往
Performance Status の低下
プロトロンビンの遺伝的変異

バイオマーカー

血小板数（≧350,000/μL）
白血球数（＞11,000/μL）
ヘモグロビン（＜10 g/dL）

2

血栓症

STEP 2　原因として考えられる抗がん薬は？

● 本項においては，CAT のなかでも代表的な VTE および ATE について触れる．表2 に有害事象として添付文書に血栓症の記載のある主な抗がん薬を列挙した．

● シスプラチンは，それ以外の白金系抗がん薬（オキサリプラチン）と比べて ATE，VTE ともに発症頻度が高いとする報告[6]や，白金系以外の抗がん薬投与患者と比較しても VTE の発症頻度が高いとするメタ解析がある[7]．ベバシズマブにおいては，血栓症の発症頻度の差を検証した 2 つのメタ解析で，VTE は有意に上昇するとする報告と差がないとする報告があり，見解が一致していないが，ATE に関しては上昇させるとしている．それ以外にも，L-アスパラギナーゼにおける頭蓋内の出血/血栓症および VTE の発症や，フルオロウラシルによる直接的な心臓への影響と考えられる狭心症や心筋梗塞の発症なども知られている．また，がん薬物療法の支持療法として汎用されるステロイド，エリスロポエチン製剤，および G-CSF 製剤なども VTE のリスクを上げることが知られている．

● 血栓症発現の好発時期は，さまざまな薬剤が引き起こす可能性があるなかで，**普遍的な好発時期は明らかではない**．27,000 例程度の各種固形がん患者において，化学療法開始から 12 ヵ月間で，いずれのがん種においても VTE の累積発症率はプラトーに達せず増加していた[8]．したがって，**抗がん薬投与中は継続的な血栓塞栓症の評価が必要**と考えられる．

STEP 3　対策と対応

a. 標準的な治療法

1）動脈血栓塞栓症（ATE）

GL ▶脳卒中治療ガイドライン 2015 年版（追補 2019）
　　　▶2020 年 JCS ガイドライン フォーカスアップデート版 冠動脈疾患における抗血栓療法

● がん患者に特化した ATE に関する治療法の明確なガイドライン（GL）はないため，ATE の確定診断に至った際には，それぞれの専門疾患領域の GL に準拠した治療が検討される．

表2 添付文書に血栓症の記載のある主な抗がん薬

分類	薬品名	静脈血栓塞栓症(VTE)		動脈血栓塞栓症(ATE)	
		肺塞栓	深部静脈血栓症	心筋梗塞	脳梗塞
白金系抗がん薬 ★	シスプラチン	○		○(<0.1%)	
	カルボプラチン	○		○	
	オキサリプラチン			○	
タキサン系抗がん薬 ★	パクリタキセル	○(0.1%)		○(<0.1%)	
	アルブミン懸濁型パクリタキセル	○(0.2%)		○(0.2%)	
	カバジタキセル		○(1.2%)	○	
	ドセタキセル		○	○	
BCR-ABLチロシンキナーゼ阻害薬 ★	イマチニブ	○			
	ニロチニブ			○	
	ダサチニブ	○		○(0.2%)	
	ボスチニブ			○	
	ポナチニブ	○(0.4%)	○(1.8%)	○(1.6%)	○
マルチキナーゼ阻害薬 ★	ソラフェニブ			○(1.1%)	
	スニチニブ	○(0.9%)	○(0.8%)	○(<1%)	○(0.2%)
	アキシチニブ	○(0.8%)	○(0.3%)	○	
	レゴラフェニブ			○(0.2%)	
	パゾパニブ	○(0.8%)	○(1.1%)	○(1.8%)	
	レンバチニブ	○(0.9%)	○(2.3%)	○(1.9%)	
IMiDs ★★★	サリドマイド†	○	○(<5%)	○	○(<5%)
	レナリドミド†	○(3.0%)	○(6.2%)	○(0.4%)	○
	ポマリドミド†	○(2.2%)	○(2.8%)		○(0.3%)
プロテアソーム阻害薬 ★★	カルフィルゾミブ	○(1.6%)	○(2.8%)		
	イキサゾミブ	○(<5%)	○(<5%)		
SERM ★	タモキシフェン	○	○		○
	トレミフェン	○			○
SERD ★	フルベストラント	○(0.4%)	○(0.4%)		
エストロゲン含有製剤 ★	エストラムスチン*	○	○	○(0.25%)	○
黄体ホルモン製剤 ★	ヒスロンH®*†	○		○	
LH-RHアゴニスト ★	リュープロレリン	○		○	
	ゴセレリン	○(0.1~5%)		○(0.1~5%)	
GnRHアンタゴニスト	デガレリクス	○			
アロマターゼ阻害薬 ★	レトロゾール	○			
	アナストロゾール	○			
VEGF阻害薬 ★★	ベバシズマブ†	○(0.1%)	○(0.2%)	○(<0.1%)	○(0.2%)
	ラムシルマブ†	○(0.9%)	○(2.5%)	○(0.5%)	○(0.9%)
	アフリベルセプトベータ	○(3.6%)	○(2.1%)	○(0.1%)	○

数値なしは頻度不明 or 記載なし．★；発現頻度の高さ，＊；血栓塞栓症併発 or 既往患者に対する投与禁忌表記あり，†；血栓塞栓症発現に関する警告表記あり．

IMiDs; Immunomodulatory drugs, SERM; Selective estrogen receptor modulator, SERD; Selective estrogen receptor down-regulator

LH-RH; Luteinizing hormone-releasing hormone, GnRH; Gonadotropin-releasing hormone, VEGF; Vascular endothelial growth factor

2

血栓症

2）静脈血栓塞栓症（VTE）

GL ▶肺血栓塞栓症および深部静脈血栓症の診断，治療，予防に関するガイドライン（2017 年版）
　　▶Cancer-Associated Venous Thromboembolic Disease（NCCN Guideline）
　　▶Venous Thromboembolism Prophylaxis and Treatment in Patients With Cancer（ASCO Clinical Practice Guideline）

●本邦からは「肺血栓塞栓症および深部静脈血栓症の診断，治療，予防に関するガイドライン（2017 年版）」が発出されており，がん患者に関する解説も含まれているが，ATE と同様にがん患者に特化した形での VTE の治療および予防の GL は発出されていない.

●海外では，米国から NCCN GL の 1 つとして Cancer-Associated Venous Thromboembolic Disease や，ASCO GL が近年の情報まで update されたものとして発出されている．これらはがん患者を対象とした臨床試験の結果が多く取り入れられており，より具体的で参考になるため以下に詳述するが，そのエビデンスの多くは海外で実施されたものであり，本邦で上市されている薬剤であっても適応や用法用量が異なるものも散見されるため，使用に際しては注意が必要である（**表 3** の注釈を参照）.

a）VTE の治療

●以下，より最新の臨床試験結果を反映した情報をもとに編纂されている NCCN GL に基づいて記載する.

①治療の原則

●症候性の有無を問わず，がん患者に発症した VTE の対処は，その発症した部位（表在静脈，深部静脈，肺）およびカテーテルの有無によって治療適応やその内容が異なっている.

●抗凝固療法が適応と判断された場合の推奨される治療選択は，腎不全［クレアチニンクリアランス（CCr＜30 mL/min），肝疾患（トランスアミナーゼまたはビリルビンの上昇，Child-Pugh B および C の肝障害，または肝硬変）の有無，入院，外来のいずれの治療状況であるか，薬剤の国内承認状況，費用，患者の好み，投与やモニタリング，出血リスク評価の容易さなどを加味して決定される.

②注意点

● VTE 治療に用いられる抗凝固療法の抜粋を**表 3** に示す．**表 3** やそのなかの注釈を参照すると，現状の本邦での適応の一致と推奨カテゴリーから，DOACs（直接経口抗凝固薬）であるエドキサバンやアピキサバンが実臨床において汎用されると考えられる．ただし，その根拠たる 2 つの臨床試験[9, 10]において，対照群がいずれも国内で VTE 治療としての適応のないダルテパリンであったことや，日本人のデータが含まれていないことを理解しておく必要がある．また，がん治療

表3 VTE治療に用いられる抗凝固療法

分類	薬剤	推奨カテゴリー	投与経路	用法用量
DOACs（胃・食道原発以外）	アピキサバン	1	経口	10 mg/回1日2回7日間 → 5 mg/回1日2回連日
	エドキサバン	1	経口	60 mg/回1日1回連日* （低分子ヘパリン or 未分画ヘパリンで少なくとも5日間の初期治療後）
	リバーロキサバン	2A	経口	15 mg/回1日2回21日間 → 20 mg/回1日1回連日†
低分子ヘパリン	ダルテパリン	2A	皮下注	200単位/kg 30日間 → 150単位/kg連日‡
	エノキサパリン	2A	皮下注	1 mg/kg 1日2回（1ヵ月経過後に1.5 m/kg/日へ減量を考慮）§
DOACs（上記治療に不適）	ダビガトラン	2A	経口	150 mg/回1日2回‖ （低分子ヘパリン or 未分画ヘパリンで少なくとも5日間の初期治療後）
合成Xa阻害薬	フォンダパリヌクス	2A	皮下注	5 mg（<50 kg），7.5 mg（50～100 kg），10 mg（>100 kg）連日
未分画ヘパリン	ダナパロイドなど	2B	静注	80単位/kg急速静注 → 18単位/kg/h aPTTのモニタリング下で調整¶
ビタミンK拮抗薬	ワルファリン	2A	経口	5 mg/日で開始し，INR 2～3に調整 （低分子ヘパリン or 未分画ヘパリン or フォンダパリヌクスなどと治療開始時は同時投与）

＊：CCr 30～50 mL/min or 体重60 kg未満 or P糖タンパク阻害薬併用時は30 mg/回へ減量
†：本邦の添付文書（イグザレルト®）での維持用量は15 mg/回1日1回にて注意
‡：本邦の添付文書（フラグミン®）にはVTE治療の適応なし
§：本邦の添付文書（クレキサン®）にはVTE治療の適応なし
‖：GLに記載はないが，本邦の添付文書（プラザキサ®）にはCCr 30～50 mL/min or P糖タンパク阻害薬併用時，70歳以上，消化管出血の既往を有する患者には110 mg/回へ減量
¶：本邦の添付文書（オルガラン®）にはVTE治療の適応なし

によって血小板減少をきたしている際の抗凝固療法については，エドキサバン，アピキサバンおよびリバーロキサバンの併用時には，血小板数が50,000/μL以上になるまで休止することとされている.

③治療期間

●治療期間の原則は，少なくとも3ヵ月，担がん状態の期間またはがん治療と同じ期間とされている．カテーテルに関連しない深部静脈血栓症または肺血栓塞栓症の場合，活動性のがんがあり治療中もしくは

再発のリスクを抱えている場合は，無期限の抗凝固療法を推奨する．カテーテル関連血栓症については，カテーテルが留置されている限り，抗凝固療法が推奨される．経口や皮下注射製剤など抗凝固療法の選択肢は増えているものの，患者個々の背景情報が異なるため，適切な治療期間を決定するために，抗凝固療法のリスク/利点について患者や他の医療スタッフとも十分に話し合う必要がある．

b) VTE の予防（NCCN GL を参照）

- 担がん患者は，それ自体で非がん患者よりも VTE の発症が高いとされている．化学療法によってもそのリスクは上昇するとされており，化学療法開始後 12 ヵ月間で，年齢・性別などをマッチさせたコントロールコホートと比較して有意に VTE の発症率が上昇した（12.6% vs. 1.4%）という報告がある．

- また，VTE の発症は無再発生存期間や全生存期間を短縮し，治療効果にも影響すると報告されている．NCCN GL のみならず，ASCO GL においてもすべての外来がん患者にルーチンでの血栓予防を推奨しているわけではないが，そのリスク状況に応じた対処が望まれる．外来での化学療法施行時の VTE 予防について，**表 4, 5** にて詳述する．

表 4 外来治療中のがん患者における VTE のリスク評価（Khorana Score）と予防的抗凝固療法

患者背景因子	リスクスコア
・原発部位	
超ハイリスク（胃・膵臓）	2
ハイリスク（肺，リンパ腫，婦人科，膀胱，精巣）	1
・治療前血小板数≧350,000/μL	1
・ヘモグロビン値≦10 g/dL もしくは赤血球増殖因子の使用	1
・治療前白血球数 >11,000 /μL	1
・BMI≧35 kg/m^2	1

総点数	リスクカテゴリー	症候性 VTE のリスク
0	低リスク	0.3～1.5%
1, 2	中等度リスク	1.8～4.8%
3 以上	高リスク	6.7～12.9%

中等度 or 高リスク（Khorana Score≧2 点）	6 ヵ月間の経口抗凝固療法を考慮する． ・アピキサバン 2.5 mg/回 1 日 2 回（2A）[‖] ・リバーロキサバン 10 mg/回 1 日 1 回（2A）[¶]
低リスク（Khorana Score<2 点）	・ルーチンでの予防策なし（2A）

‖：本邦の添付文書（エリキュース®）には VTE 予防の適応はなし．

¶：本邦の添付文書（イグザレルト®）には VTE 予防の適応はなし．

表5 VTE リスクの高い IMiDs 含有レジメンで治療中の多発性骨髄腫患者に特化したリスク評価（SAVED Score）および予防的抗凝固療法

SAVED Score*高リスク（≧2点）	・エノキサパリン 40 mg/日 皮下注（2A）† ・ダルテパリン 5,000 単位/日 皮下注（2B）‡ ・ワルファリン INR 2〜3 で調整（2A） ・アピキサバン 5 mg/回 1 日 2 回（2A）**
SAVED Score*低リスク（<2点）	・アスピリン 81〜325 mg/日 経口（2A） ・ルーチンでの予防策なし（2A）

＊：以下の 5 つの要素の総計によって点数化される.
　①術後 90 日以内：+2, ②アジア人：−3, ③ VTE 既往あり：+3, ④ 80 歳以上：+1,
　⑤デキサメタゾン用量 120〜160 mg/cycle：+1, >160 mg/cycle：+2
†：本邦の添付文書（クレキサン®）には VTE 予防の適応があるが, 用法用量が異なる.
‡：本邦の添付文書（フラグミン®）には VTE 予防の適応なし.
＊＊：本邦の添付文書（エリキュース®）には VTE 予防の適応はなし.

STEP 4　薬剤管理指導で押さえておくべきこと

a. 血栓塞栓症のリスク評価

●患者背景および使用されている抗がん薬による血栓塞栓症のリスクを評価する. 表4 に示すとおり, 患者背景因子として原発部位や治療前の臨床検査値など, われわれ薬剤師でもカルテ内容を事前に確認することで評価が可能である.

●表4 の記載以外にも原発部位では脳腫瘍, 腎臓がんや, Performance status 不良や高齢なども VTE のリスク因子としてあげられている.

b. 汎用薬剤の特性の確認

● VTE 予防や治療として用いる DOACs は, ワルファリンと比較して食事の影響を受けにくく, また薬物相互作用の報告も少ないが, CYP3A4 と P 糖タンパク質のいずれの基質にもなる薬剤が多いため, それらの阻害および誘導作用のある薬剤との併用には注意が必要である.

● CYP3A4 や P 糖タンパク質の阻害および誘導作用のある薬剤は非常に多くあるため, その紹介は他書に譲るが, 理論上ではなく, 実臨床での後ろ向きコホート研究として DOACs と併用した場合の大出血のリスクに及ぶ影響を調べた国内の研究において, アミオダロン, フルコナゾール, リファンピシン, フェニトインはとくに注意すべき薬剤として列挙されている[11].

2

血栓症

121

よくある質問

Q レナリドミド投与中の患者における血栓塞栓症の予防に DOACs は有効でしょうか？

A 現在，複数の臨床試験が進行中です．リバーロキサバンとアスピリンを比較する第 II 相試験（NCT03428373）や，アピキサバンにおいても単アームの製造販売後試験として行われた臨床試験（NCT02958969）がすでに終了して結果の公表待ちの状況です．また，すでに論文化されているものもありますが，いずれも単アームの Phase II（アピキサバン PMID：30859608）や症例報告（エドキサバン PMID：26345573）の結果であり，有効性や安全性はまだ確立されているとは言えませんので，現状での薬物治療での介入をするのであれば，低用量アスピリンになると考えます．

■文　献

1) Mukai M, et al : J Cardiol **72** : 89-93, 2018
2) Varki A : Blood **110** : 1723-1729, 2007
3) Khorana AA, et al : J Clin Oncol **27** : 4919-4926, 2009
4) Zamorano JL, et al : Eur Heart J **37** : 2768-2801, 2016
5) Lyman GH : Cancer **117** : 1334-1349, 2011
6) Cunningham D, et al : N Engl J Med **358** : 36-46, 2008
7) Seng S, et al : J Clin Oncol **30** : 4416-4426, 2012
8) Lyman GH, et al : Oncologist **18** : 1321-1329, 2013
9) Raskob GE, et al : N Engl J Med **378** : 615-624, 2018
10) Agnelli G, et al : N Engl J Med **382** : 1599-1607, 2020
11) Chang SH, et al : JAMA **318** : 1250-1259, 2017

3 高血圧

患者が訴える症状 ▶頭痛 ▶めまい ▶息切れ

STEP 1 まずは抗がん薬以外の可能性を除外する!

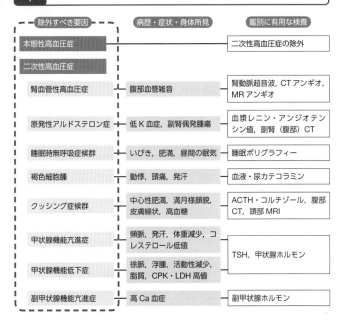

除外すべき要因	病歴・症状・身体所見	鑑別に有用な検査
本態性高血圧症		二次性高血圧症の除外
二次性高血圧症		
腎血管性高血圧症	腹部血管雑音	腎動脈超音波, CT アンギオ, MR アンギオ
原発性アルドステロン症	低 K 血症, 副腎偶発腫瘍	血漿レニン・アンジオテンシン値, 副腎(腹部)CT
睡眠時無呼吸症候群	いびき, 肥満, 昼間の眠気	睡眠ポリグラフィー
褐色細胞腫	動悸, 頭痛, 発汗	血液・尿カテコラミン
クッシング症候群	中心性肥満, 満月様顔貌, 皮膚線状, 高血糖	ACTH・コルチゾール, 腹部 CT, 頭部 MRI
甲状腺機能亢進症	頻脈, 発汗, 体重減少, コレステロール低値	TSH, 甲状腺ホルモン
甲状腺機能低下症	徐脈, 浮腫, 活動性減少, 脂質, CPK・LDH 高値	
副甲状腺機能亢進症	高 Ca 血症	副甲状腺ホルモン

● 現在使用されている降圧薬の多くは,末梢血管抵抗を下げることで血圧を下げる効果が出る.その前に,まずは1回拍出量にも目を向け,体液量が適正か,血圧が上昇するその他の要因がないか,目線を向ける必要がある.

a. 高血圧症の分類

● 高血圧症は,上図のとおり,原因を1つに特定できない本態性高血圧症と,原因が特定できる二次性高血圧症に分類される.高血圧症のうち,約80〜90%が本態性高血圧症と推定されている.

●ここでは，二次性高血圧症として代表的なものをあげた．その他にも二次性高血圧症を呈する疾患はあるが，詳細は参考文献に委ねる．

b. 二次性高血圧症の評価

●高血圧症の鑑別や考え方については，上図のとおりである．適切な評価・治療のためには，まずは二次性高血圧症のスクリーニングすることが必要である．

●ここでは一般的な高血圧症の考え方について列記した．実臨床では多くの患者がおり，とくに抗がん薬使用にあたってはさまざまなステージの患者像がある．そのすべてにこれらスクリーニングが必要ではなく，実臨床においては，それぞれの症例において検討が必要である．

STEP 2 原因として考えられる抗がん薬は？

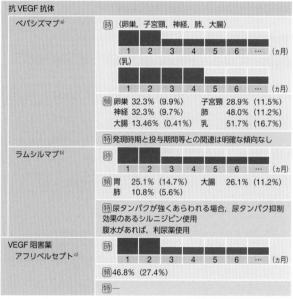

抗 VEGF 抗体	
ベバシズマブ[a]	時（卵巣，子宮頸，神経，肺，大腸） 1　2　3　4　5　6　…（ヵ月） （乳） 1　2　3　4　5　6　…（ヵ月） 頻　卵巣 32.3%（9.9%）　　子宮頸 28.9%（11.5%） 　　神経 32.3%（9.7%）　　肺 48.0%（11.2%） 　　大腸 13.46%（0.41%）　乳 51.7%（16.7%） 特 発現時期と投与期間等との関連は明確な傾向なし
ラムシルマブ[b]	時　1　2　3　4　5　6　…（ヵ月） 頻　胃 25.1%（14.7%）　　大腸 26.1%（11.2%） 　　肺 10.8%（5.6%） 特 尿タンパクが強くあらわれる場合，尿タンパク抑制効果のあるシルニジピン使用 腹水があれば，利尿薬使用
VEGF 阻害薬 アフリベルセプト[c]	時　1　2　3　4　5　6　…（ヵ月） 頻 46.8%（27.4%） 特 ―

時 好発時期　頻 発現頻度（All Grade，高度な副作用）　特 特徴

a）アバスチン点滴静注用 適正使用ガイド，2020 年 2 月
b）サイラムザ点滴静注液 適正使用ガイド，2019 年 11 月
c）ザルトラップ 適正使用ガイド，2017 年 5 月

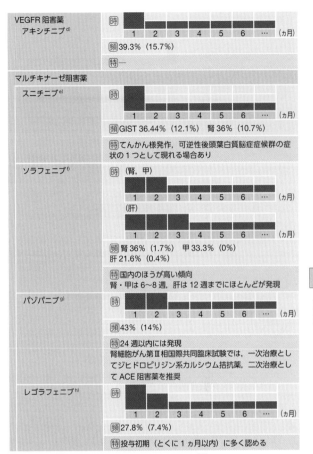

VEGFR 阻害薬

アキシチニブ[d]

時

1　2　3　4　5　6　…（ヵ月）

頻 39.3%（15.7%）

特 —

マルチキナーゼ阻害薬

スニチニブ[e]

時

1　2　3　4　5　6　…（ヵ月）

頻 GIST 36.44%（12.1%）　腎 36%（10.7%）

特 てんかん様発作，可逆性後頭葉白質脳症症候群の症状の1つとして現れる場合あり

ソラフェニブ[f]

時 （腎，甲）

1　2　3　4　5　6　…（ヵ月）

（肝）

1　2　3　4　5　6　…（ヵ月）

頻 腎 36%（1.7%）　甲 33.3%（0%）
肝 21.6%（0.4%）

特 国内のほうが高い傾向
腎・甲は 6～8 週，肝は 12 週までにほとんどが発現

パゾパニブ[g]

時

1　2　3　4　5　6　…（ヵ月）

頻 43%（14%）

特 24 週以内には発現
腎細胞がん第Ⅲ相国際共同臨床試験では，一次治療としてジヒドロピリジン系カルシウム拮抗薬，二次治療として ACE 阻害薬を推奨

レゴラフェニブ[h]

時

1　2　3　4　5　6　…（ヵ月）

頻 27.8%（7.4%）

特 投与初期（とくに 1 ヵ月以内）に多く認める

時 好発時期　頻 発現頻度（All Grade，高度な副作用）　特 特徴

d）インライタ錠 適正使用ガイド，2020 年 2 月
e）スーテントカプセル 12.5 mg 特定使用成績調査最終報告書
f）ネクサバール錠 200 mg 適正使用ガイド，2020 年 3 月
g）ヴォトリエント錠 適正使用ガイド，2018 年 7 月
h）スチバーガ 適正使用ガイド，2017 年 8 月

3

高血圧

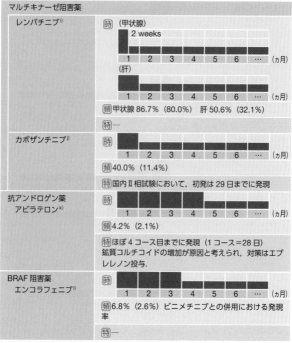

マルチキナーゼ阻害薬								
レンバチニブ[i]	時 (甲状腺) 2 weeks							
	頻 甲状腺 86.7%（80.0%）　肝 50.6%（32.1%）							
	特 ―							
カボザンチニブ[j]	時							
	頻 40.0%（11.4%）							
	特 国内Ⅱ相試験において，初発は 29 日までに発現							
抗アンドロゲン薬 アビラテロン[k]	時							
	頻 4.2%（2.1%）							
	特 ほぼ 4 コース目までに発現（1 コース＝28 日）鉱質コルチコイドの増加が原因と考えられ，対策はエプレレノン投与．							
BRAF 阻害薬 エンコラフェニブ[l]	時							
	頻 6.8%（2.6%）ビニメチニブとの併用における発現率							
	特 ―							

時 好発時期　頻 発現頻度（All Grade，高度な副作用）　特 特徴

i）レンビマカプセル 適正使用ガイド，2019 年 6 月
j）カボメティクス錠 適正使用の手引き，2020 年 5 月
k）ザイティガ錠 適正使用ガイド，2020 年 3 月
l）ビラフトビ錠 適正使用ガイド，2019 年 11 月

● 血管新生阻害薬やマルチキナーゼ阻害薬などの**血管内皮細胞増殖因子（VEGF）に関与する分子標的治療薬では高頻度に発現**することが知られている．

● VEGF を阻害することにより，一酸化窒素（NO）産生が阻害され，血管拡張作用が抑制することで発現すると考えられている[4]．

STEP 3　対策と対応

a. 標準的な治療法

GL ▶ 高血圧治療ガイドライン（JSH）2019[1]

● 一般的に高血圧とは，診察室で収縮期血圧 140 mmHg 以上または拡

張期血圧 90 mmHg 以上，家庭で収縮期血圧 135 mmHg 以上または拡張期血圧 85 mmHg 以上を指す．

● 高血圧治療の目的は，高血圧の持続によってもたらされる心血管病の発症・進展・再発による死亡や QOL の低下を抑制することであり，抗がん薬治療を継続するうえでも重要となる．

● 降圧薬の心血管病抑制効果の大部分は，その種類よりも降圧度によって規定される．

● 一部の病態を除いた降圧目標を**表 1** に示す．

表 1 降圧目標

	診察室血圧（mmHg）		家庭血圧（mmHg）	
	収縮期	拡張期	収縮期	拡張期
75 歳未満	130 未満かつ 80 未満		125 未満かつ 75 未満	
75 歳以上	140 未満かつ 90 未満		135 未満かつ 85 未満	

● **抗がん薬により発症する高血圧に対し，第一選択薬として使用が推奨されている薬剤は定まっていない．**

● 海外のガイドラインでは，タンパク尿の改善作用も期待できることからレニン・アンジオテンシン系阻害薬である ARB や ACE 阻害薬が推奨されている[3]．

● JSH2019 では第一選択薬として ARB，ACE 阻害薬，Ca 拮抗薬，利尿薬，β遮断薬（αβ遮断薬を含む）の 5 種類の主要降圧薬のなかから，患者個々に合致した薬剤を選択することを推奨している．

● 単剤でコントロールができない場合，異なるクラスの降圧薬を併用する．同一薬の倍量投与よりも降圧効果が大きいことが示されている[2]．

● 高血圧発現時の対応について，多くの薬剤は，Grade 2 では降圧薬による治療を開始し，血圧がコントロールできれば治療継続するが，コントロールできなければ休薬や減量を考慮する．症候性か否かで対応が分かれる薬剤もあるので注意が必要である．

● Grade 3 では，血圧がコントロールされるまで休薬し，再開時は減量が規定されている薬剤が多い．また，Grade 4 では，原則中止となる．

● 減量，休薬または中止の規定は薬剤により異なることもあるので，投与時には確認が必要である．副作用の症状，重症度などに応じて減量する場合や，副作用の発現回数に応じて対応が規定されている場合もある．

b. その他の治療

● 一般的に，生活習慣の修正（減塩，運動，節酒，禁煙，ストレス管理など）を行うことは，降圧効果が期待されるだけでなく，高血圧予防の観点からも重要である．

3

高血圧

STEP 4　薬剤管理指導で押さえておくべきこと

a. 抗がん薬治療前・治療中の確認事項

●**高血圧症患者では，高血圧が悪化することがある**ので，高血圧の既往の有無を確認しておく．

●白衣高血圧（診察室血圧が高血圧であっても，診察室外血圧では正常域血圧を示す状態）や，仮面高血圧（診察室血圧が正常域血圧であっても，診察室外血圧では高血圧を示す状態）の存在を理解しておく．

●抗がん薬の投与開始前および投与期間中は定期的に血圧を測定する．

●患者には家庭血圧測定を行い，その測定結果を記録するよう指導する．

●測定は，1日2回［朝：起床後1時間以内（排尿後・服薬前・朝食前，座位1〜2分安静）／夜：就寝前（座位1〜2分安静）］，1機会に2回行い，その平均をとる．

よくある質問

Q 大腸がん治療にベバシズマブ（アバスチン®）を使用しています．開始する前は115 mmHg/75 mmHgだった血圧が155 mmHg/95 mmHgと高値を示すようになり，頭痛も出現しています．どのように対応すればよいですか？

A 高血圧に対するベバシズマブの投与基準
■治療開始基準
・ベバシズマブ投与開始時に高血圧を認めない．
・降圧薬により Grade 1 程度の良好なコントロールが得られている．
■高血圧発現時の休薬・中止規定
・国内臨床試験における休薬・中止規定は**図1**のとおり．
・コントロールできない場合は入院治療を実施する．
・急激または著しい血圧上昇があり，高血圧に伴う緊急症が疑われる場合は，ただちに治療を中止する．

　図1の基準に照らし合わせ，治療開始前は正常血圧であることが確認されており，臨床症状を伴う Grade 2 の高血圧と判断できるので，現時点では降圧薬（単剤）による薬物治療を行ったうえで投与継続は可能といえるでしょう．ただし，降圧薬を併用しても血圧コントロールがつかない場合，Grade 3 と判断されるため，血圧コントロールが可能になるまで休薬が推奨されます．
※他がん種の投与基準についてはがん種ごとの投与基準を参照すること．

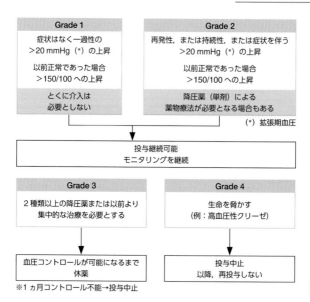

図1 国内臨床試験におけるベバシズマブの高血圧発現時の休薬・
中止規定

3

高血圧

■文 献

1) 日本高血圧学会（編）：高血圧治療ガイドライン 2019. ライフサイエンス出版，
2019
2) Wald DS, et al : Am J Med **122** : 290-300, 2009
3) Kabbinavar F, et al : Cancer Ther **6** : 327-340, 2008
4) Izzedine H, et al : Ann Oncol **20** : 807-815, 2009

1 薬剤性肺障害

患者が訴える症状 ▶呼吸困難 ▶咳嗽（空咳） ▶発熱

STEP 1 まずは抗がん薬以外の可能性を除外する！

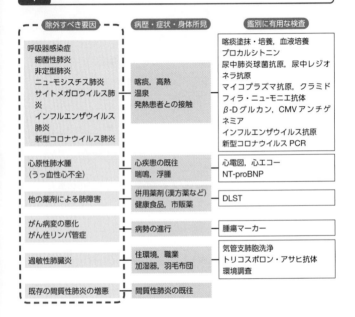

除外すべき要因	病歴・症状・身体所見	鑑別に有用な検査
呼吸器感染症 　細菌性肺炎 　非定型肺炎 　ニューモシスチス肺炎 　サイトメガロウイルス肺炎 　インフルエンザウイルス肺炎 　新型コロナウイルス肺炎	喀痰，高熱 温泉 発熱患者との接触	喀痰塗抹・培養，血液培養 プロカルシトニン 尿中肺炎球菌抗原，尿中レジオネラ抗原 マイコプラズマ抗原，クラミドフィラ・ニューモニエ抗体 β-Dグルカン，CMVアンチゲネミア インフルエンザウイルス抗原 新型コロナウイルスPCR
心原性肺水腫 （うっ血性心不全）	心疾患の既往 喘鳴，浮腫	心電図，心エコー NT-proBNP
他の薬剤による肺障害	併用薬剤（漢方薬など） 健康食品，市販薬	DLST
がん病変の悪化 がん性リンパ管症	病勢の進行	腫瘍マーカー
過敏性肺臓炎	住環境，職業 加湿器，羽毛布団	気管支肺胞洗浄 トリコスポロン・アサヒ抗体 環境調査
既存の間質性肺炎の増悪	間質性肺炎の既往	

●抗がん薬投与中に両側性非区域性のスリガラス影・浸潤影が出現した場合には薬剤性肺障害を疑う．

●まずは被疑薬を中止したうえで他疾患の可能性を検討する．

●発熱時には感染症を否定できないことが多く，重症例においては抗菌薬とステロイド薬を同時に開始し，感染症関連検査の結果を確認する．

a. 感染症との鑑別

●呼吸不全を伴う場合はステロイド薬が投与されるため，**感染症との鑑別**がもっとも重要である．

1) 日和見感染

- 抗がん薬投与中のがん患者は免疫能が低下しており、**ニューモシスチス肺炎**などの日和見感染を合併することがある。これらは薬剤性肺障害と胸部 CT 所見が類似することから、とくに注意が必要である。

- β-D グルカンはニューモシスチス肺炎で上昇するため、鑑別に有用である。

2) その他の感染症

- 細菌性肺炎では喀痰検査が有用であるが、すべての症例で起炎菌が検出されるわけではない。

- インフルエンザや新型コロナウイルス感染症の流行状況をふまえ、必要な検査を追加する。

b. 感染症以外の疾患との鑑別

- 心原性肺水腫では両肺に浸潤影やスリガラス影を呈し、画像による鑑別が困難なことがある。心エコーや NT-proBNP が心不全の診断に有用であるが、薬剤性肺障害を契機に心不全が増悪することがあり、慎重な判断が必要である。

- 抗がん薬以外の薬剤が肺障害の原因となっている場合があり、新規に開始された薬剤や薬剤性肺障害の報告が多い薬剤の使用がないか確認することが重要である。

> **STEP 2** 原因として考えられる抗がん薬は？

- すべての抗がん薬において、薬剤性肺障害発症の可能性はあるが、代表的な薬剤について紹介する。

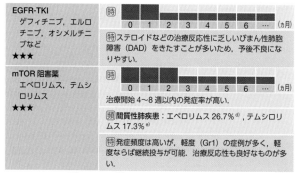

EGFR-TKI ゲフィチニブ、エルロチニブ、オシメルチニブなど ★★★	時 0 1 2 3 4 5 6 … (カ月)
	特 ステロイドなどの治療反応性に乏しいびまん性肺胞障害（DAD）をきたすことが多いため、予後不良になりやすい。
mTOR 阻害薬 エベロリムス、テムシロリムス ★★★	時 0 1 2 3 4 5 6 … (カ月) 治療開始 4〜8 週以内の発症率が高い。
	頻 間質性肺疾患：エベロリムス 26.7%[d]、テムシロリムス 17.3%[e]
	特 発症頻度は高いが、軽度（Gr1）の症例が多く、軽度ならば継続投与が可能。治療反応性も良好なものが多い。

★発現頻度の高さ　時好発時期　頻発現頻度（All Grade）　特特徴

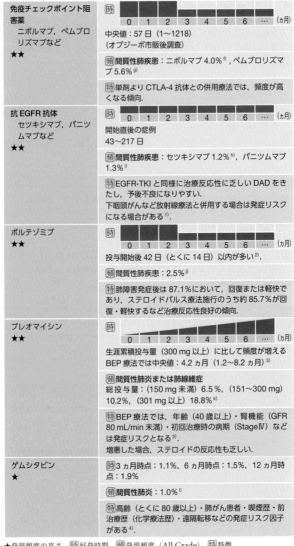

免疫チェックポイント阻害薬 ニボルマブ，ペムブロリズマブなど ★★	時 0 1 2 3 4 5 6 … （ヵ月） 中央値：57日（1〜1218） （オプジーボ市販後調査） 頻 間質性肺疾患：ニボルマブ 4.0%[f]，ペムブロリズマブ 5.6%[g] 特 単剤より CTLA-4 抗体との併用療法では，頻度が高くなる傾向.
抗EGFR抗体 セツキシマブ，パニツムマブなど ★★	時 0 1 2 3 4 5 6 … （ヵ月） 開始直後の症例 43〜217日 頻 間質性肺疾患：セツキシマブ 1.2%[h]，パニツムマブ 1.3%[i] 特 EGFR-TKI と同様に治療反応性に乏しい DAD をきたし，予後不良になりやすい. 下咽頭がんなど放射線療法と併用する場合は発症リスクになる場合がある[1].
ボルテゾミブ ★★	時 0 1 2 3 4 5 6 … （ヵ月） 投与開始後42日（とくに14日）以内が多い[2]. 頻 間質性肺疾患：2.5%[j] 特 肺障害発症後は87.1%において，回復または軽快であり，ステロイドパルス療法施行のうち約85.7%が回復・軽快するなど治療反応性良好の傾向.
ブレオマイシン ★★	時 0 1 2 3 4 5 6 … （ヵ月） 生涯累積投与量（300 mg 以上）に比して頻度が増える BEP 療法では中央値：4.2 ヵ月（1.2〜8.2 ヵ月）[3] 頻 間質性肺炎または肺線維症 総投与量：（150 mg 未満）6.5%，（151〜300 mg）10.2%，（301 mg 以上）18.8%[k] 特 BEP 療法では，年齢（40歳以上）・腎機能（GFR 80 mL/min 未満）・初回治療時の病期（StageⅣ）などは発症リスクとなる[3]. 増悪した場合，ステロイドの反応性も乏しい.
ゲムシタビン ★	時 3 ヵ月時点：1.1%，6 ヵ月時点：1.5%，12 ヵ月時点：1.9% 頻 間質性肺炎：1.0%[l] 特 高齢（とくに80歳以上）・肺がん患者・喫煙歴・前治療歴（化学療法歴）・遠隔転移などの発症リスク因子がある[4].

★発現頻度の高さ　時好発時期　頻発現頻度（All Grade）　特特徴

ドセタキセル ★	時中央値：2コース（範囲1～4コース）[5]
	頻間質性肺炎：0.6%[m]
	特投与法（週1回）により、発現頻度が高くなるとの報告もある．

★発現頻度の高さ　時好発時期　頻発現頻度（All Grade）　特特徴

a）アストラゼネカ株式会社：イレッサ錠250プロスペクティブ調査（特別調査）に関する結果と考察，平成16年8月
b）Gemma A, at al：Cancer Sci 105：1584-1590, 2014
c）アストラゼネカ株式会社：タグリッソ錠 使用成績調査最終報告結果報告，2019年2月
d）アフィニトール錠 IF 第16版，e）トーリセル点滴静注液 IF 第8版
f）Huang J, et al：Onco Targets Ther 9：5867-5874, 2016
g）MSD株式会社：キイトルーダ点滴静注 市販直後調査の結果報告，2017年10月
h）アービタックス注射液 IF 第10版，i）ベクティビックス点滴静注 IF 第14版
j）ベルケイド注射用 IF 第12版，k）ブレオ注射用 IF 第7版
l）ジェムザール注射用 IF 第15版，m）タキソテール点滴静注用 IF 第14版

a. 患者背景の違いによる発現頻度・転帰

●同じ抗がん薬であっても，間質性肺疾患（ILD）や慢性閉塞性肺疾患（COPD）の既往歴や肺がんなどのがん種により，発現頻度や転帰は大きく異なる．

●たとえば，エルロチニブの全例調査では，ILDの合併・既往有，喫煙歴有，COPDや肺感染症の合併・既往有などが発現危険因子としてあげられ，発症後の死亡率も肺がん患者では，35.7%（153例/429例）に対して，膵がん患者では3.8%（2例/52例）と少ない．

●また，一般的に欧米人より日本人はILDの発症頻度が高く，外国人のみを対象とした海外臨床試験の結果のみでは，十分に把握することができない．

b. 発症頻度と重症度の関係

●**発症頻度と重症度には相関性がなく[6]，薬剤個々により大きく異なる．**

●たとえば，エベロリムスの発症頻度は高いものの，Gr1程度の軽度のものが多く，軽度ならば継続投与が可能である．一方，EGFR-TKIや抗EGFR抗体では，びまん性肺胞障害（DADパターン）を呈するものが多く，予後不良になることが多いため，軽度でも投与中止にすべきである．

1

薬剤性肺障害

STEP 3　対策と対応

a. 標準的な治療法（GL あるいはそれに準じるもの）

GL ▶ 薬剤性肺障害の診断・治療の手引き 第 2 版（2018）

1）原因薬の投与中止

● 治療反応性の良好な mTOR 阻害薬では，Grade 1 程度の軽度の場合は経過観察で対応を行う．中等度以上の場合は投与中止とし，重症度によっては，ステロイド治療を行う．

● 治療反応性の不良な EGFR-TKI などは，Grade 1 程度の軽度の場合でも，投与中止とする．

2）副腎皮質ステロイドによる治療

● プレドニゾロン換算で 0.5〜1.0 mg/kg/日を投与する．2〜4 週ごとに 5 mg/日減量することを目安とするが，漸減方法については，明確な基準はない．

● また，重症例や DAD の場合には，パルス療法（メチルプレドニゾロン 500〜1,000 mg/日）を 3 日間行い，プレドニゾロン（量は前述）を継続投与する．

3）ステロイド治療時の副作用対策

▶ ニューモシスチス肺炎予防

● 少なくともプレドニゾロン 20 mg/日（1 ヵ月）以上投与する場合は，ST 合剤（スルファメトキサゾール/トリメトプリム）を週 3 回（2 錠/日），もしくは連日（1 錠/日）投与を併用する．

▶ 骨粗鬆症予防

● 経口ステロイドを 3 ヵ月以上で使用する予定の場合は，ステロイド性骨粗鬆症の対策のために骨折危険因子をスコアで評価する．具体的には，既存骨折や年齢，ステロイド投与量，骨密度などの危険因子を多く含む場合は，ビスホスホネート製剤の投与などを行う[7]（p.201，図 1 参照）．

▶ 血糖コントロール

● 経口ステロイドにおいても，開始量 0.74 mg/kg 以上の場合，HbA1c 6.5％もしくは空腹時血糖 99 mg/dL 以上でインスリンによるコントロールを要する可能性を示唆する報告[8]もあり，使用前の血糖の状況を把握する必要がある．

b. その他の治療法（GL にないが Evidence あり / Evidence ないがエキスパートが行うもの）

1）ステロイド治療抵抗性

▶ 免疫抑制薬

● シクロスポリン，タクロリムスもしくはシクロホスファミドとステロ

イドを併用し，有効性を示している報告がある．ただし，小規模の後
向き観察研究であることや保険適用がないことに留意する．

▶好中球エラスターゼ阻害薬（シベレスタット）

●『特発性肺線維症の治療ガイドライン 2017』では，「IPF 急性増悪に
対して好中球エラスターゼ阻害薬の投与を行わないことを提案する
が，少数の患者にはこの治療法が合理的な選択肢である可能性がある」
と記載されており，使用に関してはまったく否定されているわけでは
ないが，保険適用上は人工呼吸管理下での使用となっている．

STEP 4　薬剤管理指導で押さえておくべきこと

a. 抗がん薬治療前の確認事項

＜既往歴＞

●間質性肺炎の既往歴のある患者に対して，アムルビシン，イリノテカ
ン，ゲムシタビンなどは投与を検討する必要があるため，治療予定が
ないか確認が必要である．これらは間質性肺炎を合併していることが
多い肺がん患者に対して，使用頻度の高い抗がん薬のため，注意が必
要である．

●ニボルマブ投与終了後に EGFR-TKI を投与した患者において，重篤
な ILD を発現した症例が散見したことから，EGFR-TKI 投与前には
ILD の有無を確認し，投与中も十分に留意しなければならない．

b. ILD 発症後のステロイド治療中の確認事項

＜ステロイド漸減中の再燃＞

●ステロイド減量の方法は確立したものはない．急激な減量や服薬アド
ヒアランスが不良になると ILD が再燃する可能性があるため，減量
の状況確認や服用時の患者教育も重視する必要がある．

●また，免疫チェックポイント阻害薬では，ステロイド減量中に再燃す
る報告[9]もあり，より慎重に減量を行う．

1

薬剤性肺障害

よくある質問

Q ILD 発症後（ILD 既往患者）に対して使用するレジメンはありますか？[10]

A 急性増悪を起こす状態は回避することを念頭に置いて治療を行いますが，ILD の急性増悪を発症させない抗がん薬は存在しないため，急性増悪の発症リスクの低い抗がん薬を選択することになります．

　比較的発症頻度が低いと考えられている白金系薬，エトポシド，パクリタキセル，ビノレルビンなどを中心に考えて，非小細胞肺がんでは，一次治療にはカルボプラチン＋パクリタキセル療法を用いることが多いですが，二次治療におけるドセタキセルやペメトレキセドは急性増悪の頻度が高くなります．また，ベバシズマブは比較的安全に使用できるため，適応例での使用を検討します．

　小細胞肺がんでは，ILD 既往患者にイリノテカンが使用できないため，一次治療にはシスプラチン＋エトポシド療法となりますが，限局型においても放射線治療も回避される傾向が強いです．また，トポテカンも急性増悪の頻度が高くなるため，二次治療は非小細胞肺がんのレジメンが選択されることもあります．

■文　献

1) 吉川　匠ほか：日呼吸会誌 **7**：234-239，2018
2) 向井陽美：成人病と生活習慣病 **41**：830-835，2011
3) O'Sullivan JM, et al：Ann Oncol **14**：91-96，2003
4) Hamada T, et al：Respirology **21**：338-343，2016
5) Tamiya A, et al：Anticancer Res **32**：1103-1106，2012
6) Saito Y, et al：Int J Clin Oncol **17**：534-541，2012
7) 骨粗鬆症の予防と治療ガイドライン作成委員会（編）：骨粗鬆症の予防と治療ガイドライン 2015 年度版，ライフサイエンス出版，2015
8) 石塚達夫ほか：レジデントノート **16**：2864-2871，2015
9) Nishino M, et al：Cancer Immunol Res **4**：289-293，2016
10) 日本呼吸器学会腫瘍学術部会ほか（編）：間質性肺炎合併肺癌に関するステートメント，南江堂，2017

1 肝障害

患者が訴える症状 ▶発熱 ▶発疹 ▶皮膚瘙痒 ▶全身倦怠感
▶黄疸 ▶暗色尿

STEP 1	まずは抗がん薬以外の可能性を除外する！

除外すべき要因	病歴・症状・身体所見	鑑別に有用な検査
腫瘍による肝障害 原病（肝転移）の悪化，胆道閉塞・閉塞黄疸，肝腫瘍が転位ではなくその他の重複がんである可能性	肝転移の有無・程度 肝切除・胆管切除の既往 胆道ドレナージの有無 黄疸の有無	腹部エコー検査 CT検査 MRI検査 上下部内視鏡検査
肝障害を生じる併存疾患 NASH，胆のう結石・総胆管結石，胆管炎，肝膿瘍，アルコール性肝障害，ウィルス性肝炎（HAV，HBV，HCV，HEV），肝硬変，自己免疫性肝疾患，その他の稀な疾患（サルコイドーシス・ヘモクロマトーシス・ウィルソン病など）	右季肋部痛・心窩部痛 発熱	腹部エコー検査 CT検査 MRI検査 血清学的検査
肝臓以外の疾患 循環不全・心不全，血栓塞栓症，甲状腺疾患，糖尿病	呼吸苦・動悸・息切れ 下腿浮腫・ふくらはぎの痛み 口渇	Dダイマー・FDP 下肢静脈エコー 肺動脈・下肢静脈 造影CT検査 胸部X-p 心エコー検査
抗がん薬以外の薬剤 他疾患で使用する薬剤・サプリメント 職業（薬剤曝露の可能性）	新規に開始した薬剤の有無 自施設以外での投薬の確認	
肝障害でない肝胆道系酵素の上昇 溶血・骨病変・副甲状腺機能亢進症	溶血の有無 痛みを生じていないか	血液検査の再検 ALPアイソザイム 骨シンチ FDG-PET カルシウム・PTH

- 肝障害は，原病の病態や化学療法との因果関係の有無を念頭に，血液検査，症状，身体所見，画像検査を通して，器質的な肝疾患，肝疾患以外による肝障害，肝障害以外による検査値異常について鑑別を要する．また，重症度を CTCAE の Grade も参考に，時系列で経過を確認のうえ，緊急性があるか，数日単位，週単位で経過をみるか，評価，判断することが重要である．とくに，トランスアミナーゼ，ビリルビンは化学療法の継続に直接的に影響するので適切な評価をしたい．

- 原病の病態として，残肝機能の評価以外に，胆管空腸吻合や胆道ステントの留置など，逆行性胆道逆流，逆行性胆管炎といった感染を生じやすい病態ではないか確認する．

- 併存疾患について，**HBV 感染状況を確認し，HBV の再活性化を鑑別**する必要がある．

- 血液検査では，ALT が肝細胞障害に特異性が高く，AST より半減期が長い．AST は肝臓のほか，心筋，骨格筋，腎臓，脳，赤血球などに含まれる．溶血すると AST のほか，LDH，K が上昇しうる．ALP は胆汁うっ滞など肝障害以外に，骨病変（転移・外傷），糖尿病などで上昇し，血液型が O 型や B 型の人は，脂っこいものを食べた後に小腸由来の ALP が上昇するため，アイソザイム測定が有用な場合もある．

- 脂肪肝の場合，AST，ALT は 100 U/L 以下で，ALT 優位の場合が多く，アルコール性脂肪肝は AST が優位になり，γ-GTP も上昇しやすい．

- 原因不明の肝障害の場合，肝生検を検討する場合もあるが，原因が判然としない場合もある．

STEP 2　原因として考えられる抗がん薬は？

- すべての抗がん薬において，薬物性肝障害（drug-induced liver injury：DILI）の可能性はあるが，代表的な薬剤を作用機序別に分類して紹介する．

- なお，下表には添付文書やインタビューフォームにおける重大な副作用として 10%以上の発現頻度で記載されている抗がん薬を抜粋した．

- 本邦では診断の 1 つとして，DDW-J2004 薬物性肝障害ワークショップのスコアリングが用いられている．このスコアリングは日本肝臓学会のホームページに掲載されていて常時閲覧可能となっており，その一助になると思われるため，ぜひ参考にされたい（https://www.jsh.or.jp/medical/guidelines/medicalinfo/mtphama）．なお，本スコアリングは肝細胞障害型，胆汁うっ滞型または混合型に分類されている．

| 免疫チェックポイント阻害薬（ICIs） | 時 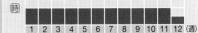 |

⟨時⟩好発時期 ⟨頻⟩発現頻度（All Grade） ⟨特⟩特徴

⟨頻⟩・ペムブロリズマブ（肝機能障害 11.1%）a)
・イピリムマブ（ニボルマブ併用投与にて，AST上昇 13.5%，ALT上昇 14.6%）b)

⟨特⟩・ICIsによる肝障害は投与開始2か月ごろから発症頻度が高くなる[1].
・海外第Ⅲ相試験（MDX010-20試験）におけるイピリムマブ3 mg/kg単独群のGrade 2以上の肝障害の発現は，ヤーボイ R 投与開始の3週から9週にみられ，発現から5日から2週間程度で回復している[2].
・ICIの種類や併用療法などの治療内容により肝障害の出現頻度は異なるため，試験結果などから情報収集し，早い対応を行うことが重要である.

| アルキル化薬 | 時 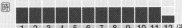 |

⟨頻⟩・トラベクテジン（AST上昇 58.9%，ALT上昇 71.2%）c)
・ストレプトゾシン（肝機能障害 50.0%）d)

⟨特⟩・トラベクテジンにおいてグレード3以上のAST上昇及びALT上昇の最高値は，本剤投与から1週間以内，γ-GTP上昇は約2週間後に認められている.
・大量で投与される薬剤であるため肝障害時に代謝能の低下が予想され，副作用が強く出現する可能性がある.

| 代謝拮抗薬 | 時 |

⟨頻⟩・アザシチジン（AST上昇 34.0%，ALT上昇 37.7%，ビリルビン上昇 24.5%）e)
・クロファラビン（AST上昇 79.6%，ALT上昇 78.9%，ビリルビン上昇 50.5%）f)

⟨特⟩・メトトレキサート・ロイコボリン救援療法においては，副作用集計対象となった222例中，ALT上昇（43.7%），AST上昇（35.6%）であった.
・メトトレキサートは，細胞障害による細胞内への脂肪沈着による脂肪性肝疾患がある.
・大量で投与される薬剤であるため肝障害時に代謝能の低下が予想され，副作用が強く出現する可能性がある.

⟨時⟩好発時期 ⟨頻⟩発現頻度（All Grade） ⟨特⟩特徴
a）キイトルーダ点滴静注IF，第14版，b）ヤーボイ点滴静注液IF，第7版
c）ヨンデリス点滴静注用IF，第4版，d）ザノサー点滴静注用IF，第5版
e）ビダーザ注射用IF，第5版，f）エボルトラ点滴静注IF，改訂第1版

1

肝障害

白金製剤	時

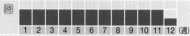

| | 1　2　3　4　5　6　7　8　9　10　11　12（週） |

頻・オキサリプラチン（AST 上昇 17.7％，ALT 上昇 13.6％）g）

特・オキサリプラチンの重大な副作用として，肝静脈閉塞症（頻度不明）の記載がある．

分子標的治療薬（チロシンキナーゼ阻害薬）	時

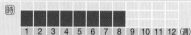

| | 1　2　3　4　5　6　7　8　9　10　11　12（週） |

頻・ポナチニブ（肝機能障害 16.9％）h）
　・ゲフィチニブ（肝機能障害 10％以上）i）
　・クリゾチニブ（肝機能障害 33.9％）j）
　・ボスチニブ（肝機能障害 60.3％：AST 上昇 30.2％，ALT 上昇 38.1％，肝機能異常 14.3％）k）
　・ロルラチニブ（肝機能障害 12.7％）l）
　・ギルテリチニブ（AST 上昇 28.0％，ALT 上昇 29.7％）m）

特・多くの経口分子標的治療薬は，シトクロム P450 で代謝されるため，重度の肝障害時には血中濃度の上昇に注意する必要がある．

分子標的治療薬（サイクリン依存性キナーゼ阻害薬）	時

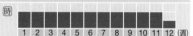

| | 1　2　3　4　5　6　7　8　9　10　11　12（週） |

頻・アベマシクリブ（AST 上昇 10.4％，ALT 上昇 10.7％）n）

特・アベマシクリブ投与において，中止に至ったグレード 3 以上の ALT 上昇，AST 上昇は，本剤投与開始後 2 ヵ月以内に集中して発現している．

分子標的治療薬（セリン・スレオニンキナーゼ阻害薬）	時

| | 1　2　3　4　5　6　7　8　9　10　11　12（週） |

頻・ダブラフェニブ（トラメチニブ併用投与にて，AST 上昇 10.2％，ALT 上昇 10.9％）o）
　・エンコラフェニブ（γ-GTP 上昇 12.5％）p）
　・ビニメチニブ（γ-GTP 上昇 12.5％）q）

特・チロシンキナーゼ阻害薬と同様．

時 好発時期　頻 発現頻度（All Grade）　特 特徴

g）エルプラット点滴静注液 IF，第 14 版，h）アイクルシグ錠 IF，第 4 版
i）イレッサ錠 IF，第 20 版，j）ザーコリカプセル IF，第 11 版
k）ボシュリフ錠 IF，第 5 版，l）ローブレナ錠 IF，第 3 版
m）ゾスパタ錠 IF，第 6 版，n）ベージニオ錠 IF，第 5 版
o）タフィンラーカプセル IF，第 6 版，p）ビラフトビカプセル IF，第 3 版
q）メクトビ錠 IF，第 3 版

分子標的治療薬（マルチキナーゼ阻害薬）	時

1 2 3 4 5 6 7 8 9 10 11 12（週）

	頻 ・パゾパニブ（肝機能障害 28.4%）^{r)} ・スニチニブ（肝機能障害 59.1%，ビリルビン上昇 28.0%）^{s)}
	特 ・チロシンキナーゼ阻害薬と同様．

分子標的治療薬（モノクローナル抗体）	時

1 2 3 4 5 6 7 8 9 10 11 12（週）

	頻 ・トラスツズマブエムタンシン（肝機能障害 28.2%：AST 上昇 20.4%，ALT 上昇 15.5%）^{t)} ・イノツズマブオゾガマイシン（γ-GTP 上昇 12.8%，AST 上昇 10.4%，高ビリルビン血症 10.4%）^{u)} ・ゲムツズマブオゾガマイシン（肝機能障害 37.9%）^{v)} ・モガムリズマブ（単剤/併用：ALT 上昇 12.9%/37.9%，AST 上昇 10.6%/27.6%）^{w)}
	特 トラスツズマブエムタンシンにおいて，臨床試験におけるAST，ALTの平均値の推移は，各コースの8日目に一過性の上昇を認め，次回投与時までに回復する傾向があった．

ホルモン薬	時 ―
	頻 ・アビラテロン（AST 上昇 10.7%，ALT 上昇 11.8%）^{x)}
	特 ―

その他	時 ―
	頻 ・ベキサロテン（肝機能障害 25.0%）^{y)} ・タラポルフィン（肝機能障害 32.4%）^{z)}
	特 ―

時 好発時期　頻 発現頻度（All Grade）　特 特徴

r）ヴォトリエント錠 IF，第9版．　s）スーテントカプセル IF，第14版．
t）カドサイラ点滴静注用 IF，第8版．　u）ベスポンサ点滴静注用 IF，第3版．
v）マイロターグ点滴静注用 IF，第15版．　w）ポテリジオ点滴静注 IF，第2版．
x）ザイティガ錠 IF，第10版．　y）タルグレチンカプセル IF，第5版．
z）注射用レザフィリン IF，第11版．

●抗がん薬による DILI の特殊例として，脂肪性肝疾患，類洞閉塞症候群（sinusoidal obstruction syndrome：SOS）などを発症する場合がある．

●**発症頻度とその重症度は薬剤個々により大きく異なる**．また薬剤だけでなく添加物なども原因になりうることから，後発医薬品やバイオ後続品への変更後に出現する可能性もある．長期にわたる抗がん薬治療では，その情報を院内はもとより，院外の保険薬局においても共有することが重要である．

1

肝障害

STEP 3　対策と対応

a. 標準的な治療法（ガイドラインあるいはそれに準じるもの）

GL ▶重篤副作用疾患別対応マニュアル（厚生労働省[3]，令和元年 9 月改定）

　　▶B 型肝炎治療ガイドライン（第 3.4 版）（2021 年 5 月，日本肝臓学会[4]）

1）起因薬剤の投与中止

●治療の基本は被疑薬を中止することである．AST，ALT，ALP，γ-GTP などの変動に注意しながら肝障害を早期に発見し被疑薬を中止する．その際，DDW-J2004 薬物性肝障害ワークショップのスコアリングが DILI の診断の一助となる．診断やその鑑別に難渋する場合，重症例では早期段階で肝臓専門医へのコンサルトを検討する．

2）肝庇護薬による治療

●被疑薬を中止しても改善がみられない場合には，科学的エビデンスには乏しいが，ウルソデオキシコール酸（ursodeoxycholic acid：UDCA）やタウリン（アミノエチルスルホン酸），グリチルリチン酸などを投与する．利胆作用のある UDCA は副作用も少なく，胆汁うっ滞に対する第一選択薬として広く用いられている[5]．タウリンも利胆作用があり，抗酸化作用が強く，肝細胞保護作用も持ち合わせるため使用されることがある．

3）ステロイドによる治療

●肝細胞障害型で，プロトロンビン時間延長など急性肝不全が疑われる場合には，経験的にプレドニゾロン換算で 0.5～1.0 mg/kg/日を投与する．急性肝不全と判断された場合には，ステロイドパルス療法を実施することがある[6]．

●類洞閉塞症候群（sinusoidal obstruction syndrome：SOS）に対する科学的エビデンスのある治療法はないが，経験的に副腎皮質ステロイドおよび抗凝固薬が投与されることがある．保険適用外であるが，遺伝子組換えトロンボモデュリンが有効であったとする報告もある[7]．

4）HBV 再活性化に対する対応

●HBs 抗原陽性例では予防的に核酸アナログを投与し，HBs 抗原陰性，HBc 抗体あるいは HBs 抗体陽性の既往感染例では，1～3 ヵ月ごとに HBV DNA のモニタリングを実施する．HBV DNA 量が 20 IU/mL（1.3 LogIU/mL）以上に上昇した場合は，核酸アナログを投与する．詳細は日本肝臓学会（編）『B 型肝炎治療ガイドライン（第 3.4 版）』参照[4]．

薬剤管理指導で押さえておくべきこと

a. 抗がん薬治療前の確認事項

1）常用薬，併用薬の確認

● DILI は，重篤で致命的な転帰をたどる場合があり，実臨床において軽視できない，注意すべき副作用の１つである．抗がん薬だけでなく，抗菌薬や NSAIDs，精神神経系作用薬なども DILI を惹起する可能性がある[8]．また漢方製剤や健康食品，サプリメントについても，時に重篤な肝障害など致命的な副作用が発生していることに留意し[3, 9]，これら補完代替療法についても情報収集を行う．アガリクス（学名：Agaricus blazei Murill）は，がん患者において肝障害の報告が，多く報告されている[10]．

2）肝機能ベースラインの確認

● 肝臓の逸脱酵素である ALT，AST は肝細胞に障害があると，血中でそれらの濃度上昇をきたすが，それがどの程度の機能的障害なのか判断することは困難である．そのため抗がん薬投与前には，必ず肝機能検査を実施し，ベースライン値をあらかじめ確認しておくことが重要である．また服用開始後も定期的な肝機能検査が推奨されている薬剤は，各種ガイドラインや添付文書などに従って，継続的にモニタリングしていくことが肝要である．

b. B 型肝炎ウイルスの再活性化

● がん化学療法施行に伴い，HBV が再活性化し致死的な肝障害に陥ることがあるため，がん化学療法開始前から対応を講じておく必要がある．「免疫抑制・化学療法により発症する B 型肝炎対策ガイドライン（改訂版）」[4]に基づき全例に HBV キャリアおよび既往感染者のスクリーニングを実施する．

● HBc 抗体（＋）または HBs 抗体（＋）患者の HBV DNA 定量についてはリツキシマブ，オビヌツズマブ（±ステロイド），フルダラビンを用いるがん化学療法および造血幹細胞移植に対するがん化学療法は，HBV 再活性化の高リスクであり，治療中および治療終了後少なくとも 12 ヵ月の間，HBV DNA を月１回モニタリングする．また通常の化学療法でも，1〜3 ヵ月ごとを目安とする．さらにステロイド，免疫抑制薬，免疫抑制作用あるいは免疫修飾作用を有する分子標的治療薬による免疫抑制療法においても，HBV 再活性化のリスクがある．免疫抑制療法では，治療開始後および治療内容の変更後（中止を含む）少なくとも 6 ヵ月間は，月１回の HBV DNA 量のモニタリングが望ましい．

よくある質問

Q がん化学療法施行患者に対する HBV 再活性化の予防対策として，推奨されている核酸アナログは何ですか？

A 核酸アナログ製剤は，薬剤耐性の少ない ETV（エンテカビル），TDF（テノホビル・ジソプロキシル），TAF（テノホビル・アラフェナミド）の使用が推奨されています[4]．そのなかでも ETV は核酸アナログ製剤未治療例に対する成績は良好で，耐性ウイルスの出現率も低いことから第一選択薬となっています．1 日 1 回 0.5 mg を空腹時（食後 2 時間以降かつ次の食事の 2 時間以上前）に経口投与する必要があるため，服用方法に留意する必要があります．さらに，腎機能障害のある患者は慎重投与とされていて，当該の患者には投与方法と投与量の目安なるものが設定されています．

　TDF，TAF はそれぞれ 1 日 1 回 300 mg，1 日 1 回 25 mg を経口投与しますが，ETV とは異なり食事による影響を受けず，服用時間が制限されないため，投与方法に対するストレスは少なくなっています．また，TDF，TAF ともに，重大な副作用として報告されている腎機能障害を有する症例に対しての投与では，前者がクレアチニンクリアランスに応じて，投与方法と投与量の目安が設定されていますが，後者ではクレアチニンクリアランス 15 mL/min 以上であれば投与量の調整は不要とされています．その他，常用薬など併用している薬剤との相互作用などを十分に考慮したうえで核酸アナログ製剤を選択することが重要です．

■文　献

1) Weber JS, et al：J Clin Oncol **30**：2691-2697, 2012
2) McDermott D, et al：Ann Oncol **24**：2694-2698, 2013
3) 厚生労働省：重篤副作用疾患別対応マニュアル 薬物性肝障害．https://www.mhlw.go.jp/topics/2006/11/dl/tp1122-1i01_r01.pdf（2020 年 6 月閲覧）
4) 日本肝臓学会：B 型肝炎治療ガイドライン（第 3.4 版）．https://www.jsh.or.jp/lib/files/medical/guidelines/jsh_guidlines/B_v3.4.pdf（2021 年 6 月閲覧）
5) Devarbhavi H：J Clin Exp Hepatol **2**：247-259, 2012
6) 松崎靖司：肝・胆・膵 **48**：777-783，2004
7) Yakushijin K, et al：Bone Marrow Transplant **54**：674-680, 2019
8) 松崎靖司：診断と治療 **105**：226-232，2017
9) 渡辺賢治：日本臨牀 **77**：362-369，2019
10) 蒲原聖可：機能性食品の適正使用情報．サプリメントと医薬品の相互作用ハンドブック．DHC 医薬食品相談部（編），医学出版社，2015

1 腎障害・タンパク尿

患者が訴える症状

<u>急性腎障害</u>：　▶乏尿　▶無尿　（非乏尿性腎障害，尿濃縮能の低下時は尿量増加，頻尿，夜間尿）　▶浮腫　▶体重増加　▶全身倦怠感　▶悪心　▶嘔吐　▶食欲不振　▶瘙痒感

<u>タンパク尿</u>：　▶尿の混濁，泡立ち　▶高血圧

> ・水分排泄不良と老廃物質や電解質の排泄能低下から多様な全身症状が出現し，糸球体ろ過量（glomerular filtration rate：GFR）が60 mL/min/1.73m² 未満になると腎性貧血の出現頻度が有意に増加する[1]．また，アレルギー機序により間質性腎炎が発症した場合は発熱や発疹が，糸球体に障害が発生した場合は尿の着色（血尿），閉塞性の腎障害であれば腹部やわき腹に疼痛が出現する．
> ・タンパク尿の持続によるネフローゼ症候群にも注意が必要である．

STEP 1　まずは抗がん薬以外の可能性を除外する！

除外すべき要因	病歴・症状・身体所見	鑑別に有用な検査
糸球体疾患 糖尿病性腎症 高血圧性腎硬化症 慢性糸球体腎炎 急速進行性糸球体腎炎 全身性血管炎	長い糖尿病歴あるいは高血圧歴 高度タンパク尿あれば浮腫，体重増加 微熱，倦怠感，喀血 腹痛，血便，体重減少	HbA1c，心エコーで心肥大 眼底変化，尿中顆粒円柱 尿潜血とくに尿中変形赤血球 尿タンパク，IgA，抗 DNA抗体 MPO/PR3-ANCA，補体，ASO
尿細管間質性疾患 急性尿細管壊死 亜急性尿細管間質性腎炎 横紋筋融解症	微熱，倦怠感 投薬の変更 外傷，筋肉内血腫 長時間の意識消失	抗 SS-A/B 抗体，IgG4 CK（CPK） 血中好酸球，Hb，ALB 尿 α1ミクログロブリン，尿NGAL
腎前性腎障害 脱水・出血・敗血症 心不全・低血圧 腎動脈狭窄症	下痢，嘔吐，高熱，火傷 めまい，ふらつき，頻脈 意識レベル低下 倦怠感，体重減少	尿酸，BUN/クレアチニン比 カリウム，FENa，Hb 心エコーの IVC 径・左室容量 安静時レニン活性
腎後性腎障害 尿路結石 腫瘍性尿路閉塞 前立腺肥大 後腹膜線維症	腰痛，肉眼的血尿 排尿障害 腹部大動脈瘤	腹部エコー・CT・MRI

- 抗がん薬以外の薬剤性腎障害が疑われた場合，被疑薬を中止したうえで他疾患の可能性を検討する．とくに NSAIDs はアセトアミノフェンへの切り替え，レニン・アンジオテンシン系阻害薬投与例では投薬減量や Ca 拮抗薬への変更を考慮する．
- 腎障害は上図以外にも，多くの原因で起こりうる[2]．尿検査の施行が必須である．

a. 糸球体疾患

- 尿潜血は尿管・膀胱からの出血でもみられるが，尿沈渣で赤血球の変形や大小不同がみられる場合には糸球体疾患の存在が明らかとなる．
- 尿定量検査は尿の希釈度の影響を受けやすいので，尿中クレアチニンも同時測定して比率で判断する．

b. 尿細管間質性疾患

- 腎毒性薬物による急性尿細管壊死は数日以内に起こることが多い．
- シェーグレン症候群，IgG4 関連疾患，好酸球増多症などは数ヵ月の単位で炎症細胞浸潤を伴う尿細管間質性腎炎を起こすことがある．
- 精神病治療薬やスタチンは横紋筋融解の誘因となりうる．
- CRP 上昇を伴う症例では貧血，低アルブミン血症がみられやすい．

c. 腎前性腎障害

- 腎前性腎障害では FENa 1%以下，BUN/クレアチニン比 20 以上となりやすい．
- 尿 NGAL は腎ネフロンの各部位の障害で増加するが，血清クレアチニンの上昇に比して尿 NGAL の上昇が軽微な場合には脱水が疑われる[3]．
- 私見だが，心エコーでの左室容量あるいは吸気呼気下大静脈（IVC）径比率の低下は，脱水の鋭敏な指標の可能性がある．

d. 腎後性腎障害

- **急速な腎機能の悪化がみられた場合にはエコーなどにて水腎症を除外**する必要がある．

STEP 2 原因として考えられる抗がん薬は？

a. 腎障害

白金製剤 シスプラチン ★★★	時 用量依存性
	頻 6.6%[a]
	特 急性腎障害，近位尿細管障害，ファンコニ症候群， 腎性尿崩症，Na・Mg の喪失
アルキル化薬 イホスファミド ★★	時 累積投与量 60 g/m² 以上で上昇の腎障害が発現しや すい
	頻 0.07%[b]（腎機能悪化）
	特 急性腎障害，近位尿細管障害，ファンコニ症候群， 腎性尿崩症

代謝拮抗薬

ペメトレキセド★★	時 ―
	頻 7.1%[c]
	特 急性腎障害，近位尿細管障害，ファンコニ症候群， 腎性尿崩症
メトトレキサート★★	時 ―
	頻 3.2%[d]
	特 急性腎障害，結晶析出による尿細管の閉塞

ビスホスホネート

パミドロン酸★	時 ―
	頻 1%未満[e]
	特 ネフローゼ症候群，急性腎障害（危険因子として投 与期間，投与量が知られている）
ゾレドロン酸★	時 ―
	頻 5%未満[f]
	特 急性腎障害（危険因子として投与期間，投与量が知 られている）
抗 VEGF 抗体 ベバシズマブ ★★	時 ―
	頻 0.64%[g]
	特 急性腎障害，タンパク尿，高血圧

★発現頻度の高さ　時 好発時期

頻（クレアチニン値上昇）発現頻度（All Grade）　特 特徴（臨床的な腎毒性）
a）ランダ注 IF, 改訂第 18 版，b）注射用イホマイド IF, 改訂第 3 版
c）アリムタ注用 IF, 改訂第 12 版，d）注射用メソトレキセート IF, 改訂第 16 版
e）アレディア点滴静注用 IF, 改訂第 8 版，f）ゾメタ点滴静注 IF, 改訂第 14 版
g）ベバシズマブ点滴静注用 IF, 改訂第 18 版．

1

腎障害・タンパク尿

抗VEGFR抗体 ラムシルマブ ★★	時 —
	頻 0.4%[h]
	特 急性腎障害，タンパク尿，高血圧

マルチキナーゼ阻害薬		
スニチニブ★	時 —
	頻 0.05%[i]
	特 急性腎障害，タンパク尿，高血圧
ソラフェニブ★	時 —
	頻 0.3%[j]（腎不全）
	特 急性腎障害，タンパク尿，高血圧
パゾパニブ★	時 —
	頻 5%未満[k]
	特 急性腎障害，タンパク尿，高血圧

BRAF阻害薬		
ベムラフェニブ★	時 —
	頻 0.9%[l]（急性腎不全） 0.6%[l]（腎機能障害）
	特 急性腎障害，電解質異常
ダブラフェニブ★	時 —
	頻 8%[m]
	特 急性腎障害，電解質異常

ALK阻害薬 クリゾチニブ★	時 —
	頻 2.8%[n]（腎嚢胞）
	特 急性腎障害，電解質異常，腎微細嚢胞

インターフェロンγ★★	時 —
	頻 9%[o]（腎がんにおけるデータ）
	特 ネフローゼタンパク尿，急性腎障害，糸球体腎炎やネフローゼ症候群

★発現頻度の高さ 　時 好発時期

頻 （クレアチニン値上昇）発現頻度（All Grade）　特 特徴（臨床的な腎毒性）

h）サイラムザ点滴静注液 IF，改訂第8版
i）スーテントカプセル IF，改訂第14版，j）ネクサバール錠 IF，改訂第17版
k）ヴォトリエント錠 IF，改訂第9版，l）ゼルボラフ錠 IF，改訂第8版
m）タフィンラーカプセル IF，改訂第6版，n）ザーコリカプセル IF，改訂第11版
o）イムノマックス-γ注 IF，改訂第12版

免疫チェックポイント阻害薬		
イピリムマブ★	時—	
	頻0.8%[p]（単独投与におけるデータ）	
	特急性腎障害，タンパク尿	
ニボルマブ★★	時—	
	頻3.6%[q]（切除不能進行・再発の非小細胞肺がん）	
	特急性腎障害	
ペムブロリズマブ★	時—	
	頻2.6%[r]	
	特急性腎障害	
CAR-T療法 チサゲンレクルユーセル ★★	時—	
	頻10%未満[s]	
	特腎前性急性腎障害を伴う毛細血管漏出症候群	

★発現頻度の高さ 時好発時期
頻（クレアチニン値上昇）発現頻度（All Grade）特特徴（臨床的な腎毒性）
p）ヤーボイ点滴静注液 IF，改訂第 7 版，q）オプジーボ点滴静注 IF，改訂第 24 版，
r）キイトルーダ点滴静注 IF，改訂第 14 版，s）キムリア点滴静注 IF，改訂第 2 版

●薬剤性腎障害は「薬剤の投与により，新たに発症した腎障害，既存の腎障害の更なる悪化を認める場合」と定義され，タンパク尿出現や電解質異常も含む[4]．白金製剤に代表される中毒性腎障害による急性尿細管壊死のほか，アレルギー機序，電解質異常や腎血流量減少による間接毒性，尿路閉塞性障害がある．複数機序にまたがることもあるため，発現時期の限定は容易ではない．上表では急性腎障害の要因となる薬剤[5]とそのクレアチニン値上昇頻度を示した．

b. タンパク尿

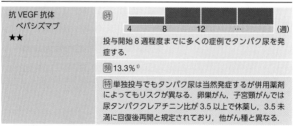

抗 VEGF 抗体 ベバシズマブ ★★	時
	（4 8 12 … （週）） 投与開始 8 週程度までに多くの症例でタンパク尿を発症する．
	頻13.3%[t]
	特単独投与でもタンパク尿は当然発症するが併用薬剤によってもリスクが異なる．卵巣がん，子宮頸がんでは尿タンパククレアチニン比が 3.5 以上で休薬し，3.5 未満に回復後再開と規定されており，他がん種と異なる．

★発現頻度の高さ 時好発時期 頻発現頻度（All Grade）特特徴
t）Wu S, et al：J Am Soc Nephrol **21**：1381-1389, 2010

1

腎障害・タンパク尿

抗 VEGFR 抗体 ラムシルマブ ★★	
	頻 10.9%[h]
	特 進行・再発結腸・直腸がんにおける発現時期の中央値は 43.5 日，回復までの中央値は 28.0 日．一方で投与開始からの時期に依存しないことも示唆されている．併用療法時での発現率は 12.2%．日本人集団での発現率が高い．尿タンパク 2 g/日以上で休薬し，2 g/日未満に回復後に 1 段階減量して再開する．尿タンパク 3 g/日発現時またはネフローゼ症候群発現時は投与を中止する．

マルチキナーゼ阻害薬

スニチニブ★ ソラフェニブ★ パゾパニブ★	時 発現時期に関する有用な情報はない．
	頻 スニチニブ 1.86%[i] ソラフェニブ 0.07%[j] パゾパニブ 12.5%[k]
	特 ソラフェニブは肝細胞がん第 I 相試験および甲状腺未分化／髄様がん国内第 II 相試験でタンパク尿の報告あり．・スニチニブ：Grade 3 以上のタンパク尿で休薬．Grade 3 のタンパク尿であれば Grade 1 以下またはベースラインまで回復後に中止前と同一用量又は 12.5 mg 減量で再開可能だが，Grade 4 では 12.5 mg 減量または投与中止．・ソラフェニブ：腎細胞がん，肝細胞がんではタンパク尿 Grade 2 までは用量調節不要で投与継続可能だが，甲状腺がんの場合は Grade 1 までが用量調節不要で投与継続可能．・パゾパニブ：Grade 3 で休薬し，Grade 1 に回復すれば 1 段階減量で再開可能，Grade 1 に回復しない場合は投与中止．
レゴラフェニブ★	時 ―
	頻 6.6%[w]
	特 切除不能な大腸がんに対する国際共同第 III 相臨床試験で外国人発現率 1.6% に対して日本人発現率 40.0%．タンパク尿固有の基準ではないが Grade 3 以上で中止し，Grade 2 以下に回復後に 40 mg 減量して再開．
レンバチニブ★★★	 発現までの中央値 43.0 日．日本人における発現までの中央値は 29.0 日．初発までの期間も全体 43.0 日に対し，日本人は 29.0 日．
	頻 27.0%[x]
	特 タンパク尿固有の基準ではないが忍容性がない Grade 2 または Grade 3 で休薬し，ベースラインまたは Grade 1 以下に回復後に 1 段階減量して再開可能．

★発現頻度の高さ　時 好発時期　頻 発現頻度（All Grade）　特 特徴
u）インライタ錠 IF，改訂第 6 版，v）ザルトラップ点滴静注 IF，改訂第 6 版
w）スチバーガ錠 IF，改訂第 8 版

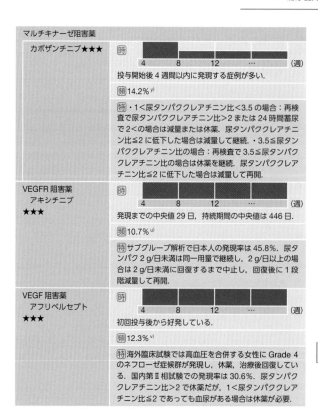

マルチキナーゼ阻害薬	
カボザンチニブ★★★	時 [グラフ 4 8 12 … (週)] 投与開始後4週間以内に発現する症例が多い. 頻 14.2%y) 特 ・1<尿タンパククレアチニン比<3.5の場合:再検査で尿タンパククレアチニン比>2または24時間蓄尿で2<の場合は減量または休薬. 尿タンパククレアチニン比≦2に低下した場合は減量して継続. ・3.5≦尿タンパククレアチニン比の場合:再検査で3.5≦尿タンパククレアチニン比の場合は休薬を継続. 尿タンパククレアチニン比≦2に低下した場合は減量して再開.
VEGFR阻害薬 アキシチニブ ★★★	時 [グラフ 4 8 12 … (週)] 発現までの中央値29日, 持続期間の中央値は446日. 頻 10.7%u) 特 サブグループ解析で日本人の発現率は45.8%. 尿タンパク2g/日未満は同一用量で継続し, 2g/日以上の場合は2g/日未満に回復するまで中止し, 回復後に1段階減量して再開.
VEGF阻害薬 アフリベルセプト ★★★	時 [グラフ 4 8 12 … (週)] 初回投与後から好発している. 頻 12.3%v) 特 海外臨床試験では高血圧を合併する女性にGrade 4のネフローゼ症候群が発現し, 休薬, 治療後回復している. 国内第Ⅱ相試験での発現率は30.6%. 尿タンパククレアチニン比>2で休薬だが, 1<尿タンパククレアチニン比≦2であっても血尿がある場合は休薬が必要.

★発現頻度の高さ　時好発時期　頻発現頻度（All Grade）　特特徴

x）レンビマカプセルIF, 改訂第8版
y）カボメティクス錠IF, 改訂第3版

● **抗がん薬によって腎臓のどの部位が障害されやすいかについての特徴があり**, この所見が一致した場合には副作用の原因が抗がん薬である可能性が高くなる. 血管内皮増殖因子の阻害薬は糸球体内皮細胞傷害によりタンパク尿を呈しやすい. 一部はネフローゼを呈し, 血小板減少も伴うことがあり, 病理学的には血栓性微小血管症を呈する[6]. 受容体型チロシンキナーゼ阻害薬も同様な副作用をもつ. 上表ではタンパク尿の原因となる代表的な抗がん薬について示した.

1

腎障害・タンパク尿

STEP 3　対策と対応

a. 腎障害

1. 標準的な治療法

1）シスプラチン

●投与前および投与後に 1,000〜2,000 mL の輸液を 4 時間以上かけて投与する.

●投与量に応じて 500〜1,000 mL の適切な輸液に希釈して 2 時間以上かけて点滴静注する.

●尿量に注意し，必要に応じてマンニトールおよびフロセミドなどの利尿薬を投与する.

2）ネダプラチン

●投与量に応じて 300 mL 以上の適切な輸液に希釈して 60 分以上かけて点滴静注する.

●投与後に 1,000 mL 以上の輸液を点滴静注する.

3）メトトレキサート

●尿 pH を 7.0 以上に維持する.

●尿の酸性化によってメトトレキサートが結晶化し尿細管に沈着する可能性があるため，500 mL の補液当たり 7％炭酸水素ナトリウム注射液を 20〜40 mL，投与前日からロイコボリン投与終了まで継続投与する．同時に 100〜150 mL/m²/時間の水分補給を行い，経時的（6時間ごと）に全尿量をチェックする.

●アセタゾラミドは利尿および尿のアルカリ化作用を有するので，アセタゾラミド 250〜500 mg/日をメトトレキサート投与前日からロイコボリン®の救援投与終了まで経口または静脈内投与する.

●尿を酸性化する利尿薬（たとえば，フロセミド，エタクリン酸，チアジド系利尿薬など）の使用を避ける.

b. その他の治療法

1）マグネシウム（Mg）の投与

●シスプラチンによる腎障害予防に Mg の血管内投与の有効性が示唆されている[7,8]．代表的な補充方法について示す.

> 例 ・シスプラチン投与前後に生理食塩液 1,000〜3,000 mL に塩化カリウム 20 mEq および硫酸マグネシウム 8 mEq（1 g）を混和し 250〜500 mL/h で投与する.

b. タンパク尿

1. 標準的な治療法

1) タンパク尿定性・定量

●原因となる抗がん薬を投与する際にはタンパク尿出現の有無の継続的なモニタリングが必要である．休薬・減量基準は重症度評価に基づいて行われるが，薬剤ごとに異なるために注意が必要である．試験紙による定性反応は尿の希釈・濃縮状態や尿 pH の影響を受けるために休薬・減量の判断時は尿タンパク定量を実施する．定量は 1 日蓄尿での実施が望ましいが，外来治療を中心に実臨床下では随時尿タンパク/クレアチニン比を代替指標として用いることも可能である．VEGF 阻害薬によるネフローゼは休薬により改善することがある[6]．

2) 降圧薬

●タンパク尿の出現に関連して血圧上昇が問題となることがある．臓器保護作用を期待して ACE 阻害薬や ARB が推奨される[9]．一方で両薬剤の併用は腎障害の発現リスクが上昇するため[10]，Ca 拮抗薬など，他の降圧薬も考慮する．

2. その他の治療

●抗がん薬以外にもタンパク尿の原因となる薬剤は多い．がん治療中に食事制限をするのは困難なことも多いため，複数の職種と協同し，管理していく．

1) タンパク尿の原因薬剤（抗がん薬以外）

●NSAIDs，抗菌薬，抗結核薬，金製剤，チオプロニン，ブシラミン，ペニシラミン，ビスホスホネート，インターフェロン，PPI，H_2 受容体拮抗薬，アロプリノール，プロベネシド，フェニトイン，リチウム製剤，チアマゾールなど原因薬剤は多い．抗がん薬と同様に継続の可否を考慮する．

2) 摂取エネルギーの適正化

●摂取カロリー目安は標準体重×30〜35 kcal/日である．肥満患者では標準体重×25 kcal 以下に抑える必要がある．

3) タンパク制限

●0.8 g/標準体重/日前後であるが，過度のタンパク質制限は予後を悪くする可能性もある．タンパク質の摂取量は Maroni 式【タンパク摂取量（g/日）＝［1 日尿中尿素窒素排泄量（g）；0.031×体重（kg）］×6.25 塩分制限】を用いて 24 時間蓄尿から推算可能である．

4) 塩分制限

●塩分摂取量目安は 3〜6 g/日である．

薬剤管理指導で押さえておくべきこと

- ●治療開始時には適正使用推進と用量依存的な腎障害回避のため，GFR に応じた至適投与量で治療を開始する必要がある．GFR の指標としてはクレアチニンクリアランスが汎用されており，がん領域では Cockcroft-Gault 式が主に使用されている．Cockcroft-Gault 式に代入する血清クレアチニン値は Jaffe 法で測定したものを用いてクレアチニンクリアランスを予測するよう検討されたものなので，**本邦で汎用されている酵素法で測定した値を用いる際には GFR を過大評価しない**ように注意が必要である．

- ●腎障害発生時には治療継続の可否と次回用量について医師と協議しなければならない．低腎機能患者に投与する際には，重篤な副作用の発生に備えて，薬剤の透析性も押さえておくべきである．

- ●アベマシクリブはクレアチニンの尿細管分泌にかかわる腎尿細管トランスポーターを可逆的に阻害し，血清クレアチニン値が上昇することがあるため，見かけ上の腎機能低下が起こりうる．したがって，上昇時にはシスタチン C などを測定し，GFR を評価する必要がある．

よくある質問

Q 肥満患者に対する投与量はどのように考えればよいですか？

A 米国臨床腫瘍学会（ASCO）は過去の報告を参考に，最大投与量が定められている薬剤などを除き，肥満患者においても実体重をもとに算出された用量での投与を推奨しています．ただし，肥満患者で Cockcroft-Gault 式を用いて GFR 算出する際，実体重を用いると腎機能を過大に評価してしまうため，理想体重の使用，浮腫や肥満のある日本人向けの算出式【eGFR（mL/min）＝0.806×年齢－0.287×血清 Cr－0.1094×体重（kg）0.428×身長（cm）×0.725；女性の場合はさらに×0.739】を利用するなどの対応が必要です．

■文　献

1) Astor BC, et al : Arch Intern Med **162** : 1401-1408, 2002
2) 森　潔：急性腎不全・急性腎障害．病態から学ぶ新腎臓内科学，中尾一和（監修），診断と治療社，p62-66，2011
3) AKI（急性腎障害）診療ガイドライン 2016 作成委員会（編）：急性腎障害（AKI）診療ガイドライン 2016，東京医学社，2016
4) 薬剤性腎障害の診療ガイドライン作成委員会：日腎会誌 **58**：477-555，2016
5) Rosner MH, et al : N Engl J Med **376** : 1770-1781, 2017
6) Yamada R, et al : BMC Nephrol **20** : 14, 2019
7) Willox JC, et al : British Journal of Cancer **54** : 19-23, 1986
8) Bodnar L, et al : Eur J Cancer **44** : 2608-2614, 2008
9) Izzedine H, et al : Eur J Cancer **46** : 439-448, 2010
10) Böhm M, et al : Lancet **389** : 2226-2237, 2017

2 出血性膀胱炎

患者が訴える症状 ▶赤みを帯びた尿の着色（血尿）　▶頻尿　▶残尿感
▶排尿困難　▶排尿時痛
▶肉眼的血尿の持続で貧血　▶呼吸困難
▶膀胱タンポナーデの発生で膀胱痛

STEP 1　まずは抗がん薬以外の可能性を除外する！

除外すべき要因	付随，または特徴的症状	鑑別に有用な検査
下部尿路悪性疾患 ・膀胱がん ・前立腺がん ・子宮がん（頸がん，体がん），直腸がん ・悪性リンパ腫　など	・無症状が多い ・前立腺がんなど膀胱出口部の悪性疾患では下部尿路症状もみられる	・腹部エコー，CT，MRI などの画像検査 ・尿細胞診 ・膀胱鏡 ・PSA，sIL2R などの腫瘍マーカー
下部尿路良性疾患（下記以外） ・前立腺肥大症 ・子宮内膜症 ・尿路結石　など	・前立腺肥大症，尿路結石では下部尿路症状がみられる ・子宮内膜症では月経周期に伴う出血がみられる	・腹部エコー，CT，MRI，KUB などの画像検査 ・膀胱鏡
放射線性膀胱炎 ・前立腺がん，子宮頸がん，直腸がんに対する加療既往	・下部尿路症状を伴うこともあるが無症状のこともある	・膀胱鏡
膀胱炎症性疾患 ・細菌性膀胱炎 ・ウイルス性膀胱炎（アデノウイルス，BK ウイルスなど）	・痛みを含めた下部尿路症状を伴うことが多い	・検尿，尿培養 ・尿細胞診，尿抗原検査
その他の薬剤 ・漢方薬，トラニラスト，など	・痛みを含めた下部尿路症状を伴うことが多い	・問診による被疑薬の聞き出し

●出血性膀胱炎（下部尿路からの肉眼的出血）の原因は多岐にわたるため，各種検査を組み合わせて正確な診断を行う必要がある．

●下部尿路の悪性疾患が原因になりうる．膀胱癌は無症候性の肉眼的血尿を生じる一方，前立腺がんでは下部尿路症状を伴うことが多い．下部尿路と隣接した臓器（子宮，直腸）原発がんが浸潤することや，悪

　　　　性リンパ腫が膀胱に発生している可能性もある．すべて，CT，MRI などの画像検査，膀胱鏡所見が決め手となる．

●良性疾患では，前立腺肥大症による血尿は頻度が高い．子宮内膜症が膀胱内腔に生じている場合は月経周期に伴う出血を認めることが特徴的である．膀胱結石，また下部尿路結石では疼痛を伴うことも多い．

●過去の放射線治療で膀胱が照射野に入っている場合は放射線性膀胱炎を疑う．治療終了後，何年経過していても突然に出血をきたすことがありうる．膀胱鏡では特徴的な粘膜上の血管増生が確認できる．

●細菌性の膀胱炎が出血性膀胱炎となることは非常に多く，とくに抗血小板薬や抗凝固薬を内服している患者では，膀胱内に凝血塊を伴うことも少なくない．一方，ウイルス性の膀胱炎はさほど頻度は高くなく，日常診療でも念頭に置かれることは少ない．

●トラニラストなど一部の薬剤が**薬剤性膀胱炎**を起こすことが知られている．検尿では細菌性膀胱炎と同様の血膿尿がみられるが，培養を行っても陰性である．**薬剤歴を確認することで診断できる．**

STEP 2　原因として考えられる抗がん薬は？

シクロホスファミド★★	時

	1	2	3	4	…	（日）

静脈内投与では投与後 48 時間以内．経口投与は血管内投与よりも遅延して発生する．

頻 35% [a]（造血幹細胞移植の前治療，メスナ使用なし）
1.16% [a]（再評価結果における安全性評価例の集計）

特 静脈内投与では経口投与よりも短期間の治療かつ低用量で発現する [1]．
長期間の使用で副作用が重篤化し，遷延性に推移することあり．高用量投与時にのみメスナを併用し，2 L/日以上の飲水が推奨される．

イホスファミド★★★	時

	1	2	3	4	…	（日）

頻 15.6% [b]（肉眼的血尿）
25.0% [b]（顕微鏡的血尿）

特 アクロレインの他にも代謝物のクロロアセトアルデヒドも上皮細胞を障害するため発現頻度はシクロホスファミドよりも高い [2]．2 L/日以上の飲水が推奨される．

ブスルファン★	時 好発時期に関する報告なし．

頻 2.7% [c]（海外・国内臨床試験合計）
10.3% [c]（国内臨床試験）

特 シクロホスファミド併用した症例での報告があり．

★発現頻度の高さ　時好発時期　頻発現頻度（All Grade）　特特徴
a）注射用エンドキサン IF，改訂第 11 版，b）注射用イホマイド IF，改訂第 3 版
c）ブスルフェクス点滴静注用 IF，改訂第 5 版

●抗がん薬ではアルキル化薬のシクロホスファミドやイホスファミド，ブスルファンで出血性膀胱炎が問題となる．出血性膀胱炎を誘発する原因薬剤や薬剤の代謝物は尿中で濃縮されて膀胱上皮を障害するため[3]，用量や濃度，接触時間依存性に発現する．しかし，低用量であっても長期に曝露すれば遅発的に発現することもあるため注意が必要である．

●このほか，マイトマイシンCでは溶血性尿毒症症候群を発症し，血尿，血小板減少を呈することがある．

STEP 3　対策と対応

●膀胱内にある毒性物質の滞留時間の短縮と濃度の希釈が，出血性膀胱炎の軽減・回避に重要である．出血性膀胱炎の発現予防と発現後の対応に分けて記載する．

a. 標準的な治療法（発現予防）

GL ▶重篤副作用疾患別対応マニュアル（2011）
▶血尿診断ガイドライン2013

●標準的な治療法としては発症予防がもっとも重要である．膀胱の持続灌流，大量の水分補給や利尿薬使用による尿量の確保，メスナの投与があげられる．シクロホスファミドとイホスファミドの活性代謝物であるアクロレインは直接的に尿路上皮細胞を障害することで出血性膀胱炎を引き起こすが[4]，メスナの投与はアクロレインの生成と毒性を低減することで出血性膀胱炎の発現予防に寄与する．

●発現予防のための具体的な投与方法を**表1**に示す．

表1 抗がん薬投与時の予防方法

薬剤名	水分補給，尿量確保，尿のアルカリ化	メスナ
シクロホスファミド[a]（造血幹細胞移植の前治療）	・シクロホスファミド投与終了後24時間は150 mL/時間以上の尿量を保つように，1日3 L以上の輸液を投与する	・シクロホスファミドの1日相当量の40％のメスナを1回量として，シクロホスファミド投与時，投与4時間後，投与8時間後に投与する．
イホスファミド[b]	・イホスファミド投与1時間前から，経口水分補給を行い，投与終了翌日まで1日3,000 mL以上の尿量を確保する． ・イホスファミド投与日は投与終了直後から2,000〜3,000 mLの輸液を投与する．経口摂取困難な場合はイホスファミド投与終了翌日まで輸液の投与を継続する． ・イホスファミド投与中は必要に応じて輸液1,000 mLあたり40mLの7％炭酸水素Na液を混和し，D-マンニトール液などの利尿薬を投与する．	・イホスファミドの1日相当量の20％のメスナを1回量として，イホスファミド投与時，投与4時間後，投与8時間後に投与する． ・メスナはイホスファミドの1日投与量の最大100％まで投与可能

a）注射用エンドキサンIF，改訂第11版，b）注射用イホマイドIF，改訂第3版

b. その他の治療（発現後の治療）

●発症後のメスナの投与は効果がないことに注意しなければならない．保存的治療としては軽度であれば尿量の確保があげられる．凝血塊が認められる場合は尿道カテーテルの挿入を行い，貧血や血小板減少，凝固異常が強ければ輸血が考慮されることもある．膀胱刺激症状の対症療法としてステロイドや鎮痛薬などの使用がある．

●「重篤副作用疾患別対応マニュアル」では膀胱持続灌流，高圧酸素療法，ミョウバン，硝酸銀と動脈塞栓術，外科処置についての記載がある[5]．その他，本邦では適応外であり，主に海外で行われているものとしてアミノカプロン酸，プロスタグランジン，ホルマリンなどがある．血尿による膀胱タンポナーデは痛みが強く，処置の緊急性が求められる．出血制御に難渋することも多いため，出血性膀胱炎を発症した際には泌尿器科の専門医の介入が必要である．

STEP 4　薬剤管理指導で押さえておくべきこと

●対象薬剤が膀胱内で高濃度あるいは長時間滞留するのを防ぐために，**積極的な飲水とこまめな排尿の指導**が必要である．可能であれば，ふらつきによる夜間の転倒に注意しながら，就寝後も一度は排尿をするよう促す．

●膀胱刺激症状のみで休薬，減量をすべきではないが，肉眼的血尿が認められる場合は非感染性膀胱炎として Grade 3 に相当するので，漫然と投与を継続することはできない．

●抗がん薬のほかにもタンパク同化ステロイドや免疫抑制薬，オウゴンを含有する漢方薬など，さまざまな薬剤が原因となるが[6]，そのほかにも抗生物質や緩下薬など投与によって尿の着色が認められる薬剤も存在する．これらの薬剤は広く一般的に使用されるものも多い（**表 2**）．出血性膀胱炎が疑われる際には被疑薬や休薬の是非について，総合的な判断が必要となる．

表 2　出血性膀胱炎または着色尿がみられる代表的な薬剤

抗原虫薬	メトロニダゾール
カルバペネム系薬	テビペネムピボキシル
ニューキノロン系薬	ガレノキサシン
鉄剤	含糖酸化鉄
HMG-CoA 還元酵素阻害薬	アトルバスタチン，ピタバスタチン
アルドース還元酵素阻害薬	エパレルスタット
末梢 COMT 阻害薬	エンタカポン
抗 HIV 薬	マラビロク
大腸刺激性下剤	センノシド
血管強化薬	カルバゾクロム
鎮咳薬	チペピジン
鎮痙・鎮痛薬	チメピジウム
メディエーター遊離抑制薬	トラニラスト

よくある質問

Q （出血性）膀胱炎になったときはどんなことに気をつければよいですか？

A エビデンスがあるものばかりではないですが，一般的なものを以下にあげます．

①しっかりと飲水をして尿意を我慢しない．食欲がなくともこまめな飲水が必要である．

②排尿後の温水洗浄便座の使用については，細菌が逆行的に尿道に侵入する可能性もあるため，排尿のみの場合は使用を避ける．排便後に使用する際は尿道口に水流が当たらないようにするなどの工夫をして，バリア機能が低下した膀胱上皮から細菌などが侵入して，二次的に感染が成立しないようにする．

③とくに下腹部を冷やさないように注意する．

④身体の免疫力の低下を防ぐために，食事や睡眠に気を付けて体調管理に努める．

⑤症状が改善し，医師の許可が下りるまでは性行為を控える必要がある．

■文　献

1) Stillwell TJ, et al : Cancer **61** : 451-457, 1988
2) Skinner R, et al : J Clin Oncol **11** : 173-190, 1993
3) deVries CR, et al : J Urol **143** : 1-9, 1990
4) Korkmaz A, et al : Cell Biol Toxicol **23** : 303-312, 2007
5) 厚生労働省：重篤副作用疾患別対応マニュアル 出血性膀胱炎，2011
6) 伊藤　剛ほか：小児診療 **57**：1704-1707，1994

2

出血性膀胱炎

1 浮腫

患者が訴える症状 ▶手足や顔がむくむ・腫れる ▶体重が増加

STEP 1 まずは抗がん薬以外の可能性を除外する！

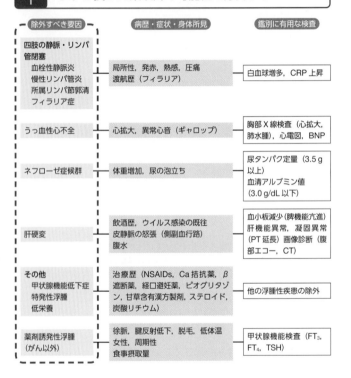

除外すべき要因	病歴・症状・身体所見	鑑別に有用な検査
四肢の静脈・リンパ管閉塞 血栓性静脈炎 慢性リンパ管炎 所属リンパ節郭清 フィラリア症	局所性, 発赤, 熱感, 圧痛 渡航歴（フィラリア）	白血球増多, CRP 上昇
うっ血性心不全	心拡大, 異常心音（ギャロップ）	胸部 X 線検査（心拡大, 肺水腫）, 心電図, BNP
ネフローゼ症候群	体重増加, 尿の泡立ち	尿タンパク定量（3.5 g 以上） 血清アルブミン値（3.0 g/dL 以下）
肝硬変	飲酒歴, ウイルス感染の既往 皮静脈の怒張（側副血行路） 腹水	血小板減少（脾機能亢進） 肝機能異常, 凝固異常（PT 延長）画像診断（腹部エコー, CT）
その他 甲状腺機能低下症 特発性浮腫 低栄養	治療歴（NSAIDs, Ca 拮抗薬, β遮断薬, 経口避妊薬, ピオグリタゾン, 甘草含有漢方製剤, ステロイド, 炭酸リチウム）	他の浮腫性疾患の除外
薬剤誘発性浮腫（がん以外）	徐脈, 健反射低下, 脱毛, 低体温 女性, 周期性 食事摂取量	甲状腺機能検査（FT₃, FT₄, TSH）

a. 全身性か局所性か

●局所性の場合は, 静脈還流やリンパ流の障害がないかを探っていく. 代表的な静脈還流の障害では, 上大静脈症候群のように, 還流域に一致した著明な浮腫が発生する. リンパ流の障害の例としては, 乳腺術後のリンパ節郭清による患側上肢浮腫などがある. 局所性の浮腫の場合, がん性以外の炎症に伴った浮腫を鑑別するには, 腫脹以外に, 発赤, 疼痛, 熱感が伴うことを念頭に観察することが重要である.

●**全身性の場合，顔面の浮腫があるかをみることが要点**である．とくに眼窩部に認められやすい．また，陥凹性浮腫（pitting edema）と呼ばれる，圧迫により陥凹が生じる浮腫が特徴的である．

b. 全身性浮腫の基本病態

●全身性浮腫の発生機序としては，有効循環血液量の低下が契機となり，その結果，液性の調節因子を介して，水分，塩分の貯留を招くことから浮腫を起こす．しかし，臓器障害部位によって随伴する症状が異なる．

●心原性の浮腫は，肺循環から体循環に有効に心拍出できないことから生ずる心拡大，肺水腫が生ずる一方，腎血流も低下しレニン・アンジオテンシン系の負荷が増すことによることで水分，塩分貯留を引き起こす．

●ネフローゼでは，高度の尿タンパクのため血清アルブミン値が低下し，肝硬変では，タンパク合成，同化が低下することで，両病態とも血清アルブミン値が著明に低下する．その結果，血漿のコロイド浸透圧が低下し浮腫をきたす．

STEP 2　原因として考えられる抗がん薬は？

●薬剤性浮腫を引き起こす抗がん薬は数多く存在するが，頻度の高いもの，および代表的なものを以下に示す．

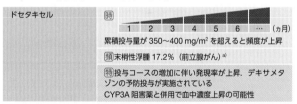

ドセタキセル	時 1　2　3　4　5　6　…（カ月）
	累積投与量が 350〜400 mg/m² を超えると頻度が上昇
	頻 末梢性浮腫 17.2%（前立腺がん）[a]
	特 投与コースの増加に伴い発現率が上昇．デキサメタゾンの予防投与が実施されている CYP3A 阻害薬と併用で血中濃度上昇の可能性

時 好発時期　頻 発現頻度（All Grade）　特 特徴

a) Tannock IF, et al：N Engl J Med **351**：1502-1512, 2004

1

浮腫

BCR-ABL-TKI イマチニブ ダサチニブ ニロチニブ ポナチニブ	時 イマチニブ，ニロチニブ：ほぼ3週間以内（特定使用成績調査） ダサチニブ：投与開始1年 42.7%，2年 49.4%，3年 56.1%
	頻 イマチニブ：表在性浮腫 55.6%（CML）b) ダサチニブ：胸水 17.3% c) ニロチニブ：末梢性浮腫 5.6% d) ポナチニブ：末梢性浮腫 6.0% e)
	特 イマチニブでは眼瞼浮腫，顔面浮腫の割合が高い． 血中濃度と効果・副作用が相関するとの報告があるため，TDMを考慮 ダサチニブでは胸水に次いで全身性浮腫の割合が高い． 投与期間が経過しても継続的に発現 ニロチニブ，ポナチニブでは比較的軽度 CYP3A阻害薬と併用で血中濃度上昇の可能性
ALK-TKI クリゾチニブ ロルラチニブ	時 —
	頻 クリゾチニブ：浮腫 34.8% f) ロルラチニブ：浮腫 43.3% g)
	特 一般的に軽度で，中止により速やかに消失することが知られている CYP3A阻害薬と併用で血中濃度上昇の可能性
エヌトレクチニブ	時 —
	頻 浮腫：26.2% h)
	特 Grade 3以上は1%未満と軽度 CYP3A阻害薬と併用で血中濃度上昇の可能性
テポチニブ	時 初回発現の中央値 42.5日（1〜208日）
	頻 末梢性浮腫：53.8% i)
	特 Grade 3以上の体液貯留が10%程度報告されているが，中止・休薬により軽快する
エベロリムス	時 —
	頻 末梢性浮腫：14.3%（腎細胞がん）j)
	特 血清クレアチニン値上昇や腎機能障害悪化の報告もあるため，腎機能についても確認する CYP3A阻害薬と併用で血中濃度上昇の可能性
アナグレリド	時 —
	頻 末梢性浮腫：22.6% k)
	特 承認時，海外臨床試験に比較して発現頻度が高い傾向にあったが，多くは軽度であった

時 好発時期　頻 発現頻度（All Grade）　特 特徴

b) O'Brien SG, et al : N Engl J Med **348** : 994-1004, 2003
c) スプリセル錠 IF，第12版．d) タシグナカプセル IF，第18版
e) アイクルシグ錠 15 mgIF，第4版．f) ザーコリカプセル IF，第11版
g) ローブレナ錠 IF，第3版．h) ロズリートレクカプセル IF，第3版
i) テプミトコ錠 250 mgIF，第1版．j) アフィニトール錠 IF，第16版
k) アグリリンカプセル 0.5 mgIF，第6版

●ドセタキセルにおける浮腫の主要な発現機序は，毛細血管の透過性亢進と考えられている．

●イマチニブをはじめとする複数のチロシンキナーゼを阻害する薬剤における浮腫の発現には，PDGFR（血小板由来増殖因子受容体）の選択性が関与しているとの報告[1]がある．

STEP 3 対策と対応

a. 標準的な治療法

●薬剤性浮腫に対するガイドラインは存在しない．

b. その他の治療法

1）予防

●ステロイドの予防投与（**ドセタキセル**）：欧米では 100 mg/m^2 が 1 回の最大投与量として設定されているため，**浮腫の発現頻度および重症度が高い傾向**にあり，過敏症および浮腫の軽減目的でステロイドのプレメディケーション[2]が行われている．実際の投与方法はさまざまであるが，本邦ではドセタキセルの投与日前日から経口デキサメタゾン（1 回 8 mg を 1 日 2 回）を 3 日間投与する方法などが用いられている．

2）治療

a）利尿薬の投与

●循環血液量の増加が推測される場合の全身性浮腫（心性，腎性，肝性）に対しては反応する可能性がある．その他の薬剤性浮腫に対しても経験的に投与が試みられているが，効果は限定的といえる．

> 例 | 【適応外】フロセミド 20〜40 mg/day±スピロノラクトン 25〜50 mg/day

b）TDM の実施（イマチニブ）

●イマチニブの抗腫瘍効果と浮腫・皮疹等の一部の副作用は，定常状態における血中トラフ濃度に相関することが報告されている[3, 4]．定常状態における最小有効濃度（MEC）が維持され，十分な効果が得られているにもかかわらず浮腫が著明な場合には，いったん中止し減量での投与再開も考慮する．

c）薬剤の延期または中止

●一般的な薬剤性浮腫では，被疑薬剤を可能な限り中止し浮腫の改善がみられるか確認することとされている．しかしながら，抗がん薬では慢性骨髄性白血病に対するイマチニブなど，服薬アドヒアランスの確保が治療効果に直結するような薬剤も知られており，急激な体重増加

1

浮腫

（＋2 kg 以上）や日常生活に著しく支障をきたす場合を除き，休薬は避けるべきである．また，アナグレリドでは中断による血小板数の反跳現象が報告されている．

d）生活の工夫

●一般的には塩分・水分の制限が推奨されているが，無理な食事制限などで栄養状態が低下すると，アルブミンの低下により血管内に水分を保持できず，浮腫を助長することとなるので注意が必要である．

●また，浮腫が出現した皮膚は脆弱になっているため，保清・保湿を心がけ，締め付けの少ない衣服・下着を身につけることで過度の圧迫や負担を和らげる．

●日中は長時間同じ姿勢をとらずに適度に身体を動かし，就寝時は膝下あたりからクッションなどを入れ，足の先端が心臓の位置よりも高くなるように調整するとよい．

STEP 4　薬剤管理指導で押さえておくべきこと

a．薬物相互作用の影響

●複数のチロシンキナーゼ阻害薬やエベロリムスでは，小腸や肝臓において薬物代謝酵素 CYP3A で代謝され，代謝物や未変化体薬物が薬物トランスポーターである P 糖タンパク質によって胆汁中に排泄されることが知られている．これらの代謝酵素やトランスポーターの含量や活性には大きな個人差があることが知られていることも相まって，阻害薬/誘導薬による血中濃度への影響は決して小さくないといえる．よって，抗がん薬の投与前および投与中の薬歴を詳細に把握し，これらの阻害薬ないし誘導薬の影響を可能な限り除いておくことが望ましい．

b．抗がん薬以外の原因の考慮

●薬剤性浮腫はあくまでも除外診断である．呼吸困難や疼痛を伴うなど，緊急対応が必要と思われる場合には医師にコンサルトする．

●浮腫の部位および性状を確認する．**薬剤に起因する浮腫は両側性で圧痕性であることが多い．**

●臨床検査値の確認：腎機能（Scr，BUN）の経時的な変化，血清アルブミン値，甲状腺機能（FT_4，TSH）などについて確認し，不足している検査があれば医師に提案する．

●薬剤性浮腫を引き起こす薬剤は抗がん薬以外でも多数報告されている（詳細は STEP1 参照）．サプリメントの摂取も含め，薬剤の追加服用後から浮腫が発現していないか確認する．

よくある質問

Q イマチニブの TDM について教えてください.

A イマチニブでは同一用量を投与しても，定常状態におけるトラフ濃度（C0）が広範囲を示し，個人差が大きいことが知られています．また，MMR（major molecular response：遺伝子学的大寛解）の達成にも C0 1,000 ng/mL の維持が重要とされています．さらに，本項でも述べた浮腫，そして皮疹についても C0 と相関することが報告されており，服薬アドヒアランスの確保を含めた治療効果の向上と副作用軽減の両側面から TDM の普及が望まれます．

2012 年 4 月にはイマチニブの TDM が診療報酬の特定薬剤治療管理料に追加されました．他のチロシンキナーゼ阻害薬に関しても，有効性・安全性と薬物血中濃度の関係性について検討されています．

■文 献

1) Giles FJ, et al：Leukemia 23：1698-1707, 2009
2) Piccart MJ, et al：J Clin Oncol **15**：3149-3155, 1997
3) Larson LA, et al：Blood **111**：4022-4028, 2008
4) Guilhot F, et al：Haematologica **97**：731-738, 2012

1

浮腫

2 眼障害

患者が訴える症状 ▶眼脂 ▶眼痛 ▶涙目 ▶眼のかすみ
▶視力の低下

STEP 1 まずは抗がん薬以外の可能性を除外する！

除外すべき要因	病歴・症状・身体所見	鑑別に有用な検査
睫毛障害 ・特発性 ・急性・慢性眼瞼炎 ・結膜瘢痕形成（アトピー性，トラコーマなど）	睫毛乱生など	診察（視診，問診など），細隙灯顕微鏡検査，培養検査など
角膜障害 ・乾性角結膜炎 ・角膜炎・潰瘍（トラコーマ，コンタクトレンズなど） ・単純ヘルペス・帯状疱疹性角膜炎 ・上強膜炎（自己免疫疾患など）	充血，眼脂，眼痛，異物感，視力障害，流涙，開瞼困難など	診察（視診，問診など），シルマー試験，細隙灯顕微鏡検査，培養検査など
涙道障害 ・涙嚢炎 ・炎症性疾患（サルコイドーシス，多発血管炎性肉芽腫症など） ・特発性鼻涙管狭窄	流涙など	診察（視診，問診など）など
網膜障害 ・網膜剥離 ・黄斑変性 ・糖尿病性網膜症 ・中心漿液性脈絡網膜症	中心暗転，飛蚊症，光視症，視力低下，霧視，視野障害など	診察（視診，問診など），眼底検査，カラー眼底写真撮影，フルオレセイン蛍光眼底造影，光干渉断層撮影など
ぶどう膜障害 ・前部ぶどう膜炎 ・後部ぶどう膜炎（いずれも特発性，自己免疫疾患，感染性など）	充血，霧視，違和感，飛蚊症，眼，眼痛視力低下	診察（視診，問診など），細隙灯顕微鏡検査，眼底検査など
視神経障害 ・虚血性視神経症 ・視神経炎 ・緑内障	視力低下，視野障害など	診察（視診，問診など），眼圧検査，眼底検査，視野検査，MRI検査など

●それぞれの眼障害に応じて除外すべき要因や必要な検査を考慮する（上図参照）.

●鑑別診断に必要な検査の多くは眼科医の診察が必要である. 適切な治療を行わなければ失明の原因になるなど, 重篤な経過をたどる疾患もあるため, 適切なタイミングで眼科医にコンサルトする必要がある.

●眼障害は抗がん薬だけでなく, 抗菌薬や免疫抑制薬, 抗てんかん薬, 糖尿病治療薬などでも報告されている. そのためこうした併用薬の影響も加味しながら原因薬剤の特定が重要である.

●薬剤性の場合の多くは両眼性に発症するケースが多く, また症状によっては診断のための検査で鑑別可能なケースもある.

STEP 2　原因として考えられる抗がん薬は？

●テガフール・ギメラシル・オテラシル（S-1）において, 涙道狭窄や涙道閉塞が報告[1]されているように, 近年, 抗がん薬による眼障害が注目されている.

●発現機序に関しては不明なものが多いが, 以下に代表的な眼障害とその原因薬剤, および報告されている発現機序を示した.

テガフール・ギメラシル・オテラシル ★★	時・82 日（6〜344）[a] ＊Grade 2 の症状として ・4.5±3.8 ヵ月[c] ＊流涙症としての発現時期
	頻16〜25.3%[a, b, c] ・流涙症としての発現率 ・複数の報告
	特・比較的研究されており対策に関する報告もある ・早期発見, 早期治療が重症化を防ぐコツ ・眼科医の介入が必要なときには涙道外来を行っている施設を考慮 ・涙道閉塞, 流涙, 視力低下, 目脂など
ナブパクリタキセル（アルブミン懸濁型パクリタキセル）★	時211 日（22〜933 日）
	頻2.9%[d] ＊黄斑浮腫として
	特・適応がん種で発現頻度はやや異なるが頻度としては高くない ・黄斑浮腫（視力低下, 霧視, 変視など）
EGFR-TKI エルロチニブ（NSCLC）★	時15 日（1〜362 日）
	頻3.34%[e] ＊眼障害全体として
	特・睫毛乱生による影響もある ・結膜炎, 角膜炎, 角膜障害, 眼瞼炎, 眼乾燥など

★発現頻度の高さ　時好発時期〈中央値（範囲）〉　頻発現頻度（All Grade）
特特徴, および代表的な眼障害の症状

a）Tabuse H, et al：Gastric Cancer **19**：894-901, 2016
b）Koizumi W, et al：Lancet Oncol **9**：215-221, 2007
c）柏木広哉：あたらしい眼科 **30**：915-921, 2013
d）アブラキサン点滴静注用 100 mg 適正使用ガイド（膵癌）, p36-37, 2019 年 12 月改訂
e）タルセバ錠 特定使用成績調査最終結果報告, p18-19, 2013 年 4 月改訂

タモキシフェン ★	時 不明
	頻 6.3% [f]
	特 ・網膜症に対する治療法は確立されていない. ・中止後も症状は不可逆的 ・視力低下，黄斑浮腫，変視症
シタラビン ★	時 投与後 6〜12 hr 後（シタラビン症候群）
	頻 6.9% [g] ＊眼障害全体として
	特 ・出現と対策は比較的広く周知されている ・副腎皮質ステロイド（点眼）で予防可能 ・結膜炎，眼痛，羞明，眼脂，結膜充血など
エロツズマブ ★	時 ―記載なし―
	頻 14.2% [h] ＊眼障害全体として
	特 ・白内障の発現率がやや高い（All Grade 4.7%） ・白内障，霧視，黄斑浮腫，光視症，眼瞼浮腫など
ベムラフェニブ ★★	時 11.7 週（0.14〜63.48）
	頻 24% [i] ＊眼障害全体として
	特 ・網膜静脈閉塞の初期症状（急激な視力低下，視野障害，ものが歪んで見えるなど）に注意 ・結膜炎，霧視，羞明，眼刺激，流涙，ぶどう膜炎など
イブルチニブ ★★	時 不明
	頻 35.8% [j] ＊眼障害全体として
	特 ・霧視，眼乾燥，流涙増加，眼痛，視力低下など
EGFR 抗体製剤 セツキシマブ ★★	時 不明
	頻 2.65% [k] ＊眼障害全体として
	特 ・涙液中の EGF が原因とされる ・睫毛乱生による角膜刺激由来もあり ・結膜炎，角膜炎，霧視，眼乾燥，眼脂，流涙など
BRAF 阻害薬 ダブラフェニブ MEK 阻害薬 トラメチニブ ★	時 108.5 日（5〜261）＊メラノーマ切除不能単剤
	頻 5.16% [l] ＊眼障害全体として
	特 ・ダブラフェニブ，およびトラメチニブが投与された症例 ・ぶどう膜炎，黄斑変性，網膜剝離，視力低下 網脈絡膜症，眼痛，霧視など

★ 発現頻度の高さ　時 好発時期〈中央値（範囲）〉　頻 発現頻度（All Grade）
特 特徴，および代表的な眼障害の症状

f）Pavlidis NA, et al : Cancer **69** : 2961-2964, 1992
g）キロサイド N 注 IF，第 5 版，p25.
h）エムプリシティ点滴静注用 IF，第 5 版，p66
i）ゼルボラフ錠 240 mg 適正使用ガイド，第 6 版，p28
j）イムブルビカカプセル 140 mg 適正使用ガイド，第 4.2 版，p40-41
k）アービタックス点滴静注 100 mg 使用成績調査報告，ver1.3，p21，2019 年 9 月作成
l）タフィンラー及びメキニスト 特定使用成績調査，p19，2020 年 3 月

ALK 阻害薬 クリゾチニブ ★★★	時 不明
	頻 38.12%[m] ＊眼障害全体として ＊ALK 融合遺伝子陽性非小細胞肺がんにて
	特 ・発現頻度が高いため通院方法など注意 ・Grade 3 以上はきわめて少ない（0.59%） ・目乾燥，角膜炎，眼瞼浮腫，霧視，視力低下，複視， 視力障害など
バンデタニブ ★★★	時 4.9 ヵ月（0.3〜22.3）
	頻 57.1%[n]
	特 ・発現頻度高いため注意→通院方法など ・Grade 3 以上の発現なし ・霧視，角膜炎，目乾燥，視力低下，角膜浮腫，光視症， 眼充血，変視症など
免疫チェックポイント阻 害薬 ★	時 不明
	頻 1%（ぶどう膜炎） 1〜24%（ドライアイ）など[o]
	特 ・発現頻度は低い ・ぶどう膜炎，ドライアイ，視神経障害など

★発現頻度の高さ　時 好発時期〈中央値（範囲）〉　頻 発現頻度（All Grade）
特 特徴，および代表的な眼障害の症状
m）ザーコリカプセル 特定使用成績調査
n）カプレルサ錠 100 mg 適正使用ガイド，p24-25，2019 年 6 月
o）Dalvin LA, et al：Retina **38**：1063-1078, 2018

a. 流涙，涙道障害

● S-1 を含めフルオロウラシル（5-FU）やドセタキセルによる報告が
多く，これらは流涙中の薬物排泄が報告されている[2]．

● 涙液中 5-FU が角膜の上皮細胞を傷害する結果，涙液の分泌亢進や涙
道障害を引き起こすほか，涙道狭窄による涙液排出低下も一因とな
る[3]．

● ドセタキセルにおいても涙液中排泄物が涙道扁平上皮の肥厚や間質の
線維化を引き起こし，涙道狭窄の結果，流涙につながる[4]．

b. 角膜障害

● 5-FU や上皮成長因子受容体（epidermal growth factor receptor：
EGFR）に作用する薬剤で報告される．

● 5-FU による角膜障害は，涙液中の 5-FU が角膜上皮細胞や上皮幹細
胞を直接的に傷害する．

● EGFR は角膜の周辺部にも多く存在し，創傷治癒や恒常性維持に寄
与している[4]．そのため，抗 EGFR 抗体製剤や EGFR チロシンキナー
ゼ阻害薬は抗 EGF 作用による角膜障害を引き起こす．

2

眼障害

●抗 EGFR 抗体製剤や EGFR チロシンキナーゼ阻害薬は長睫毛症や睫毛の乱生化を生じ，角膜上皮への接触刺激による角膜障害も引き起こす．重症化症例では角膜びらんなどに進展する[4]．

c. 網膜障害

●パクリタキセルやナブパクリタキセルで報告[4,5]されており，体液貯留作用との関連性が示唆されている[6]．

●タモキシフェンによる網膜障害は抗エストロゲン作用由来の静脈炎の寄与が考えられているが，その機序は明らかではない．

d. ぶどう膜炎

●前部ぶどう膜炎，後部ぶどう膜炎に分けられ，それぞれ生じる症状が異なる．

●ニボルマブやアテゾリズマブなどの免疫チェックポイント阻害薬で主に報告されるほか，インフリキシマブなどの抗 TNF（tumor necrosis factor：腫瘍壊死因子）薬やリファブチンなどの抗菌薬でもその報告がある[6]．

STEP 3　対策と対応

●抗がん薬による眼障害に関するガイドラインはいまだ存在しない．また，確立された対処方法も存在しない．

a. 標準的な治療法

●現在，抗がん薬の眼障害に対して確立された治療法はない．

b. その他の治療法（GL はないが Evidence あり/Evidence ないが, エキスパートが行うもの）

●以下の治療が経験的に行われている．

1）原因薬剤の休薬（★★）

●多くの薬剤で症状発現時には休薬措置が行われる．

●S-1 由来の角膜障害では 1〜3 ヵ月で症状の軽快が報告されている[4]．しかし，症状発症後の長期間経過症例では再建困難となるケースも多い．

●タモキシフェンの症例では原因薬剤の中止にて改善しない症例も報告[4]されていることからも，**休薬が確実な治療法とはなりえない薬剤も存在**する．

2) 薬物療法 (★★)

a) 点眼薬

●涙液中の薬物（抗がん薬）濃度を低下させるため，角膜障害では治療目的，涙道障害では予防目的で防腐剤無添加の人工涙液を点眼で使用する報告[7]があるが，有効性は乏しい[3]．

●ヒアルロン酸点眼薬はその粘稠度の高さから，涙液の停滞を引き起こし，角膜上皮障害を助長する可能性がある[3]．

●角膜障害や涙道障害に対する抗炎症作用を期待した点眼薬の有効性はあまり高くないが，シタラビン大量投与時の結膜炎症状の予防に対してはステロイド点眼薬で対応する．

b) ステロイドの硝子体内注入

●黄斑浮腫に関するステロイドの硝子体内注入方法にて改善例の報告がある[5]．

c) アセタゾラミド

●ぶどう膜炎由来の黄斑浮腫に対するアセタゾラミドの有効性の報告がある[8]．

3) シリコンチューブ挿入 (★)

●涙道閉塞が比較的強い症例では涙道内視鏡等を用いて，涙管チューブを挿入する．挿入するチューブは数種ありそれぞれに特徴がある[3]．

4) 外科的処置 (★)

●涙管チューブ挿入困難となるほどの進行症例では涙小管形成手術（canaliculoplasty），結膜涙嚢鼻腔吻合術（conjunctiva-dacryo-cystorhinostomy）などの外科的処置が必要となるが，進行症例では効果は限定的である[3]．

5) その他 (★)

●睫毛乱生や長生化睫毛は眼の表面を刺激し，炎症を誘発するためカットする．その場合，睫毛の喪失は異物混入などのリスク増大につながるため，ゴーグルなどのアイウェアを用いて角膜を保護する必要がある．

2

眼障害

STEP 4　薬剤管理指導で押さえておくべきこと

●眼障害は患者の日常生活に大きく影響するうえ，進行度によっては症状の改善が十分に見込めない．その一方で眼症状に対する認識度は低く，患者自身も副作用と気づかないことも少なくない[3]．

●治療導入時より眼障害の可能性を患者に情報提供し，早期発見に至るような患者指導が大切である．

●眼障害は自動車運転等にも影響するため，眼障害の可能性がある抗がん薬使用では導入時より患者の通院方法も確認しておく．

よくある質問

Q 加齢や遺伝性疾患由来の眼症状と，抗がん薬由来の眼症状との鑑別をするには？

A 薬剤性の場合の多くは両眼性に発症するケースが多く，また症状によっては診断のための検査で鑑別可能なケースもあります．黄斑浮腫の例では，パクリタキセル由来の症状ではフルオレセイン蛍光眼底造影検査にてわずかな蛍光漏出でとどまるのに対して，糖尿病性では漏出がみられるといった違いがみられます．

Q 人工涙液は何故防腐剤無添加のものを使うのですか？

A 点眼薬に含まれる防腐剤自体が角膜に対して薬剤性の毒性を引き起こすことが知られているため，防腐剤無添加の人工涙液を使用します．

Q 眼障害の早期発見に繋がるような患者指導のポイントは？

A 眼障害は患者自身が単純に加齢による影響であるものと判断しがちな副作用です．早期発見のためには，具体的な症状（例：涙が止まらない，目がかすむ，視力が低下したなど）をあげて説明するとともに，眼障害がまれな副作用でないことを導入時より十分に伝えることが重要です．また，放置することで重症化するケースもあるため，眼障害が疑われたときには速やかに申し出る必要があることを伝えておくことも大切です．

■文　献

1) Sasaki T, et al : Jpn J Ophthalmol **56** : 214-218, 2012
2) Yasui H, et al : Int J Clin Oncol **24** : 660-665, 2019
3) 柏木広哉：あたらしい眼科 **30**：915-921，2013
4) 柏木広哉：癌と化療 **37**：1639-1644，2010
5) Burgos-Blasco B, et al : Am J Ophthalmol Case Rep **18** : 100653, 2020
6) 篠田　啓：調剤と情報 **25**：722-728，2019
7) 末岡健太郎ほか：あたらしい眼科 **35**：1323-1328，2018
8) Wolfensberger TJ : Doc Ophthalmol **97** : 387-397, 1997

3 妊孕性低下

患者が訴える症状 ▶生理不順 ▶無月経 ▶勃起不全 ▶射精障害

| STEP 1 | まずは抗がん薬以外の可能性を除外する！ |

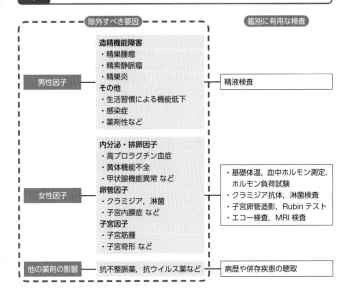

除外すべき要因 / 鑑別に有用な検査

男性因子

造精機能障害
- 精巣腫瘍
- 精索静脈瘤
- 精巣炎

その他
- 生活習慣による機能低下
- 感染症
- 薬剤性 など

→ 精液検査

女性因子

内分泌・排卵因子
- 高プロラクチン血症
- 黄体機能不全
- 甲状腺機能異常 など

卵管因子
- クラミジア，淋菌
- 子宮内膜症 など

子宮因子
- 子宮筋腫
- 子宮奇形 など

→ ・基礎体温，血中ホルモン測定，ホルモン負荷試験
・クラミジア抗体，淋菌検査
・子宮卵管造影，Rubin テスト
・エコー検査，MRI 検査

他の薬剤の影響 抗不整脈薬，抗ウイルス薬など → 病歴や併存疾患の聴取

a. 妊孕性低下の鑑別

●妊孕性低下の原因は多岐にわたる．患者本人の要因だけでなく**パートナーの要因も念頭に**置きながら対応することが重要である．

1）男性因子

●精巣でつくられた精子は精巣上体，精管を経て，精囊で前立腺由来の分泌液とともに精液を構成し尿道から射精される．これらの機能のうち1つでも障害されると男性不妊の原因となる．男性不妊のなかでは造精機能障害がもっとも多く，全体の70～80％を占めている．造精機能障害の主な原因に精巣腫瘍や精索静脈瘤，精巣炎などがある．

2）女性因子

●女性の妊孕性低下の原因として内分泌・排卵因子（排卵障害），卵管

因子（閉塞，狭窄，癒着），子宮因子（子宮筋腫，先天奇形）がある．

●内分泌・排卵因子は視床下部-下垂体-卵巣系のいずれかに異常が生じ，ホルモン異常が惹起され妊孕性の低下へとつながる．血中ホルモンの測定や負荷試験などを行えば診断できるが，潜在性の甲状腺機能低下症などが背景に隠れている場合があり，注意が必要である．

●卵管因子は炎症などによる卵管の機能異常により引き起こされる．クラミジアや淋菌などが原因としてあげられる．

●子宮因子は体部と頸部に分類され，子宮体部に異常がある場合は主に受精卵の着床が障害され，頸部に異常がある場合は精子の侵入が阻害される．

3）その他の薬剤

●抗がん薬のほかに妊孕性が低下する薬剤として抗不整脈薬（アミオダロン），抗ウイルス薬（ガンシクロビル），免疫抑制薬（シクロスポリン）などがある．がん治療開始前に併存疾患や使用薬剤について十分な確認をとることが重要である．

STEP 2	原因として考えられる抗がん薬は？

●使用経験の多い薬剤については妊孕性低下について報告のあるものもあるが，その他の薬剤については不明なものが多い．

●近年，多くの悪性腫瘍において分子標的治療薬や免疫チェックポイント阻害薬の使用が増加しているが，これらの妊孕性に対するデータは乏しい．

●米国 FDA の添付文書検索データベースである Drugs® FDA では薬剤ごとに USE IN SPECIFIC POPULATIONS の Females and Males of Reproductive Potential の項目で具体的な妊孕性に関するデータを検索することができる（https://www.accessdata.fda.gov/scripts/cder/daf/）．

●米国臨床腫瘍学会（ASCO）より発表された化学療法および放射線治療による性腺毒性のリスク分類があるため参考とする．

女性		
●すべてのアルキル化薬 　＋全身・骨盤放射線照射 ●シクロホスファミド ●プロカルバジンを含む 　レジメン ●テモゾロミド，カルム 　スチンを含むレジメン 　＋頭蓋照射 ● MOPP 療法※ ● BEACOPP 療法 ★★★★★	時 >3 コース 　　>6 コース	
	頻 高リスク 治療後>70％の女性に無月経が起こる．	
	特 （シクロホスファミド）>40 歳：≧5 g/m² （シクロホスファミド）<20 歳：≧7.5 g/m² で発現し やすい	
●シクロホスファミド ● AC 療法 ● FOLFOX4 ●シスプラチンを含むレ 　ジメン ●ベバシズマブ ★★★★	時 4 コース	
	頻 中間リスク 治療後 30～70％の女性に無月経が起こる．	
	特 （シクロホスファミド）30～40 歳：5 g/m² で発現 しやすい	
●非アルキル化薬を含む 　レジメン（ABVD, 　CHOP, COP や白血 　病に対する多剤併用療 　法） ●シクロホスファミドを 　含む乳がんに対するレ 　ジメン（CMF, CEF, 　CAF など） ●アントラサイクリン系 　薬剤＋シタラビン ★★★	時 ―	
	頻 低リスク 治療後<30％の女性に無月経が起こる．	
	特 30 歳以下の女性で発現しやすい	
●ビンクリスチンを含む 　多剤併用療法 ●放射性ヨード	時 ―	
	頻 超低リスク/リスクなし	
	特 ―	
●モノクローナル抗体 ●チロシンキナーゼ阻害 　薬	時 ―	
	頻 不明	
	特 ―	

★発現頻度の高さ　時 好発時期　頻 発現頻度　特 特徴

すべてのアルキル化薬：（ブスルファン，カルムスチン，シクロホスファミド，イホスファ
ミド，lomustine（日本未承認），メルファラン，プロカルバジン）
※ MOPP 療法は日本未承認薬の Mechlorethamine を含む．

3

妊孕性低下

175

男性		
●すべてのアルキル化薬 十全身・骨盤/精巣放射線照射 ●シクロホスファミド ●プロカルバジンを含むレジメン ●テモゾロミド，カルムスチンを含むレジメン＋頭蓋照射 ● MOPP 療法※ ● BEACOPP 療法 ★★★★★	時＞3 コース ＞6 コース	
	頻高リスク 治療後，長期的な無精子症が起こる．	
	特（シクロホスファミド）総量＞7.5 g/m^2 で発現しやすい	
●白金製剤を含むレジメン BEP 療法 シスプラチンを含むレジメン カルボプラチンを含むレジメン ★★★★	時2～4 コース	
	頻中間リスク 治療後，長期的な無精子症が起こることがある	
	特（シスプラチン）＞400 mg/m^2 で発現しやすい （カルボプラチン）＞2 g/m^2 で発現しやすい	
●非アルキル化薬を含むレジメン（ABVD，CHOP，COP や白血病に対する多剤併用療法） ●アントラサイクリン系薬剤＋シタラビン ★★★	時—	
	頻低リスク 治療後，一時的な造精能の低下が起こる．	
	特—	
●ビンクリスチンを含む多剤併用療法 ●放射性ヨード	時—	
	頻超低リスク/リスクなし 影響なし．	
	特—	
●モノクローナル抗体 ●チロシンキナーゼ阻害薬	時—	
	頻不明	
	特—	

★発現頻度の高さ　時好発時期　頻発現頻度　特特徴

a）Loren AW, et al：Fertility Preservation for Patients With Cancer. American Society of Clinical Oncology Clinical Practice Guideline Update 2013/2018
b）Kawai K, et al：Int J Clin Oncol **24**：34-40, 2019
［日本癌治療学会（編）：小児，思春期・若年がん患者の妊孕性温存に関する治療ガイドライン，金原出版，2017 年版をもとに作成］

●ベバシズマブは NSABP C-08 試験にて，mFOLFOX＋ベバシズマブ群が mFOLFOX 群と比較し有意に高頻度で卵巣機能不全が発症したことを受けて「中間リスク」に分類されている．しかし，卵巣機能不全発現例の 86.2％で機能回復が認められていること，対象患者の

70.2%が 40 歳以上であり試験開始 6 ヵ月時点での評価であることより「中間リスク」と判断することには十分注意が必要である[1]．

●乳がん術後内分泌療法で用いられるタモキシフェンについて，卵巣毒性は可逆的であると考えられているが，妊孕性への長期的な影響はわかっていない．動物実験では催奇形性が報告されており，妊娠の許可は投与中止後 2 ヵ月以上空けることが推奨されている．

●アルキル化薬を用いた化学療法の影響は強く，永続的な不妊になる可能性がある．薬剤ごとの投与量と発現頻度に正の相関があるため使用する薬剤と投与量を確認することが必要である．

STEP 3　対策と対応

●がん薬物療法による妊孕性低下リスクは使用する薬剤の種類，投与量，投与期間等によって異なるため，治療前にがん治療医や生殖医療を専門とする医師による妊孕性に関する適切な情報提供がなされるべきである．

a.　標準的な治療法

GL ▶小児，思春期，若年がん患者の妊孕性温存に関する診療ガイドライン 2017 年度版

1）男性

●がん薬物療法によって問題となるのは性腺機能障害，精子形成障害である．射精が可能である年齢であれば**精子凍結保存**が勧められる．

●一般的にはマスターベーションでの精子採取を行う．がんによる性腺機能障害を認める患者において逆行性射精を認める場合には，膀胱内精子の採取や振動刺激，電気刺激などによる射精により精子を採取する方法もある．

●無精子症の患者に対しては，精巣内精子採取術（oncological testicular sperm extraction：onco-TESE）によって精子を得られる場合がある．

●性腺機能障害をきたしても時間経過により回復する場合も多いため，男性がん患者が治療後に挙児希望を訴えた場合，まず精液検査を行うことが推奨される．

●小児がんのコホート研究では化学療法などで治療された患者が父親となった場合の児における先天異常のリスクの上昇は観察されていないため，精液検査の所見に応じて一般の不妊治療に準じた治療が経験的になされる．

●頭部放射線照射による下垂体機能不全の場合，hCG/rFSH（recombinant follicle stimulating hormone）療法が推奨される．

●勃起障害が起きる抗がん薬として，抗アンドロゲン薬のビカルタミド

があげられる．勃起障害に対しては PDE5 阻害薬を中心とする薬物療法のほかに海綿体注射，陰圧式勃起補助具，プロステーシスなどの治療法が推奨されている．

2）女性

● パートナーがいる場合は**胚（受精卵）凍結保存**，パートナーがいない場合は未受精卵子凍結保存が推奨されている．

● 胚凍結保存は有効性・安全性の面からもっとも効果的であるが，がん・生殖医療としての胚凍結に関するエビデンスは非常に限られている．現時点では一般不妊症例に対する成績を参照せざるをえないことや，胚の使用に関して日本産科婦人科学会の見解に従い夫婦の婚姻の継続期間であって，かつ卵子を採取した女性の生殖年齢を超えないことが求められている．

● 閉経前の女性における抗がん薬投与に対する卵巣保護を目的に，抗がん薬投与開始の 1 週間前より投与終了まで，GnRH アゴニストの投与が検討されてきた．しかし，妊孕性温存効果についてエビデンスはない．

b．その他の治療法

1）男性

● 思春期前の男児においては精巣凍結が試みられているが，精巣組織内に精子や精子細胞が得られる一部の症例でのみ効果が確認されている．精子や精子細胞が得られない未熟精に対して精子を分化・誘導することを目的としてさまざまな手法が試みられているが，これまでにヒトで有効な方法は確立されていない[2]．

2）女性

● 卵巣組織凍結保存は排卵誘発剤の使用なく比較的早期に組織が採取できるため，薬物療法までの時間的猶予のない場合や思春期前の女児においても施行可能である．海外では多数の生児獲得の報告があり有効性が確立しつつあるが，ASCO ガイドライン 2018[1] では臨床研究段階の位置づけである．また，微少残存病変の再移入リスクもあるため施行には注意を要する[2]．

STEP 4　薬剤管理指導で押さえておくべきこと

a．がん薬物療法開始前

● 性腺機能に影響を与え妊孕性の低下，廃絶をもたらす場合があるため，治療医，生殖医療担当医と協力し治療開始前に必ず情報提供を行う．妊孕性に与える影響が不明である薬剤も多く存在するため，治療方針や生命予後を踏まえ，家族を含め患者を取り巻く環境の妊孕性における価値観や希望に添えるよう話し合うことが大切である．

●また，治療開始後は催奇形性の危険も孕んでいるため，薬剤ごとのリスクを確認するとともに事前にパートナーを含め避妊に対する情報提供も行う．

1）男性

●挙児希望がある場合，精子凍結保存を考慮する．

●治療開始前に精子凍結保存が実施されていない場合，抗がん薬治療終了後に一定の避妊期間が推奨される．精子形成の期間を考慮し，使用した抗がん薬の半減期を 5 倍にした日数に 90 日を加算した避妊期間が推奨されている．

●また，男性の場合は 40〜50 歳以上であっても挙児を希望する場合があり，妊孕性温存に対する対応が必要となる場合があるため注意が必要である．

2）女性

●卵子凍結を選択した際，排卵誘発剤の使用による排卵誘発が必須であるが，卵巣過剰刺激症候群（OHSS）に注意する必要がある．

● OHSS では，排卵誘発による複数の発育卵胞から分泌される血管内皮細胞増殖因子（VEGF）などの血管作動因子による血管透過性の亢進が起こる．これにより腹水や胸水の貯留，血液濃縮が起きるため，悪性腫瘍の影響で血栓傾向にある患者の場合には注意してモニタリングを行う必要がある．採卵後 OHSS のリスクがある場合は，VEGFを抑制するカベルゴリン 0.5 mg/日を 1〜2 週間投与し予防する方法が勧められている[3]（適応外）．

b.　がん薬物療法終了後

●挙児を希望する場合，薬物療法や放射線療法の児に対する安全性も考慮する必要がある．

●抗がん薬の曝露を受けた原始卵胞が休眠した状態でとどまっている場合は，原始卵胞内の卵子はとくに影響を受けないと考えられるが，原始卵胞が活性化した状態以降にある発育卵胞の卵子が曝露を受けた場合，細胞に何らかの影響を受ける可能性は否定できない．

●そのため原始卵胞活性化から排卵に至るまでの期間と考えられている6〜7 ヵ月程度の期間は妊娠を避けることが望ましいと考えられる．また，薬物療法あるいは放射線療法後 1 年以内の妊娠では，胎児先天異常の増加は認められないが，早産や低出生体重児などの産科異常が増加するとの報告も認められる[4]．これらを考慮し，**薬物療法終了後 6 ヵ月〜1 年程度の期間を空ける**ことが望ましい．

よくある質問

Q がん治療を行った後に妊娠はできますか？

A 使用した抗がん薬，投与量，期間やその他の治療内容を確認し，妊孕性に対する影響を評価します．前述したとおり，治療後間もなくの妊娠はむずかしく，治療開始前に情報提供を行い患者と目標の設定を行います．

　血中 AMH（anti-Müllerian hormone：発育過程における卵胞から分泌されるホルモン）値を測定する方法は，卵巣機能の評価，治療後の回復の指標となる可能性があるため妊孕性温存療法を行わない判断の1つとなりえますが，治療後の生児獲得を指標とした検討は今後の課題となります．

■文　献

1) Loren AW, et al : Fertility Preservation for Patients With Cancer. American Society of Clinical Oncology Clinical Practice Guideline Update 2013/2018
2) 日本癌治療学会（編）：小児，思春期・若年がん患者の妊孕性温存に関する診療ガイドライン 2017年版．金原出版，2017
3) Practice Committee of the American Society for Reproductive Medicine : Fertil Steril **106** : 1634-1647, 2016
4) Mulvihill JJ, et al : Cancer **60** : 1143-1150, 1987

4 二次がん

患者が訴える症状 ▶血液検査で原因不明の白血球数の減少や増加，貧血進行，血小板数低下，芽球の出現などを指摘され，骨髄検査を行い診断される

STEP 1 まずは抗がん薬以外の可能性を除外する！

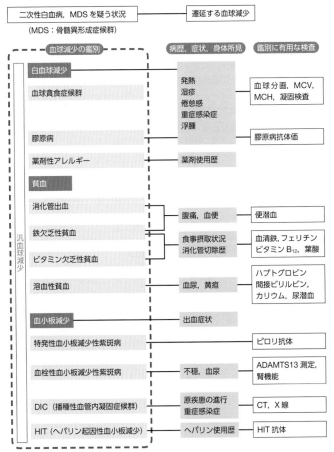

二次性白血病，MDS を疑う状況 ──── 遷延する血球減少
(MDS：骨髄異形成症候群)

血球減少の鑑別 / 病歴，症状，身体所見 / 鑑別に有用な検査

汎血球減少

白血球減少

血球貪食症候群 ── 発熱 / 湿疹 / 倦怠感 / 重症感染症 / 浮腫 ── 血球分画，MCV，MCH，凝固検査

膠原病 ── 膠原病抗体価

薬剤性アレルギー ── 薬剤使用歴

貧血

消化管出血 ── 腹痛，血便 ── 便潜血

鉄欠乏性貧血 ── 食事摂取状況 / 消化管切除歴 ── 血清鉄，フェリチン ビタミン B₁₂，葉酸

ビタミン欠乏性貧血

溶血性貧血 ── 血尿，黄疸 ── ハプトグロビン 間接ビリルビン，カリウム，尿潜血

血小板減少 ── 出血症状

特発性血小板減少性紫斑病 ── ピロリ抗体

血栓性血小板減少性紫斑病 ── 不穏，血尿 ── ADAMTS13 測定，腎機能

DIC（播種性血管内凝固症候群) ── 原疾患の進行 / 重症感染症 ── CT，X 線

HIT（ヘパリン起因性血小板減少) ── ヘパリン使用歴 ── HIT 抗体

●薬物療法以外の二次がんの出現には，放射線照射後の骨軟部肉腫，髄膜腫，悪性神経膠腫などが報告されているが，本項では薬物療法後の発症しうる二次がんとして，骨髄異形成症候群，白血病に注目して鑑別を考える．初期の段階から血球抑制が出現することが多く，血球抑制の一般的な鑑別からまず考える．

a. 血球抑制の鑑別

●原因不明な血球抑制の出現時は血液内科医にコンサルトすることが推奨される．

●アルコール多飲，胃腸切除の影響，接触不良などの影響から，ビタミン，鉄吸収障害を伴うことがある．この際，貧血が出現することが典型的だが，血球産生全体の抑制が生じることがあり，汎血球減少となる場合もある．

●赤血球の大きさ，赤血球のヘモグロビン含有量などをみる MCV，MCH，MCHC 検査で，小球性貧血，大球性貧血，正球性貧血パターンを確認することで，鑑別診断の補助となりうる．

●一般の薬剤のほか，医薬部外品，漢方薬などの常用なども血球抑制の原因となることもあり，問診も重要である．

●末梢血分画に未分化な血球（骨髄芽球，前骨髄球など）が出現した場合，血液疾患の存在が強く疑われ，骨髄検査の適応を検討する．

●無症状で慢性の経過の場合は数ヵ月後の再検も可能だが，急激な変化の場合，とくに発熱，倦怠感，皮疹，臓器障害などが併発している場合は早急な対応を検討する．

●最終的に二次性白血病，骨髄異形成症候群を診断するのは骨髄検査となる．

STEP 2　原因として考えられる抗がん薬は？

●二次がんは，**一次がん（最初のがん）の治療を終えた数年～数十年後に発症**することがある．一次がんに対する治療で投与された抗がん薬や放射線照射が正常細胞の DNA や染色体を損傷することで発症する．がんサバイバーが増加していることから，二次がんの発生頻度は増加しつつある．一般的に，短期的には造血器腫瘍，長期的には上皮性腫瘍を中心とした固形腫瘍の発症頻度が高いといわれている．

アルキル化薬 （シクロホスファミド，メルファラン，ブスルファンなど） 白金製剤 （カルボプラチン，シスプラチン） ダカルバジン カルムスチン など	時一次がん治療後，骨髄性増殖期 MDS を経過して，4〜5年の潜伏期を経て AML を発症する場合が多い．薬剤投与から 10 年以内． 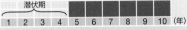 特アルキル化薬関連白血病では，5，7 番染色体などの欠失型異常が多い．感染と出血を起こしやすく，化学療法に対する反応は一般に不良である．
トポイソメラーゼⅡ阻害薬 エトポシド，ドキソルビシン，ダウノルビシン，ミトキサントロンなど	時骨髄性増殖性期を経過せず，潜伏 1〜3 年で白血病を発症が多い． 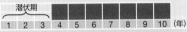 特11 番染色体 MLL 遺伝子を相手とする均衡型転座が多い． 化学療法への反応は比較的良好である．
放射線治療	時中枢神経への照射：悪性神経膠腫 髄外照射：頭蓋照射 胸部照射：肺がん，乳がん（20 Gy 以上で高リスク）など 特放射線による DNA の傷害により発症する． 照射した部位に発生し，線量が関係する腫瘍もある．

時好発時期　特特徴

a. 治療関連白血病

●二次がんの多くは治療関連骨髄性腫瘍（t-MN）であり，急性骨髄性白血病（AML），二次性骨髄異形成症候群（MDS），MDS/骨髄増殖性腫瘍（MPN）の 10〜20％を占める．BRCA1/2 異常などの遺伝子性素因を有する患者や，TP53 変異などによるクローン性造血を示す患者で発症リスクが高い．

● de novo 白血病と比較して予後不良な染色体異常を多く認める．

●二次がんの発生には多くの因子が交絡しており，まだ解明されていない点も多い．発生頻度は患者側の要因（年齢，遺伝的不安定性，免疫状態など），最初に発症したがんの種類，部位と治療，環境因子などが関係するとされている．

1) 骨髄移植治療後リンパ増殖性疾患 PTLD

●移植後 1 年以内に発症することが多い．

2) 二次性骨髄異形成症候群（MDS）または急性骨髄性白血病（AML）

●移植後 2，3 年で発症することが多い．多くは造血幹細胞自家移植後に発症し，発症率は 5％程度とされている．リスク因子として，アルキル化薬の投与歴，長期間の化学療法，移植前の放射線照射などがあげられる．

4

二次がん

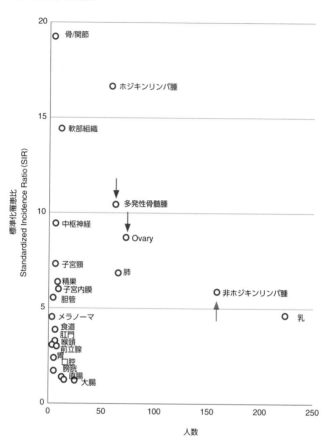

図1 各種一次がんにおける治療後の治療関連骨髄性腫瘍の罹患率と人数

1975～2008年の米国患者レジストリーデータ（surveilleance epidemiology and end results：
SEER）を用いて治療関連骨髄性腫瘍801症例の一次腫瘍の種類と人数，一般集団と比較した場
合の標準化罹患比を計算

［McNerney ME, et al：Nat Rev Cancer **17**：513-527, 2017 より引用］

b. 二次性固形がん

● 骨髄移植後4～5年や，小児がん治療後では10年以上経過したのち
に発症することが多い．発症頻度は自家移植後で2％程度，同種後5
～10％といわれている．がん治療歴のない症例と比較し2，3倍高い．

　対策と対応

a. 標準的な治療法

1）治療関連骨髄性腫瘍（t-MN）

GL ▶造血器腫瘍診療ガイドライン 2018 年版

● *BRCA1/2* 異常などの遺伝子性素因を有する患者（欧米：400～500 人に 1 人，日本：詳細不明）や，TP53 変異などによるクローン性造血を示す患者で発症リスクが高い．全身状態が良好であれば，*de novo* 白血病と同様に染色体リスク分類に基づく治療戦略がとられる．しかし，一般に t-MN は *de novo* 白血病と比較して予後不良な染色体異常が多く，予後は不良で，5 年生存率は 10％程度である．

● 染色体／遺伝子異常などの白血病細胞因子だけでなく，一次腫瘍が造血器腫瘍であった場合，その残存や一次がん治療による臓器障害などの患者背景因子によっても，通常の白血病治療を進めることが困難な症例もあり，その予後に悪影響を及ぼす．強力な治療に耐えられない症例では，緩和的治療や支持療法が選択される．

2）二次性固形がん

● 二次がんとして発症する固形がんは，口腔，皮膚，食道，胃，大腸，肺，乳房など，さまざまな部位に発生する．診断後は，各がん種の治療ガイドラインに沿って治療を進める．

b. その他の治療

1）一次腫瘍治療後の長期フォローアップ

● 一次腫瘍に対する治療後の長期フォローアップガイドライン[2]では，二次性造血器腫瘍に対して，化学療法施行後 10 年間は最低でも年 1 回の血液検査を推奨している．二次性固形腫瘍に対しては放射線療法施行症例に年 1 回，照射野とその周囲の観察と，照射野に含まれた臓器のフォローを推奨している．たとえば，25 歳以降の乳がん検診の施行と，40 歳以降も年 1 回のマンモグラフィー，40 歳以降の年 1 回の便潜血検査などである．

● COG ガイドラインでは，結腸・直腸がんは 5 年に 1 回，内視鏡検査を行うことを推奨している．

　薬剤管理指導で押さえておくべきこと

a. 一次がんに対する治療内容

● 治療時期，治療内容，各抗がん薬の投与量，治療時の副作用・有害事象発現状況など，前治療の情報をできる限り詳細に収集する．とくに

二次がんとして発症した白血病の治療を計画するにあたっては，アントラサイクリン系抗がん薬の生涯累積投与量を把握しておくことは重要である．これから開始する治療において，アントラサイクリン系抗がん薬はどのくらい投与可能かを確認し，心毒性や腎機能障害等の一次治療による臓器障害の有無を評価しながら t-MN の治療計画を立てる．

● 治療開始後は，de novo 白血病治療時と比較し毒性が早期に，かつ強く出現する可能性を十分考慮し，注意深い副作用モニタリングおよび支持療法の検討を行う．

b. 放射線治療歴

● 放射線治療歴を確認し，照射部位，照射期間，照射線量（1 回量・総量）などから照射臓器だけでなく，その周囲臓器を含めて影響を受けた可能性のある，すべての臓器機能を評価しておく．

c. がん治療に対する患者のイメージを知る

● 一次がんへの治療情報として，最初のがん治療当時の状況を患者から直接聴取することも重要である．直接聴取することで，患者が抗がん薬治療にどのようなイメージをもっているかを知ることができ，今後の薬剤管理指導のポイントとなる．

● 消化器毒性や粘膜障害など，前治療（とくに小児がんなど）時に副作用に苦しんだ経験がある患者は，予測性・心因性有害事象の発現が高まる可能性がある．新規制吐薬などの発売など，支持療法は飛躍的に進歩している状況や，前治療との違いから治療によって副作用プロファイルも大きく異なることなどを十分に説明し，治療に対する不安を減らすことも，患者の治療を支援する視点としては重要である．

d. その他：「定期的ながん検診」を推奨する

● **二次がんは「早期発見」が大切**であり，がん治療経験者は一般のがん検診を必ず受けることが推奨されている．

● がん治療後は，患者本人が積極性をもって自身の健康管理と二次がん早期発見に努めるようにすることが重要であるため，長期フォローアップガイドライン[2] では，移植治療において慢性 GVHD のある患者は口腔がん検診や定期的な上部消化管内視鏡検査が推奨されている．胸部に放射線治療を受けた患者では乳がんのリスクが高いため，40 歳未満でも放射線治療 8 年後から検診を始めたほうがよいとされている．

● 一次治療に係る薬剤師は，そのリスクを理解し，治療後の注意点として適切な情報を患者へ提供することも重要である．

よくある質問

Q　がんサバイバーの二次がんに関する報告はありますか？

A　Sung H, et al：Association of First Primary Cancer With Risk of Subsequent Primary Cancer Among Survivors of Adult-Onset Cancers in the United States. JAMA **324**：2521-2535, 2020

　この米国の研究は1992～2011年に最初のがんが発見され，その後5年以上生存した153万7,101人の米国人サバイバーのデータ収集した解析結果をまとめた報告です．一般人口と比べて，がんサバイバーでは二次がん発症リスクが男性で11％，女性では10％高いこと，二次がんによる死亡リスクは男性で45％，女性で33％高いことが報告されています．最初に発症したがんと2番目に発症したがんの組み合わせはさまざまでしたが，二次がんの発症と死亡には「喫煙」と「肥満」に関連するがんの割合が高かったことが報告されています．二次がんは化学療法や放射線治療に抵抗性を示し治療に難渋するケースもあります．この研究グループは，長期的なスクリーニングによる二次がんの早期発見が重要で，また二次がんリスクを低下させるため生活習慣の是正も重要だと述べています．

■文　献

1) McNerney ME, et al：Nat Rev Cancer **17**：513-527, 2017
2) JPLSG長期フォローアップ委員会（編）：小児がん治療後の長期フォローアップガイドライン．医療ジャーナル社，2013

4

二次がん

5 放射線性食道炎

患者が訴える症状 ▶食事が食べにくい ▶つかえ感 ▶疼痛

> **STEP 1** まずは抗がん薬以外の可能性を除外する！

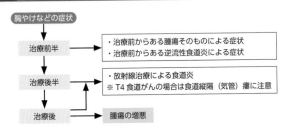

- ●食道もしくは肺縦隔への化学放射線治療では，食道炎症状を訴える患者が一定数いる．

- ●上部消化管症状は治療によって引き起こされるだけでなく，普段からありうる症状でもあるため，まず患者の訴えが何に起因するものなのかということを見極める必要がある．

- ●食道がんの治療であれば1回1.8〜2.0 Gyの28〜30回（約6週間）で合計50.4〜60 Gy，肺がんでも同様に5〜6週間程度の治療になるため，**いつの時期からその症状が起こったか**というのは1つ重要な情報である．

- ●患者の治療が，**現在どのフェーズなのか**によって鑑別すべき病態は変わってくる．相談された場合には全体の放射線治療回数予定，現在の放射線治療回数などを聴取してそれに基づいて鑑別診断を行うことが重要である．

a. 治療の前半に症状が出現

- ●**鑑別すべき病態**：以前からある逆流性食道炎，腫瘍そのものによる症状

- ●鑑別にあがるのは治療前からあった逆流性食道炎もしくは腫瘍そのものによる症状である．

- ●肺縦隔への照射の場合には抗がん薬による影響もしくは治療前からの症状である可能性が高く，食道に腫瘍がある場合はそれ自体で症状が出る場合がある．これらを適切に除外するためには治療前にもしっか

り症状を聴取しておく必要がある.

b. 治療の後半に症状が出現

●**鑑別すべき病態**：食道縦隔瘻（気管瘻）

●放射線治療による食道炎の可能性が高くなる. 抗がん薬による影響が強い場合には抗がん薬を投与するたびに症状が増強するが, 放射線治療による影響が強い場合には継時的に, 確実に悪化していき, 放射線治療終了後1週間程度まで持続する. 食道がんT4の場合や, 肺縦隔の大きな腫瘍の場合, 食道縦隔瘻（気管瘻）を形成している可能性があるため, 症状だけでなく炎症反応などにも注意が必要である.

c. 治療終了後に症状が出現

●**鑑別すべき病態**：食道縦隔瘻（気管瘻）, 腫瘍の増悪

●放射線治療後すぐであれば放射線性食道炎である可能性が高い. もちろん食道縦隔瘻（気管瘻）にも注意が必要である. 逆に治療終了後2週間以上たってから症状が出現した場合は, 遺残再発も鑑別に入れる必要がある.

STEP 2　考えられる原因は？

肺がん 食道がん	時 放射線療法開始後2～3週間後から症状が発現し, 治療終了頃にピークを迎え, 終了後2～3週間で症状が改善することが多い.
	頻 （肺がん）0～48%[a] （食道がん）9～25%[b~f]（本邦における報告）
	特 放射線照射野に食道が含まれる. 放射線治療時に発現する.

時 好発時期　頻 発現頻度（Grade 3以上）　特 特徴

a) O'Rourke N, et al : Cochrane Database Syst Rev 16 : CD002140, 2010
b) Ohtsu A, et al : J Clin Oncol 17 : 2915-2921, 1999
c) Nishimura Y, et al : Int J Radiat Oncol Biol Phys 53 : 134-139, 2002
d) Ishida K, et al : Jpn J Clin Oncol 34 : 615-619, 2004
e) Zenda S, et al : Dis Esophagus 21 : 195-200, 2008
f) Kato K, et al : Int J Radiat Oncol Biol Phys 81 : 684-690, 2011

●放射線性食道炎とは一般的に食道への放射線照射に起因する食道炎が該当し, 放射線が食道に照射されているかどうかは線量分布図を見れば確認することができる.

●対象疾患や治療法としては, 放射線照射野に食道が含まれる場合が多く, 主に肺がんや食道がん, 乳がん（鎖骨上下リンパ節領域へ照射した場合）などの放射線治療時に発現する[1].

●Grade 3以上の食道炎は15～25%程度発症すると報告されており,

5

放射線性食道炎

治療中の対症療法は重要な役割を占めると推測される．放射線性食道炎の発生率は放射線単独より，化学放射線療法にて増加傾向との報告もある[2]．

●発現時期は，**化学放射線療法開始後 2〜3 週間後から症状が発現**し，治療が終了する頃にピークを迎え，終了後 2〜3 週間で症状が改善することが多い[3]．

STEP 3　対策と対応

a. 標準的な治療法

GL ▶放射線性食道炎の治療に関するガイドラインはなし

●現在，**エビデンスが確立された治療法はなく**，患者の症状や訴えにあわせて対症療法を行う経験的治療となっている．国立がん研究センター東病院での使用方法の例を示す（**表 1**）．

表 1　鎮痛薬の使用方法例

①アルロイド G＋NSAIDs あるいはアセトアミノフェン	・嚥下時痛が発現した場合には，食前投与 ・併用抗がん薬に腎機能障害が発現する場合にはアセトアミノフェンの使用
②短時間作用型オピオイドの開始	・オプソ®やオキノーム®などのレスキューに使用する短時間作用型麻薬を食前投与 ・食事以外の疼痛時にも服用可能
③長時間作用型オピオイドの開始	・短時間作用型オピオイドの使用頻度が増加した場合や，通常時でも嚥下時痛が発現するようになったら，長時間作用型オピオイドを開始する．その際レスキューとして短時間作用型オピオイドを継続してもよい

●鎮痛薬使用時の注意事項として，併用化学療法に CDDP などの腎機能障害がある抗がん薬を使用するときは同一副作用のある NSAIDs の使用は避けることや，嚥下時痛がある場合には食事の 30 分前に鎮痛薬を服用し嚥下時痛の緩和を行う．また薬剤の服用が困難な場合には，フェンタニル貼付剤で対応する．

●含嗽剤についてはポビドンヨード（イソジン®液）などの刺激のある薬剤は避け，粘膜保護作用のあるアズレンスルホン酸ナトリウム（アズノール®うがい液）の使用を勧める．

b. その他の治療法

●プロトンポンプ阻害薬（PPI）は逆流性食道炎に対して，胃酸の発生を抑えることで症状を緩和する作用がある．放射線性食道炎は胃酸が本原因ではないため，直接的な効果は見込めない可能性がある．一方，放射線性食道炎が発生している部分に胃酸の逆流による炎症が付加し

て重篤化することを防ぐ可能性はある[4].

●ポラプレジンクは放射線照射部位で産生される活性酸素を介した粘膜細胞障害に対して，亜鉛含有製剤の抗酸化作用，粘膜保護作用，創傷治癒促進作用が注目され，臨床試験が行われている[5].

STEP 4 薬剤管理指導で押さえておくべきこと

a. 放射線性食道炎症状の発現

●代表的な症状は，胸部のつかえ感，嚥下困難感，嚥下時痛である．治療期間中は上部消化管内視鏡にて症状を確認する機会は少ないため，**患者の訴えが唯一の症状確認法**である．そのため，薬剤管理指導時は，患者から上記の症状が発現していないか確認を行う必要がある．また，症状が重篤になると放射線療法を中断せざるをえないこともあり，治療中断によるがん治療の効果が減少するため，食道炎の症状が重症化する前に対処する必要がある．

b. 食道がん患者

●食道がん患者は化学放射線治療により腫瘍が縮小する一方で，照射による食道粘膜炎が発現するため，嚥下時痛等が増強する傾向がある．また，化学療法にフルオロウラシルを併用することが多く，粘膜障害が増強しやすいことが特徴である．

●また，上記の症状に加え，手術不能の進行食道がん患者は腫瘍による食道狭窄を併発している場合が多く，嚥下困難や嚥下時の灼熱感が悪化し，食欲低下や食事量の減少をきたし，結果的に栄養状態不良となる場合がある．

c. 肺がん患者

●食道炎の症状が治療途中から出現してくることや，症状が軽微であるため，食道炎の症状に対する治療が遅れる場合がある[6].また肺がん治療ということから，食道炎への投薬の必要性や有効性に対する認識が不十分となり，患者への説明が十分にされていない場合がある．現在，肺がんの（化学）放射線療法による放射線性食道炎の治療に関するさまざまな臨床試験が行われていることから，今後の動向を確認しておくことも重要である．

d. その他の指導

●刺激により食道炎の炎症が増悪することがあるので，患者には禁煙・禁酒をするよう説明する．

●また，食道炎による嚥下時痛や通過障害により，食事量の低下や脱水，

5

放射性食道炎

さらには食事摂取困難になることもあり，最悪の場合には栄養状態悪化から感染症を引き起こし，治療継続がむずかしくなることもある．また化学療法と併用している場合には，抗がん薬による悪心・嘔吐や倦怠感によりさらに食事摂取量の低下が予想されるので，あわせた対策が必要になる．体重の変化や血液データなどの確認も含め，患者に適切な栄養を摂取させることも必要である．食事形態の調節（きざみ食や流動食の推奨）や食事内容の変更（刺激物を避ける，食事量の調節）を行い，鎮痛薬を用いて経口摂取を促していく．経口摂取量が減少した場合には，経管栄養や経静脈栄養の検討を行う．

よくある質問

Q 放射線性食道炎に対する治療法はありますか？

A 現時点でエビデンスのある治療法はなく，対症療法および各施設での経験的治療法が用いられています．

■文　献

1) 日本放射線腫瘍学会（編）：放射線治療計画ガイドライン 2016 年版，金原出版，2016
2) Werner-Wasik M, et al : Int J Radiat Oncol Biol Phys **76** : S86-93, 2010
3) Rose J, et al : Radiother Oncol **91** : 282-287, 2009
4) McGinnis WL, et al : J Clin Oncol **15** : 1239-1243, 1997
5) Yanase K, et al : Int J Clin Exp Med **8** : 16215-16222, 2015
6) 谷山奈保子：Kitakanto Med J **60** : 105-110，2010

コラム

がんゲノム医療について

1 がんゲノム医療を担う施設・体制の整備

　本邦における粗死亡率において"がん"は首位を占めており，人口の約3人に1人ががんで死亡しているといわれている（平成28年人口動態統計より）．そのような状況を打破するために，がん対策基本法が平成18年に立法化され，現在「がん患者を含めた国民が，がんを知り，がんの克服を目指す」と目標に掲げた第3期がん対策推進基本計画が実施されている．がん対策推進基本計画「2. がん医療の充実」で，がんゲノム医療は最初にあげられており，ゲノム医療を必要とするがん患者が，全国どこにいても，がんゲノム医療を受けられる体制を構築するため，がんゲノム医療を牽引する高度な機能を有する医療機関として，がんゲノム医療の中核となる拠点病院（以下「がんゲノム医療中核拠点病院」という）などを整備することとしている．

2 各施設が果たす役割と課題とは

　令和2年4月時点において，がんゲノム医療中核拠点病院は12施設，がんゲノム医療拠点病院は34施設およびがんゲノム医療連携病院は122施設が認定されている．それぞれの業務の違いとしては，患者説明（検査，結果），検体準備，治療の提供は，いずれの施設においても同様に担うものの，がんゲノム医療拠点病院およびがんゲノム医療中核拠点病院では，前述に加えシークエンスの実施，レポート作成，専門家会議（エキスパートパネル）を自施設だけでなく，連携病院の症例も担うことが求められている．さらに，がんゲノム医療中核拠点病院においては，がんゲノム医療の実用化に必要な医療従事者の育成が急務となっており，がんゲノム医療に関する遺伝子関連検査，患者・家族への伝え方，多職種との連携，意思決定支援などについて必要な知識を習得し，実践に供することが求められ，「がんゲノム医療コーディネーター」などの人材育成が求められている．また，がんゲノム医療の発展のために，臨床研究，先進医療などの実施が役割として課せられている．

3 がんゲノム情報を踏まえた個別化医療の発展

　これまでのがん医療は，臓器横断的にがん薬物療法が実施されてきた．医療の進歩に伴い，アクショナブルな原因遺伝子が明らかとなってきており，それに伴う医薬品開発も進んできている．一例をあげると，世界に先駆けて承認されたイレッサは当初，すべての手術不能非小細胞肺がんを対象に承認されていた．しかし，その後，特定のポピュレーションに奏効すること，または無効であることがわかり，結果として，EGFR

遺伝子異常がある非小細胞肺がんに有効であることが証明されている．
2011年時点において，EGFR遺伝子異常のある非小細胞肺がんの
76.4%に著効していたことがわかっている．また，がんゲノム情報に
より，無効例への投与が回避されたことも重要な事実である．今後のが
ん治療は，遺伝子検査を踏まえた個別化医療としてますます発展してい
くことは容易に想像できる．

4 今後，薬剤師が求められること

　先に述べた事例のように，原因遺伝子に対する治療薬が存在する場合
には，それほど大きな問題にはならないものの，がん遺伝子パネル検査
の承認を迎えたときには，その時点で，がんの原因遺伝子がわかったと
しても，それに対する治療薬が存在しない場合が生じることもありうる．
その際には，未承認薬，適応外薬の治験，臨床研究への参加や新たな臨
床研究の実施につなげることが患者支援の一案となり，ここでも薬剤師
が有するがん薬物治療の知識が必要とされている．もし，原因遺伝子に
対して利用可能な適応外薬が存在する場合には，しかるべき院内の審議
を経た後に，レジメン管理，適正使用，副作用モニタリングなど，日頃
行っている薬学的管理業務の知識を最大限に活用し，迅速かつ安全な薬
物治療の一翼を薬剤師は担えるであろう．

第 2 部

免疫チェックポイント阻害薬による副作用

1 総論

1 ICIの有害事象：irAEの特徴

　免疫チェックポイント阻害薬（immune checkpoint inhibitor：ICI）は、2011年に米国で抗CTLA-4抗体薬が発売されて以降、抗PD-1抗体薬、抗PD-L1抗体薬が次々に開発され、現在国内においても、ICIは各がん種における薬物治療の中心になりつつある。また昨今はICI単独治療のみならず、細胞障害性（殺細胞性）抗がん薬やICIとの併用療法も日常的に実施されている。ICIの有害事象は免疫機能がバランスを崩し、自己免疫疾患や炎症性疾患に類似した症状が特徴的であり、免疫関連有害事象（immune-related adverse events：irAE）と呼ばれている。

　irAEは全般的には軽微な症状が多いとされているが、重篤化するケースも見受けられるとともに、細胞障害性抗がん薬の副作用とは異なり、発現する時期が投与後数ヵ月にわたり特定しづらい点が特徴の1つでもある[1]。また、irAEの各症状には、細胞障害性抗がん薬投与時にも発現する同様の症状がいくつか確認されている。たとえばirAEの腸炎の場合、がん免疫療法ガイドラインでは原則的にステロイドなどの免疫抑制薬の使用が推奨されている[2]。この場合、細胞障害性抗がん薬による下痢と同様の対処を行うと、症状が悪化する可能性があり注意が必要である。またirAEは発現しないことに越したことはないが、その発現が治療効果と相関することを示唆するエビデンスがいくつか報告されている。

2 irAEの抗腫瘍効果を示唆するエビデンス

　irAEはその機序から免疫系が賦活化されている状況と考えられ、同時に抗腫瘍効果が高まることは十分に想定されることである。Ricciuti Bらは195例の非小細胞肺がん患者を対象に、ニボルマブ投与時のirAEが、まったく発症しない例に比べ、複数個発症したほうが無増悪生存期間および生存期間が良好であることを報告している[3]（**図1**）。また、同様にOsorio JCらは、ペムブロリズマブが投与された非小細胞肺がん患者51例において、irAEである甲状腺機能障害の有無と全生存期間との関連性を比較し、irAEが発症した症例のほうが明らかに良好な成績であることを報告している[4]（**図2**）。

　irAEに関するエビデンスは、ICIの臨床での使用が広まるとともに、その特徴や患者背景との関連性を示唆した報告が増えている。これらをはじめirAEの発現が治療成績に相関することを示唆したエビデンスは少なくない。したがって、発症した際は適切な薬物治療を施し、重篤化によるがん治療の遅延やがん治療中止に至ることは可能な限り避けるべ

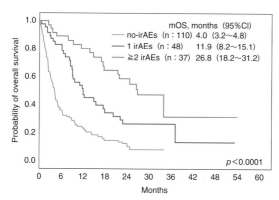

図1 irAE の発症した個数と生存期間

irAE の個数（0~2 個以上）による生存期間を示している.
個数が多いほうが生存期間が長い.

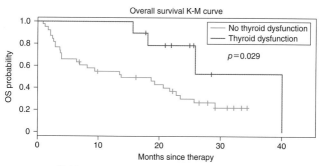

図2 甲状腺機能障害の有無と生存期間

甲状腺機能障害が発現した患者のほうが生存期間が長い.

きと考える. 第2部では irAE の各症状に対して, 医師・薬剤師の視点
からその特徴やガイドラインの整理, 留意点などをまとめた.

■文　献

1) Postow MA : Am Soc Clin Oncol Educ Book 76-83, 2015
2) 日本臨床腫瘍学会（編）：がん免疫療法ガイドライン, 第2版, 金原出版, 2019
3) Ricciuti B, et al : J Cancer Res Clin Oncol **145** : 479-485, 2019
4) Osorio JC, et al : Ann Oncol **28** : 583-589, 2017

2 薬剤性肺障害

ICI による肺障害の特徴は？

薬剤種類別にみた肺障害の比較

	分子標的治療薬 （ゲフィチニブ）	免疫チェックポイント阻害薬 （ニボルマブ）
症状	発熱，呼吸困難，乾性咳嗽	発熱，呼吸困難，乾性咳嗽
発症（好発）時期	治療開始後～1ヵ月以内	治療開始後～2ヵ月
発症率	5.8%	肺がん症例（日本国内全例調査）5.8%
死亡率	38.9%	0.7%
人種差	欧米と比較して日本人に多い	人種差なし
機序	詳細は不明	詳細は不明
発症および重症化のリスク因子	・男性，有喫煙歴，高齢，PS 不良，既存の間質性肺疾患 ・正常肺占有率 50% 未満 ・呼吸性移動制限領域 50% 以上	・胸部 CT 異常所見を有する ・高齢（75 歳以上） ・治療ライン（初回＞既治療） ・重症化リスク：男性，ベースラインの CRP 高値（5.0 mg/dL 以上），AIP/ARDS パターン
比較的多くみられる画像所見	・びまん性肺障害（DAD）	・特発性器質化肺炎（COP） ・非特異性間質性肺炎（NSIP）
その他の特徴的画像所見		①腫瘍周辺にスリガラス様陰影が出現（PTI） ②放射線肺線維症周囲の陰影出現/増強 ③患側優位の肺障害出現 ④既存肺感染症の薬剤による増悪

● 近年，臨床導入された免疫チェックポイント阻害薬（immune checkpoint inhibitor：ICI）も従来の細胞障害性（殺細胞性）抗がん薬や分子標的治療薬と同様に薬剤性肺障害の原因となる．ICI の使用機会の増加とともに，薬剤性肺障害を含む免疫関連有害事象（irAE）も増加することが予想される．一方で **irAE 発現は ICI 治療の効果と関連することが示唆されており，安易な治療の中止は可能な限り避けなければならない．**

● ICI による薬剤性肺障害では比較的**特徴的な画像**を呈することがあり，鑑別の一助となる．

● 薬剤性肺障害の診断は，肺障害が薬剤性によるものであるという診断と，原因薬剤の診断・同定という二面性を有するが，原因薬剤を見極

めることはきわめてむずかしい．その理由として，対象患者の高齢化，多彩な合併症，併用療法などの進歩による治療の複雑化や，臨床症状（咳嗽，発熱，呼吸困難），発症時期や血液検査所見が類似することが多い．また，画像所見においても，ICIによる薬剤性肺障害は他の薬剤と同様，多彩な像を呈することから，その鑑別は困難とされてきた[1~3]．

● しかし，Babaらはニボルマブによる薬剤性肺障害144症例を解析し，144症例中53症例が非従来型の画像パターンであったと報告した[4]．その特徴として下記をあげている．

＜ICI薬剤性肺障害（非従来型）の特徴的画像＞

①腫瘍周辺にスリガラス様陰影が出現（peritumoral infiltration：PTI）
②放射線肺線維症周囲の陰影出現/増強
③患側優位の肺障害出現
④既存肺感染症の薬剤による増悪

● 非従来型の薬剤性肺障害のなかでも，とくに①，③は頻度が高く，それぞれ非従来型肺障害の約40％を占め，PTIはICIに比較的特異な薬剤性肺障害と考えられる．

● PTIの画像におけるスリガラス様陰影は，腫瘍周囲に浸潤したリンパ球浸潤を反映している可能性が報告され，実際，ICIによる薬剤性肺障害のなかでもPTI以外の免疫関連の薬剤性肺障害と比較してステロイド治療による反応性が高いことが示されている．また，一方の抗腫瘍効果においても，PTIを示す症例で抗腫瘍効果が高いことも示唆されている．

● しかし，PTIを生じる症例と他の免疫関連薬剤性肺障害パターンを生じる症例との比較では，臨床的背景に特徴的な所見は認められておらず，臨床症状や患者背景からは免疫関連の薬剤性肺障害の鑑別は困難であることが示唆されている．

● 免疫療法に伴う薬剤性肺障害の特徴が少しずつ解明されてきており，既存肺の異常所見，高齢者，治療ライン（初回＞既治療）は発症のリスクが高く，男性，治療開始前のCRP高値（5 mg/dL以上）などは重篤化のリスクといわれている．しかし，その対処方法は早期発見・管理が現状である．現在，irAEの副作用予測因子に関して末梢の白血球分画やサイトカイン，自己抗体，遺伝子多型などのバイオマーカー研究が多数行われているが，いまだ確立されたものはなく，今後の課題である．

Grade ごとの対処法のポイント

a. ガイドラインの改訂点

● 『がん免疫療法ガイドライン』初版（日本臨床腫瘍学会）では，対処法がイピリムマブとニボルマブに分けられていたが，2019 年に発行された第 2 版[5]ではこれらが統一された．初版との変更点を**表 1**にまとめた．

表 1 「がん免疫療法ガイドライン」初版から第 2 版の変更点（「肺障害」の項）

	初版	第 2 版
Grade 1		
モニタリング期間の目安	2〜3 日	1 週間
回復した場合の対応		投与再開
Grade 2		
発現時の対処	投与中止	休止もしくは中止
推奨するプレドニゾロンの投与量	1 mg/kg/日	1〜2mg/kg/日
改善時のステロイド漸減方法	4 週間以上かけて	4〜6 週間以上かけて（5-10 mg/週）
ステロイド治療効果判定の目安	2 週間	48〜72 時間
Grade 3〜4		
改善時のステロイド漸減方法	少なくとも 6 週間以上かけて	少なくとも 4〜6 週間以上かけて
48 時間で改善しない場合の対処	免疫抑制薬の併用	ステロイドパルス療法やその他の免疫抑制薬の併用

b. 薬物治療のポイント

● ICI の肺障害では，ステロイドパルス療法などにより症状が緩解したら**ステロイド漸減療法を実施し維持量まで減量する．しかしながら，ステロイド漸減中のみならず終了後にも再燃することがあり，慎重に漸減する必要がある．**

● 漸減中に再燃した場合は再度ステロイド治療を行うため，結果的に投与期間が長期化しやすい．Williams KJ らは，irAE の治療に要したステロイドの総投与日数が，Grade1〜2，3〜4 でそれぞれ 79.8 日，101.4 日と報告している[6]．骨粗鬆症，糖尿病，易感染症などステロイドによる副作用管理も考慮すべきである．

STEP 3 支持療法における注意事項

●抗 PD-1/PD-L1 抗体薬使用時には，抗 CTLA-4 抗体薬と比べ薬剤性肺障害のリスクが高まることが示唆されている．また前述したとおり，薬剤性肺障害が発現した際はステロイド治療を実施し，その後 4〜6週間かけて漸減することが推奨されている．しかしながら漸減中の再燃は決して珍しくなく，膠原病などにおける漸減中の再燃と比べ，その頻度は高い印象を受ける．これは次項で解説するが，免疫チェックポイント阻害薬投与後，長期間にわたり irAE が発現することの薬理作用的特徴も関与している可能性がある．その結果としてステロイドの投与期間が長期化することは，抗 PD-1/PD-L1 抗体薬が汎用される肺がんなどの高齢者では，とくに注意が必要である．Y Suzukiらは，経口ステロイドを 3 ヵ月以上服用中，あるいは服用予定の患者に対する骨粗鬆症のリスクをスコアリングし，「ステロイド性骨粗鬆症の管理と治療ガイドライン」において提唱している．このスコアリングでは，既存骨折，年齢，ステロイド投与量，腰椎骨密度を危険因子として点数化することで対応を示しているが，年齢が 65 歳以上

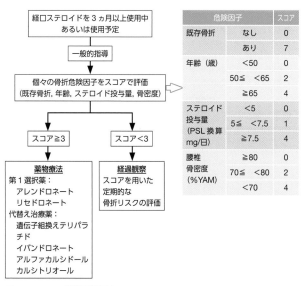

図 1 ステロイド性骨粗鬆症のリスク

［日本骨代謝学会（編）：ステロイド性骨粗鬆症の管理と治療ガイドライン（2014 年版），http://jsbmr.umin.jp/guide/pdf/gioguideline.pdf（2021 年 2 月アクセス）より許諾を得て転載］

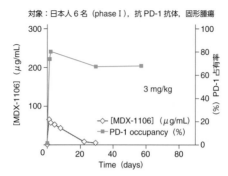

図 2　抗 PD-1 抗体の血中濃度と受容体占有率

[Brahmer JR, et al : J Clin Oncol **28** : 3167-3175, 2010 より引用]

に該当するとすべて高リスク群となり，アレンドロネートなどの薬物療法が推奨されている（**図 1**）．irAE に対するステロイド治療が長期化する懸念がある場合には，これらの指標も参考とし，骨粗鬆症のリスク管理にも配慮することが必要と思われる．

● ICI は投与後 20 日程度で血中濃度はベースライン近くまで低下するが，60 日後においても PD-1 への受容体占有率は約 70％とするデータが報告されている（**図 2**）[7]．これは薬剤性肺障害をはじめとする irAE が，投与数ヵ月後にも確認されていることや，ステロイド漸減療法終了後に再燃する理由の 1 つと考えられる．

■文　献

1) Nishino M, et al : PD-1 Inhibitor-Related Pneumonitis in Advanced Cancer Patients: Radiographic Patterns and Clinical Course. Clin Cancer Res **22** : 6051-6060, 2016

2) Kato T, et al : Nivolumab-induced interstitial lung disease analysis of two phase II studies patients with recurrent or advanced non-small-cell lung cancer. Lung Cancer **104** : 111-118, 2017

3) Naidoo J, et al : Pneumonitis in Patients Treated With Anti-Programmed Death-1/Programmed Death Ligand 1 Therapy. J Clin Oncol **35** : 709-717, 2017

4) Baba T, et al : Radiologic features of pneumonitis associated with nivolumab in non-small-cell lung cancer and malignant melanoma. Future Oncol **15** : 1911-1920, 2019

5) 日本臨床腫瘍学会（編）：がん免疫療法ガイドライン，第 2 版，金原出版，2019

6) Williams KJ, et al : Corticosteroids for the management of immune-related adverse events in patients receiving checkpoint inhibitors, J Oncol Pharm Pract 25 : 544-550, 2019

7) Brahmer JR, et al : Phase I study of single-agent anti-programmed death-1 (MDX-1106) in refractory solid tumors: safety, clinical activity, pharmacodynamics, and immunologic correlates. J Clin Oncol **28** : 3167-3175, 2010

3 大腸炎・重症の下痢

STEP 1 ICI による大腸炎・重症の下痢の特徴は？

薬剤種類別にみた大腸炎・下痢の比較

	細胞障害性抗がん薬	免疫チェックポイント阻害薬[a~f]
症状	下痢，腹痛	下痢，血便，腹痛
発症（好発）時期	早発性下痢：投与後 24 時間以内（主にイリノテカン） 遅発性下痢：投与後数日〜2 週間後	抗 CTLA-4 抗体：投与後 1 ヵ月 抗 PD-1/PD-L1 抗体：投与後 2〜4 ヵ月 （薬剤投与終了数ヵ月後に発症することもある）
発症頻度（全 Grade）	下痢：2.9〜47.0% （詳細は第 1 部「A-2. 下痢・便秘」を参照）	下痢： 　抗 CTLA-4 抗体 23〜33% 　抗 PD-1/PD-L1 抗体 11〜19% 　抗 PD-1/CTLA-4 抗体併用：44% 大腸炎： 　抗 CTLA-4 抗体 8〜12% 　抗 PD-1/PD-L1 抗体 1〜4% 　抗 PD-1/CTLA-4 抗体併用：12%
死亡率	下痢患者のうち約 5%（薬剤により異なる）	抗 CTLA-4 抗体：0.6〜1% 抗 PD-1 抗体：0.02%
機序	・コリン作動性（イリノテカンによる早発性下痢） ・抗がん薬による腸管粘膜障害（遅発性下痢）	腸管内の食餌抗原や腸内細菌などの外的因子に対する免疫寛容状態が破綻することにより発症すると推測されている．
発症のリスク因子	5-FU[7] 　・女性 　・bolus 投与 　・DPYD 遺伝子多型 　・TYMS 遺伝子多型 　・ホリナートとの併用 イリノテカン： 　・UGT1A1 遺伝子多型	抗 CTLA-4 抗体： 　・高用量 　・NSAIDs の併用 　・炎症性腸疾患既往 　・腸内細菌叢 抗 PD-1 抗体： 　・原発巣の種類
比較的多くみられる画像所見	回腸末端と S 状結腸〜直腸に好発する，多発性・不整形潰瘍（5-FU，S-1）	潰瘍性大腸炎に類似した内視鏡像

a）Soularue E, et al : Gut 67 : 2056-2067, 2018
b）Robert C, et al : N Engl J Med 372 : 320-330, 2015
c）Weber JS : Am Soc Clin Oncol Educ Book : 174-177, 2012
d）Larkin J, et al : N Engl J Med 373 : 23-34. 2015
e）Wang DY, et al : JAMA Oncol 4 : 1721-1728, 2018
f）Schwab M, et al : J Clin Oncol 26 : 2131-2138, 2008

薬剤種類別にみた大腸炎・下痢の比較

	細胞障害性抗がん薬	免疫チェックポイント阻害薬[a–f]
治療	・薬剤の減量・中止 ・対症療法（安静，水分摂取） ・抗コリン薬，収斂薬，吸着薬など ・腸管運動抑制薬（ロペラミド等） ・ソマトスタチンアナログ[注1]	・薬剤の減量・中止 ・対症療法（安静，水分摂取） ・ステロイド ・抗 TNFα 抗体（インフリキシマブ）[注1]

注 1）本邦では抗がん薬による下痢・大腸炎に対する保険適用なし

a）Soularue E, et al : Gut **67** : 2056-2067, 2018
b）Robert C, et al : N Engl J Med **372** : 320-330, 2015
c）Weber JS : Am Soc Clin Oncol Educ Book : 174-177, 2012
d）Larkin J, et al : N Engl J Med **373** : 23-34. 2015
e）Wang DY, et al : JAMA Oncol **4** : 1721-1728, 2018
f）Schwab M, et al : J Clin Oncol **26** : 2131-2138, 2008

● 症状として下痢，腹痛，嘔気があり，悪化すると血便が認められる．

● **消化管関連 irAE は皮膚病変に次いで多く**，まれではあるが消化管穿孔や腸管閉塞などの重篤な状態に至ることがあり注意を要する．

● PD-L1 は Th17 の免疫反応を抑制することで抗炎症作用をもつことが報告されており[1]，CTLA-4 は制御性 T 細胞に発現している．これらを抑制することで腸管内の食餌抗原や腸内細菌などの外的因子に対する免疫寛容状態が破綻することにより発症すると推測されている．

● 大腸炎，下痢の発症率は，いずれも抗 PD-1/PD-L1 抗体よりも抗 CTLA-4 抗体のほうが高い[2]．

● 発症リスクとして，抗 CTLA-4 抗体では高用量，NSAIDs との併用，炎症性腸疾患の既往，腸内細菌叢（Firmicutes 属の増加，Bacteroidetes 属の低下）があげられる．抗 PD-1 抗体において，非小細胞肺がんや腎がんに比べて悪性黒色腫で大腸炎の頻度が高いとする報告もある[2]．

● **好発時期は，抗 CTLA-4 抗体で初回投与後 1 ヵ月程度，抗 PD-1 抗体で初回投与後 2〜4 ヵ月程度**とされるが[2]，抗 PD-1 抗体投与開始から 1 年以上経過して発症した症例や[3]，治療終了・中止後に発症した症例の報告例があることにも留意する．

● **感染性腸炎や偽膜性腸炎との鑑別**が必要になる．便培養，CD（clostridium difficile）toxin，ウイルス検査［サイトメガロウイルス（CMV）など］を行う．

● 画像診断は腹部 CT，大腸内視鏡検査が推奨される．腹部超音波検査による腸管評価も有用となりうるが，画像所見のみでの原因確定は困難である．

● 内視鏡像は，しばしば潰瘍性大腸炎に類似した所見と表現される．一方で，海外からの報告ではクローン病様の内視鏡像を呈する症例も少なからず認める[4]．

Grade ごとの対処法のポイント

a. ガイドラインの改訂点[5]

●日本臨床腫瘍学会編集『がん免疫療法ガイドライン』初版（2016 年）から第 2 版（2019 年）の改訂で，ニボルマブとイピリムマブの使用成績調査の結果が追記された．ニボルマブの重篤な副作用（重篤な胃腸障害発現数；下痢の症例数，大腸炎の症例数）は，悪性黒色腫で 3.47%（54 例；19，15 例），非小細胞肺がんで 3.00%（99 例；44，20 例）だった．イピリムマブの重篤な副作用（重篤な胃腸障害発現数；下痢の症例数，大腸炎の症例数）は，13.51%（62 例；29，25 例）だった．

●インフリキシマブ抵抗性の免疫関連大腸炎に対して，こちらも保険適用外ではあるが，抗 α4β7 インテグリン抗体薬であるベドリズマブが有効であった報告が追加された．

●がん免疫ガイドラインにおける免疫関連胃腸障害の管理について，初版からの変更点を**表 1** にまとめた．

表 1 「がん免疫療法ガイドライン」初版から第 2 版[5] の変更点

	初版	第 2 版
Grade 1		
下痢の定義の追記	ベースラインと比べて 4 回未満/日の排便回数増加	ベースラインと比べて 4 回未満/日の排便回数増加；ベースラインと比べて人工肛門からの排泄量が軽度に増加
対処方法の部分削除	・症状の悪化について綿密なモニタリングを行う． ・対症療法を行う．	・症状の悪化について綿密なモニタリングを行う．
Grade 2		
下痢の定義の追加	ベースラインと比べて 4〜6 回/日の排便回数増加	ベースラインと比べて 4〜6 回/日の排便回数増加；ベースラインと比べて人工肛門からの排泄量が中等度に増加
対処方法の追加		抗 CTLA-4 抗体薬は，永続的な投与中止を考慮．抗 PD-(L) 1 抗体薬は，Grade 1 以下に回復すれば投与再開を考慮
Grade 3		
下痢の定義の追加	ベースラインと比べて 7 回以上/日の排便回数増加	ベースラインと比べて 7 回以上/日の排便回数増加；便失禁；入院を要する；ベースラインと比べて人工肛門からの排泄が高度に増加；身の回りの日常生活動作の制限
対処方法の追記	投与を中止する．	投与を休止または中止する．

表 1 「がん免疫療法ガイドライン」初版から第 2 版[5] の変更点

	初版	第 2 版
Grade 3・4		
対処方法の追加		抗 CTLA-4 抗体薬は，永続的に投与を中止する．抗 PD-(L) 1 抗体薬は，Grade 3 であれば，Grade 1 以下に回復すれば投与再開を考慮し，Grade 4 であれば永続的に中止する．

b. 薬物治療のポイント[5]

● Grade 2 が 5〜7 日以上継続したときは，全身性ステロイド（プレドニゾロン換算 0.5〜1 mg/kg）の経口もしくは経静脈投与をただちに行う．その評価を 3〜5 日以内に行い，改善があれば Grade 1 以下へ回復後に 30 日以上かけてステロイドを漸減する．Grade 1 以下へ回復した場合は ICI の投与継続を考慮する．改善がない場合や増悪した場合は Grade 3 として対応する．

● Grade 3 のときは，全身性ステロイド（プレドニゾロン換算 1〜2 mg/kg）の経静脈投与をただちに行う．その 3 日以内に評価を行い，改善があれば Grade 1 以下へ回復後に 4 週間以上かけてステロイドを漸減する．症状が Grade 1 まで改善しても，抗 CTLA-4 抗体は永続的に中止する．改善が認められない場合や症状改善後に増悪する場合は，保険適用外ではあるが抗 TNFα 抗体（インフリキシマブ 5 mg/kg）の追加投与を検討する．

STEP 3　支持療法における注意事項

▶大腸炎・下痢が Grade 2 以上の場合，消化器専門医と協議

●治療中止に至る一般的な irAE は大腸炎・下痢である．Khoja L らの報告（Ann Oncol **28** : 2377-2385, 2017）によると，irAE から死亡に至ったのは，抗 PD-1 抗体ではペムブロリズマブ 0.1%，ニボルマブ 0.3%ときわめてまれだが，抗 CTLA-4 抗体では大腸炎・下痢・消化管穿孔を含む消化管関連 irAE に続発して生じた可能性が高かった（9/29，31%）．

●大腸炎・下痢の支持療法開始のタイミングは，非常に重要である．

▶Grade 1 もしくは 2 の下痢の対症療法

●ロペラミドなどの止痢薬や水分摂取および低残渣食などの対症療法を考慮し，嘔吐や摂食障害を併発する場合は，経腸栄養や静脈栄養の追加も考慮する[1]．ただし，適切な治療開始が遅れないように止痢薬の使用状況および症状を把握する必要がある．

▶Grade 1，2 の下痢の症状が改善しない場合や脱水・発熱・頻脈などの症状を併発した場合，および Grade 3 以上に増悪した場合は，ただちにステロイド治療を開始[1]

●ステロイドの奏効割合は，抗 CTLA-4 抗体，抗 PD-1 抗体ともに 80％であり，消化管関連 irAE が改善するまでの期間は，抗 CTLA-4 抗体では 0.5〜1.6 ヵ月，抗 PD-1 抗体では 1.1〜4.2 ヵ月と報告されている[2]．20％は，ステロイド不応性，難治性の免疫関連大腸炎・下痢である．

●ステロイド不応性・難治性の Grade 3 以上の免疫関連大腸炎・下痢に対して，保険適用ではないがインフリキシマブの追加投与が有効であったとの報告があり，その使用が推奨される[5]．

▶ステロイド不応性・難治性の場合

●左室駆出率 35％以下で，NYHA 心機能分類Ⅲ/Ⅳ度の中等度〜重度のうっ血性心不全の患者に対するインフリキシマブの使用は禁忌である．

●MD Anderson のレトロスペクティブレビュー[6]において，下痢や大腸炎の要治療群は治療不要群と比べて全生存期間が有意に長く，治療内容はステロイド単独とインフリキシマブ併用の 2 群間で全生存期間に違いが認められなかった．また，ステロイドの使用期間が 30 日以下（短期間群）と比べて 30 日超過（長期間群）の感染症発現の割合が高く（25.8％ vs. 40.4％），感染症の発現群のステロイド使用中央期間は 80.4 日，未発現群は 46.7 日であった．インフリキシマブを併用した短期間群と比べて，ステロイド単独の長期間群では感染症発症の割合が高いことが報告されている（14.3％ vs. 42.9％）．

■文　献

1) Song MY, et al : Gut **64** : 260-271, 2015
2) Soularue E, et al : Gut **67** : 2056-2067, 2018
3) Yasuda Y, et al : Intern Med **57** : 1269-1272, 2017
4) Abu-Sbeih H, et al : J Immunother Cancer **6** : 95, 2018
5) 日本臨床腫瘍学会（編）：がん免疫療法ガイドライン，第 2 版，金原出版，2019
6) Wang Y, et al : J Immunother Cancer **6** : 37, 2018

4 甲状腺機能障害

ICI による甲状腺機能異常の特徴は？

薬剤種類別にみた甲状腺機能異常の比較

	分子標的治療薬	免疫チェックポイント阻害薬
症状	頻脈，発汗，体重減少など（甲状腺機能亢進症） 徐脈，皮膚乾燥，浮腫，嗄声など（甲状腺機能低下症）	頻脈，発汗，体重減少など（甲状腺機能亢進症） 徐脈，皮膚乾燥，浮腫，嗄声など（甲状腺機能低下症）
発症（好発）時期	投与開始後 4〜94 週[a]（スニチニブの甲状腺機能低下症）	投与開始後中央値 86 日（13〜360日）[b]（ニボルマブの甲状腺機能低下症）
発症率	24％[c]（スニチニブの甲状腺機能低下症）	10.6％[d]（ニボルマブの甲状腺機能低下症）
死亡率	0％	0％
人種差	人種差なし	人種差なし
機序	VEGFR を標的とした血管新生阻害	自己免疫反応による甲状腺細胞破壊
発症および重症化のリスク因子	女性，高齢者，甲状腺機能障害の有無，TKI の投与期間	甲状腺自己抗体（TPOAb・TgAb）陽性

a）Hamnvik OP, et al：J Natl Cancer Inst **103**：1572-1587, 2011
b）オプジーボ適正使用ガイド
c）Motzer RJ, et al：N Engl J Med **369**：722-731, 2013. d）オプジーボ添付文書

- ●甲状腺機能障害には，甲状腺に対しての直接障害により機能障害を起こしたものと，下垂体が障害を受け，甲状腺刺激ホルモン（thyroid stimulating hormone：TSH）の分泌異常により，甲状腺機能異常を呈する場合があるが，本項では甲状腺に対する直接障害を解説する．下垂体機能障害は「第 2 部 10．下垂体〜副腎機能不全」を参照いただきたい．

- ●免疫チェックポイント阻害薬（ICI）による甲状腺機能障害は，ICI による自己抗体の活性化が考えられており，**甲状腺中毒症と甲状腺機能低下症に分類**される．

- ●甲状腺中毒症は，ICI 投与開始 2〜6 週後の比較的早期に起こることが多いとされ，自己抗体により甲状腺が破壊され，甲状腺ホルモンが過度に血中に漏出された結果，一性に甲状腺機能状態を示す．動悸，発汗，発熱，下痢，振戦，体重減少などの甲状腺機能亢進症状が現れる場合があり，β遮断薬などによる対症療法が必要な場合がある．甲状腺中毒症では，引き続いて甲状腺機能低下症が起こることが多い．**表 1** に泌尿器科腫瘍での有害事象中における甲状腺機能亢進症の頻度を示すが，多くが甲状腺中毒症と思われる．

表1　泌尿器科腫瘍での第Ⅲ相国際臨床試験における甲状腺機能亢進症

がん種	薬剤	試験	全 Grade	Grade 3～4	Grade 5
腎がん	ニボルマブ	Checkmate-025[1])	1.7%	0	0
	エベロリムス		0.3%	0	0
腎がん	ニボルマブ+イピリムマブ	Checkmate-214[2])	10.8%	0.4%	0
	スニチニブ		2.2%	0	0
腎がん	ペムブロリズマブ+アキシチニブ	Keynote-426[3])	12.8%	1.2%	0
	スニチニブ		3.8%	0	0
腎がん	アベルマブ+アキシチニブ	JAVELIN Renal 101[4])			
	スニチニブ				
尿路上皮がん	ペムブロリズマブ	Keynote-045[5])	3.8%	0	0
	化学療法*		0.4%	0	0

＊ドセタキセル，パクリタキセル，vinflunine のうち治験担当医により選択された1剤

●このような甲状腺中毒症の症状を呈することなく，徐々に甲状腺機能低下症がみられる場合もある．倦怠感，食欲低下，便秘，徐脈などが甲状腺機能低下症の臨床症状である．**表2**は泌尿器科腫瘍での臨床試験における甲状腺機能低下症の頻度を示す．

表2　泌尿器科腫瘍での第Ⅲ相国際臨床試験における甲状腺機能低下症

がん種	薬剤	試験	全 Grade	Grade 3～4	Grade 5
腎がん	ニボルマブ	Checkmate-025[1])	5.90%	0.20%	0
	エベロリムス		0.50%	0	0
腎がん	ニボルマブ+イピリムマブ	Checkmate-214[2])	15.50%	0.40%	0
	スニチニブ		25.00%	0.20%	0
腎がん	ペムブロリズマブ+アキシチニブ	Keynote-426[3])	35.40%	0.20%	0
	スニチニブ		31.50%	0.20%	0
腎がん	アベルマブ+アキシチニブ	JAVELIN Renal 101[4])	24.90%	0.20%	0
	スニチニブ		13.40%	0.20%	0
尿路上皮がん	ペムブロリズマブ	Keynote-045[5])	6.40%	0.00%	0
	化学療法		1.20%	0.00%	0

●重症例はまれであるが，比較的頻度の高い有害事象であるため，ICI使用時には血清 T_3，T_4，TSH を定期的に測定するなど注意が必要である．ICI 投与前に，甲状腺に対する自己抗体である TPOAb（thyroid peroxidase antibody），TgAb（thyroglobulin antibody）が陽性の場合には，甲状腺機能異常症の発生率が増加する傾向があり，また発症後にはしばしば TPOAb や TgAb が陽性を示す報告がある[6]．

Grade ごとの対処法のポイント

a. ガイドラインの改訂点

●日本臨床腫瘍学会編集『がん免疫療法ガイドライン』初版では免疫関連甲状腺機能障害の管理として統一されていたが，2019 年に発行された第 2 版[7]では甲状腺中毒症と甲状腺機能低下症に分けられた．初版からの変更点を**表 3**，**4** にまとめた．

表 3 甲状腺中毒症の管理

	初版	第 2 版
Grade 1		
測定項目		TSH，FT_3，FT_4
モニタリング期間の目安		甲状腺機能亢進が消失，もしくは甲状腺機能低下状態になるまで，2～3 週間毎にモニタリング
Grade 2		
投与の可否	投与を中止する	症状の改善ないしは検査値の正常化まで休止を検討する
モニタリング期間の目安	1～3 週間	2～3 週間
発現時の対処	内分泌機能の評価を行う	6～8 週間経過しても，甲状腺中毒症が改善しない場合，バセドウ病の鑑別を行う．
対処方法	甲状腺ホルモン療法を開始する	動悸，手指振戦などの症状があれば，β 遮断薬を投与する．
Grade 3，Grade 4		
投与の可否	投与を中止する	症状の改善ないしは検査値の正常化まで休止を検討する．
対処方法	甲状腺ホルモン療法を開始する	β 遮断薬の投与を開始する．
甲状腺クリーゼの場合		ICU にて集学的治療を行う．

表 4 甲状腺機能低下症の管理

	初版	第 2 版
Grade 1		
測定項目		TSH，FT_3，FT_4
モニタリング期間の目安		2～3 週間モニタリングし，症状の発現を注意深く観察する．
Grade 2		
投与の可否	投与を中止する	症状の改善ないしは検査値の正常化まで休止を検討する

表4 甲状腺機能低下症の管理

	初版	第2版
モニタリング期間の目安	1〜3週間	甲状腺機能が安定すれば、6週ごとに甲状腺機能検査を実施する。
対処方法	内分泌機能の評価を行う	甲状腺機能検査を実施し、甲状腺ホルモン補充量を1ヵ月ごとに増減し甲状腺機能が正常化するように調整する。
	甲状腺ホルモン療法を開始する	症状がある場合や無症状でもTSHが2桁の場合は、甲状腺ホルモン療法を開始する。
Grade 3, Grade 4		
投与の可否	投与を中止する	症状の改善ないしは検査値の正常化まで休止を検討する。
粘液水腫性昏睡の症状（徐脈・低体温）がある場合		集学的治療を行う。
対処方法	甲状腺ホルモン療法を開始する	症状が安定した後は、Grade 2に準じて治療、評価を行う。

b. 薬物治療のポイント

- 甲状腺中毒症の場合、チアマゾールなどの抗甲状腺薬は使用しない。その理由として、ICI投与による甲状腺中毒症の多くは、破壊性甲状腺炎であり、一時的に甲状腺ホルモン値は上昇するが、長期的な経過で甲状腺ホルモン値は低下するためである。しかし、バセドウ病の場合は、抗甲状腺薬などによる加療を考慮する必要がある。ステロイドの有効性に関しては不明である。

- 甲状腺機能低下症も同様に、ステロイド治療の効果は明らかではない。

STEP 3 支持療法における注意事項

- 甲状腺中毒症の場合、Grade 2以上で動悸や手指振戦といった症状がある場合には β 遮断薬（例：プロプラノロール 30 mg/日）が症状緩和に有効である[8, 9]。

- 甲状腺機能低下症状が顕在化してきた場合や、TSHが10μU/mL以上が持続する場合は、レボチロキシン（LT$_4$, 25〜50μg/日）を開始する。高齢者あるいは心疾患を有する患者では心筋酸素需要量の増加による心筋梗塞や心房細動などが懸念されるため、12.5μg/日から慎重に投与する[2, 3]。TSHを指標に用量調整を行う。

- 甲状腺機能低下時にはACTHおよびコルチゾールを測定し、副腎皮質機能を評価する。副腎不全と甲状腺機能低下症のある患者は、甲状腺ホルモン不足のため副腎皮質ホルモンの代謝が遅くなり、副腎皮質機能低下がマスクされていることがある。そのような患者にステロイ

ドの補充前に LT₄ を補充すると，低下していた内因性コルチゾール代謝が促進され，全身の代謝も亢進され，副腎不全が悪化して致死的な副腎クリーゼになることがある．このような場合には，ヒドロコルチゾン 20〜30 mg/日を先に投与したうえで，甲状腺ホルモンを補充する必要がある．

■文　献

1) Motzer RJ, et al : N Engl J Med **373** : 1803-1813, 2015
2) Motzer RJ, et al : N Engl J Med **378** : 1277-1290, 2018
3) Rini BI, et al : N Engl J Med **380** : 1116-1127, 2019
4) Motzer RJ, et al : N Engl J Med **380** : 1103-1115, 2019
5) Bellmunt J, et al : N Engl J Med **376** : 1015-1026, 2017
6) Kurimoto C, et al : Cancer Sci **111** : 1468-1477, 2020
7) 日本臨床腫瘍学会（編）：がん免疫療法ガイドライン，第2版，金原出版，2019
8) 有馬　寛ほか：日内分泌会誌 **94** Suppl : ⅰ-ⅲ, 1-11, 2018
9) González-Rodríguez E, et al : Oncologist **21** : 804-816, 2015

5 1型糖尿病

STEP 1　ICI による 1 型糖尿病の特徴は？

薬剤種類別にみた高血糖，糖尿病の比較[6)]

	発症時期	高血糖発症率	機序	発症および重症化のリスク因子	可逆性
アンドロゲン抑制療法	6 ヵ月以上	20~30%	エネルギー恒常性の破綻，インスリン抵抗性	70 歳以下	○
ソマトスタチンアナログ	1~2 年	4~28%	インスリン分泌の阻害		○
グルココルチコイド	治療開始後~1 ヵ月	12~65%	インスリン分泌の低下と糖新生の増加	65 歳以上，HbA1c 6.0%以上，腎機能低下	○
分子標的治療薬 mTOR 阻害薬	治療開始後~3 年	12~50%	インスリン分泌の低下とインスリン抵抗性		○
抗精神病薬	治療開始後~5 年	15~30%	インスリン分泌の低下，インスリン抵抗性，5HT$_{1A}$ による膵 β 細胞の阻害		○
抗 HIV 療法	治療開始後~5 年	0.5~5%	リポジストロフィー，インスリン抵抗性，ミトコンドリアの機能不全		×
インターフェロン α	2 ヵ月~1 年	0.30%	免疫学的膵 β 細胞破壊	膵島関連自己抗体や遺伝的素因などの関連	×
免疫チェックポイント阻害薬	治療開始後~1 年	0.2~0.9%	T リンパ球による膵 β 細胞破壊	膵島関連自己抗体や遺伝的素因などの関連	○×

- 糖尿病を大きく 3 つに分けると，膵 β 細胞の破壊により絶対的インスリン欠乏に至る 1 型糖尿病，インスリン分泌低下による 2 型糖尿病と，インスリン抵抗性によりインスリンの相対的不足を伴う 2 型糖尿病，その他，膵 β 細胞機能にかかわる遺伝子異常あるいはインスリン作用の伝達機構にかかわる遺伝子異常，膵外分泌疾患，内分泌疾

患，肝疾患，薬剤や化学物質によるもの，感染症，免疫機序によるまれな病態，妊娠糖尿病となる．このなかで，薬剤が関与する薬剤誘発性糖尿病は，通常は2型糖尿病として発症し，薬剤の中止により軽快するのが特徴である．一方，インターフェロンや近年になって臨床導入された免疫チェックポイント阻害薬（ICI）はこれとは異なり，1型糖尿病としての特徴を有する．本項ではICIによる1型糖尿病に着目する．

●薬剤種類別にみる高血糖，糖尿病の発症時期，発症率，機序，発症および重症化のリスク因子など特徴につき，**表**にまとめた．

a. 発症時期

●1型糖尿病を発症形態により分類すると，緩徐進行1型糖尿病，急性発症1型糖尿病，劇症1型糖尿病の3タイプとなる．ICIによる1型糖尿病はいずれのタイプも呈するようである[1~3]．

●ICIでは，初回投与1週間後に発症した例から，継続投与1年後に発症した症例まであり，**明らかな好発時期はない**とされている[1~3]．

●ニボルマブの副作用発現状況によると，発売後から2020年2月末現在までで，1型糖尿病は159例，劇症1型糖尿病は117例であり[4]，発症頻度は0.2%程度と報告されている．

b. 発症機序

●膵β細胞上に発現しているPD-L1がTリンパ球上のPD-1と結合し，Tリンパ球の機能を抑制することで，定常状態では1型糖尿病の発症が抑制される．1型糖尿病発症時にはウイルス感染や何らかの要因が発症のトリガーとなり，Tリンパ球上のPD-1発現が不十分なため，Tリンパ球による膵β細胞の傷害が進み，1型糖尿病の発症につながると想定されている．一方，がん細胞表面上に発現しているPD-L1も同様の機序でがんの免疫監視機構から逃れているが，ICIによりTリンパ球への負の信号が解除されることで，Tリンパ球による膵β細胞の傷害が急速に進み，1型糖尿病を発症すると想定されている[2,5]．

STEP 2　Grade ごとの対処法のポイント

a. ガイドラインの改訂点

●日本臨床腫瘍学会編集『がん免疫療法ガイドライン』初版では，抗PD-1/L1抗体による1型糖尿病の発症頻度についてまとまった報告がなく，ほとんどが症例報告のみであった．2019年に発表された第2版[7]では，ニボルマブの市販後調査（全例調査）による発症頻度（非小細胞性肺がん，悪性黒色腫）が報告されている[8]．ニボルマブ発売

後から現在までの1型糖尿病の発症頻度は p.214 参照.

b. 薬物治療のポイント

● ICI による1型糖尿病は膵β細胞機能廃絶が不可逆的であること,また急激な血糖上昇をきたすことが考慮されるため,1型糖尿病と診断されるか,あるいはそれが強く疑われる場合には,**ただちにインスリン療法を開始する**[9].また,ケトーシス,ケトアシドーシスを合併している場合はそれに準じた治療を行う.すなわち,初期治療としては,生理食塩水の輸液,電解質管理および速効型インスリン少量持続静脈内投与を行い,ケトーシス,ケトアシドーシスが消失し,状態が落ち着いたら皮下注による強化インスリン療法を行う[10].

● 糖尿病性ケトアシドーシスの代表的な特徴[10]を**表1**に示す.さらに,軽症・中等症の時点で1型糖尿病と診断することが重要である.

表1 糖尿病ケトアシドーシスの特徴

検査所見	
血糖	250〜1,000 mg/dL
ケトン体	尿中(+)〜(+++),血清総ケトン体3 mM 以上
HCO_3^-	18 mEq/L 以下
pH	7.3 以下
浸透圧	正常〜300 mOsm/L
Na	正常〜軽度低下
K	軽度上昇,治療後低下
Cl	95 mEq/L 未満のことが多い
FFA	高値
BUN/Cre	高値
乳酸	約20%の症例で>5 mM
身体所見	脱水(+++),発汗(−),アセトン臭(+),クスマウル大呼吸,血圧低下,循環虚脱,脈拍頻かつ浅,神経学的所見に乏しい
前駆症状	激しい口渇,多飲,多尿,体重減少,はなはだしい全身倦怠感,消化器症状(悪心,嘔吐,腹痛)
注意すべき合併症	脳浮腫,腎不全,急性胃拡張,低K血症,急性感染症

[日本糖尿病学会(編著):糖尿病治療ガイド 2020-2021,文光堂,2020 をもとに作成]

STEP 3 支持療法における注意事項

● 他の irAE 対応とは異なり血糖上昇作用を有するため,**ステロイドの使用は行わない**.日本糖尿病学会より,ICI 使用患者における1型糖尿病発症に関する Recommendation[9]が発表されており,その旨について以下に示す.

● ステロイドが ICI による 1 型糖尿病の改善に効果があるというエビデンスはなく，血糖値を著しく上昇させる危険があるため，1 型糖尿病重症化予防に対しては現時点では推奨されない．また，他の副作用抑制のためにステロイドを投与する場合は，血糖値をさらに著しく上昇させる危険性があるため，最大限の注意を払う．

● その他，この Recommendation には以下の方法を推奨している．

① 投与開始前，および投与開始後来院日ごとに，高血糖症状の有無を確認し，血糖値を測定する．

② 測定値は当日主治医が確認し，高血糖症状を認めるか検査に異常値（空腹時 126 mg/dL 以上，あるいは随時 200 mg/dL 以上）を認めた場合は，可及的速やかに糖尿病を専門とする医師（不在の場合は担当内科医）にコンサルトし，糖尿病の確定診断，病型診断を行う．

③ 1 型糖尿病と診断されるか，あるいはそれが強く疑われれば，当日から糖尿病の治療を開始する．

④ 患者には，劇症型 1 型糖尿病を含む 1 型糖尿病発症の可能性や，注意すべき症状についてあらかじめ十分に説明し，高血糖症状（口渇，多飲，多尿）を自覚したら，予定来院日でなくても受診またはただちに治療担当医に連絡するよう指導しておく．

■文　献

1) 大橋　健：Keynote RA 5：121-125，2017
2) 川崎英二：最新医学 73：662-670，2018
3) 橘　恵ほか：プラクティス 33：389-394，2016
4) https://www.opdivo.jp/basic?info/report/（アクセス不可）
5) 及川洋一ほか：プラクティス 35：484-487，2018
6) Jain V, et al：Maturitas 104：80-83, 2017
7) 日本臨床腫瘍学会（編）：がん免疫療法ガイドライン，第 2 版，金原出版，2019
8) 小野薬品工業株式会社：オプジーボ 使用成績調査（第 7 回安全性定期報告書），2018 年 1 月 3 日時点
9) 日本糖尿病学会：免疫チェックポイント阻害薬使用患者における 1 型糖尿病の発症に関する Recommendation，2016 年 5 月 18 日

ICI による肝機能障害，肝炎，膵炎の特徴は？

a. 肝機能障害，肝炎

● 肝機能障害は ICI 使用中に比較的頻度の多い有害事象である．臨床経過としては他の要因により生じる肝障害と同様に無症候であることが多い．

● 多くは無症候性であり，ステロイドを使用せずに ICI の休薬のみで治癒する例が多い．しかしながら，急激な肝炎を呈し，致死的な経過をたどる報告も少なからずあり，十分周知し注意すべきである[1, 2]．

● ICI による肝障害は，抗 CTLA-4 抗体で抗 PD/PD-L1 抗体に比して多く生じ，それぞれイピリムマブで 3〜9％，ニボルマブでは 1.8％ほどである．とくに両者を併用した治療では肝障害のリスクは増加し，頻度は 29％程度まで上昇する．17％程度で Grade 3 以上の肝障害を呈する[2]．

● 肝炎ウイルスの感染や肝転移，他の薬剤による副作用といった要因を評価し，否定することが大切である．

● ICI 治療中に発熱や嘔気といった症候が出現した際には，irAE に伴う肝機能障害を鑑別し，血液検査で評価し早期発見に努める．

● 肝機能障害や肝炎が出現するのは ICI での治療開始から 6 週間以降であることが多いとされているが，治療中断したのちも出現することがある．治療中のみならず，治療終了後も定期的に血液検査を行い，十分なモニタリングが必要である[1, 2]．

● 臨床経過や検査，画像において特異的な所見はなく，他疾患と明確に区別することはむずかしい．

● 抗核抗体や抗平滑筋抗体といった，自己免疫性肝炎で認める抗体は検出されない[1, 3]．

● ICI に伴う肝機能障害を証明するには生検での病理診断が有用であるとの報告もある．抗 CTLA-4 抗体，抗 PD/PD-L1 抗体において，それぞれ組織的な特徴が確認されているため，鑑別に悩んだ際は肝生検が診断に役立つ[1, 3]．

b. 膵炎

● アミラーゼやリパーゼの上昇をもって診断するが，ICI の有害事象として膵炎の報告は少なく，2％未満とされている[1, 4]．

● 多くは無症候性であり，治療を有しないで正常化する．ICI の中断を

　考慮する事態はまれである.

● 膵内分泌機能の障害については，新規治療を要する糖尿病が 1％ほどで報告されている[1,5].

● 無症候の ICI 治療患者におけるルーチンでのアミラーゼ値やリパーゼ値の評価は不要である.

● 心窩部不快感や心窩部痛といった症状と，膵炎に矛盾しない画像所見があった際は，一般的な急性膵炎の治療と同様に，大量の補液と疼痛コントロールを行うことを考慮する.

STEP 2　Grade ごとの対処法のポイント

a. ガイドラインの改訂点

『がん免疫療法ガイドライン（第 2 版）』[6] では胆道障害の記載が追記された点を除き，初版からの変更点はほぼない.

b. 薬物療法のポイント

● まず，ウイルス性肝炎（HAV，HBV，HCV，HEV，EBV，CMV）の可能性を否定し，ICI 以外の被疑薬がないか，情報収集することが重要である．さらに，画像所見や血液検査などから，胆管炎などの感染症や自己免疫性肝炎，その他の肝障害を伴う疾患が否定され，irAE 肝障害が疑われる場合には治療を開始する.

● irAE 肝障害は軽度な症状であれば，肝機能を慎重にモニタリングしながら，ICI による治療をそのまま継続できる．しかし，中等度から重度の肝機能障害については，臓器機能が著しく低下し，致命的な結果を引き起こす可能性があるため十分に注意する必要がある.

● irAE 肝障害の治療では原則的にステロイドが用いられる．症状に応じて，0.5～2.0 mg/kg/日のステロイド（メチルプレドニゾロン，またはその等価量のステロイド）による治療の開始が推奨されている．治療を講じて改善を認めた場合には，1～2 ヵ月かけてステロイドの投与量を漸減する．症状の改善および検査値が Grade 1 以下に回復した場合は，ICI の投与再開を検討する．ただし，irAE 肝障害を早期に発症した症例の治療再開については細心の注意を払いつつ，その発症時期やその重症度，さらに現病の治療効果との兼ね合いを十分考慮したうえで治療再開のタイミングを検討する.

● Grade 3～4 の irAE 肝障害を惹起し，ステロイドによる治療で良好な改善が得られない場合は，消化器内科医や肝臓専門医と協議したうえで，ミコフェノール酸モフェチルの投与を検討する．肝機能障害が改善したとしても，ICI の再開はしない.

● 抗 CTLA-4 抗体による irAE では，TNF-α が高値を示すことが多く，その場合にはステロイドが効きにくいとする報告がある[7].

● Grade 3 のアミラーゼやリパーゼの上昇を認めた場合でも，明らかな膵炎の所見がみられず，無症候性であれば ICI の投与を中止する必要はない．その一方，症候性であり，Grade 3 以上のアミラーゼやリパーゼの上昇が認められた場合は，ICI の投与を中止し，膵炎に対する治療を検討する．

● γ-GTP や ALP などの胆道系酵素優位の肝機能障害や，胆管壁の肥厚を認める場合などは，ICI による硬化性胆管炎の有害事象を考慮する必要がある．しかし，irAE 胆道障害に対する治療ではステロイドの反応が乏しく，その効果が得られにくいという報告がある．

STEP 3　支持療法における注意事項

● irAE に関してはその発症時期の違いが知られており，irAE 肝障害は投与開始 6〜7 週目頃から発症する頻度が高くなっている．そのため，ICI 投与開始からの経過時間もまた，1 つの重要な情報源となりうる．

● irAE 治療時は，ステロイドの投与期間が長期化に及ぶ場合が多く，その治療に要するステロイドの総投与日数が，Grade 1〜2，Grade 3〜4 で，それぞれ 79.8 日，101.4 日とした報告がある[8]．そのため，ICI の投与期間中は日和見感染症に対して，抗菌薬の予防投与を考慮する．またステロイド投与に伴い随伴して生じうる骨粗鬆症や糖尿病などの副作用管理にも十分に注意する必要がある（ステロイド性骨粗鬆症のリスクについては p.201 を参照）．

● ミコフェノール酸モフェチルは，免疫抑制効果のあるミコフェノール酸のプロドラッグである．本邦では，腎移植後の難治性拒絶反応における治療や，臓器移植における拒絶反応の抑制に対し承認されている．しかし，ICI 投与に伴う irAE の出現を待ってからの対応では，その対応にかなりの時間を要することが想定され，その間，irAE の重篤化をきたしうる可能性があることから，日頃よりその適応外使用における体制整備を講じておくことが肝要である．

● インフリキシマブは TNF-α の活性を中和する作用を有する膠原病治療薬であり[9]，ICI の irAE に対してステロイド不応時の選択肢の 1 つとして，その使用が検討されている．しかし，インフリキシマブはそれ自体の副作用の 1 つとして肝毒性があり[10]，自己免疫性肝障害の発現が報告されているため，ICI による irAE 肝障害に対しての使用は推奨されていない．

● irAE に対するミコフェノール酸モフェチルやインフリキシマブの使用は保険適用外となるため，その取り扱いに際しては各医療機関における手続きに従って，その使用を慎重に検討する．

■文　献

1) Rajha E, et al : Gastroenterol Rep (Oxf) **8** : 25-30, 2019
2) Suzman, DL, et al : Liver Int **38** : 976-987, 2018
3) De Martin E. et al : J Hepatol **68** : 1181-1190, 2018
4) Abu-Sbeih H, et al : J Immunother Cancer **7** : 31, 2019
5) Stamatouli AM, et al : Diabetes **67** : 1471-1480, 2018
6) 日本臨床腫瘍学会（編）：がん免疫療法ガイドライン．第 2 版．金原出版．2019
7) Coutzac C, et al : J Crohns Colitis **11** : 1238-1246, 2017
8) Williams KJ, et al : J Oncol Pharm Pract **25** : 544-550, 2019
9) 牧田荘平ほか：アレルギー **64** : 97-102．2015
10) Brahmer JB, et al : J Clin Oncol **36** : 1714-1768, 2018

7 重篤な皮膚障害

ICI による皮膚障害の特徴は？

薬剤種類別にみた重篤な皮膚障害の比較

	分子標的治療薬 (BRAF 阻害薬＋ MEK 阻害薬)	免疫チェックポイント阻害薬 (抗 PD-1 抗体，抗 CTLA-4 抗体，抗 PD-1 抗体＋ 抗 CTLA-4 抗体併用療法含む)
重篤な皮膚障害 としての特徴的 な皮膚疾患	結節性紅斑 ざ瘡様皮疹 など	多形紅斑 スティーブンス・ジョンソン症候群 中毒性表皮壊死融解症 水疱性類天疱瘡 尋常性乾癬 など
機序	詳細は不明	抗 CTLA-4 抗体 ADCC 活性による制御性 T 細胞の 傷害 CD8＋T 細胞活性化による自己細胞の破壊 炎症性サイトカインによる T 細胞活性化など
リスク因子	不明	使用薬剤の種類（単剤療法＜抗 PD-1 抗体＋抗 CTLA-4 抗体併用療法）
好発時期	治療開始後～ 3 ヵ月以内	治療開始後～6 ヵ月以内
発症率	約 1％	約 1～5％
人種差	詳細は不明	詳細は不明

● 免疫チェックポイント阻害薬（ICI）による**皮膚障害は，軽症も含めると高頻度**に生じ[1)]，かつ投与後早期にみられる免疫関連有害事象（irAE）である．がん種によっては皮膚障害と ICI 効果との相関が示唆されており，重篤な皮膚障害が生じた場合でも，治療にて皮膚障害が軽快すれば，ICI 投薬再開を考慮する点が通常の薬疹と大きく異なる．

● 皮膚障害の診断において，原因薬剤が ICI なのか，あるいは他の併用薬剤なのかを見極めるのは時に困難である．患者に併用されている処方薬剤のなかでも薬疹が発症しやすい薬剤があるためである．

● 一般に皮膚障害は "発疹" や "皮疹" などの症候名で扱われるが，重篤な皮膚障害には皮膚疾患としての病名があり，common terminology criteria for adverse events（CTCAE）で包含されていないものもある．ICI による代表的な重篤皮膚障害として，発生頻度は低いが，多形紅斑，スティーブンス・ジョンソン症候群（SJS），中毒性表皮壊死融解症（TEN），水疱性類天疱瘡（BP）や尋常性乾癬などがあげられる．

● 多形紅斑は全身に標的状の滲出性紅斑が多発する．SJS への移行がありうる．

● SJS，TEN は，発熱とともに浮腫性紅斑，表皮剥離，びらん，水疱が生じ，眼粘膜，口唇，外陰部などの皮膚粘膜移行部に粘膜疹を伴う．死亡率は SJS で 3〜5%，TEN で 20〜30%に達する．回復後も失明などの重篤な後遺症が残ることがある．発症初期の迅速な対応が必要である．

● **SJS と TEN は一連の病態**であり，表皮剥離面積が体表面積の 10%未満であれば SJS，10%以上であれば TEN と診断する．

● BP は元来，BP-180 などの表皮基底膜抗原に対する自己抗体により表皮下水疱を生じる自己免疫疾患である．全身に多発する瘙痒性浮腫性紅斑と緊満性水疱を特徴とする．

● ICI の皮膚障害としての BP は自己免疫性に生じる BP と異なり，最初は水疱が目立たない，かゆみの強い丘疹として発症し，後に水疱が顕在化する場合が多い[2]．

● 尋常性乾癬はヘルパー T17 細胞優位の免疫反応により，Th17 や角化細胞などから産生された炎症性サイトカインが慢性炎症を引き起こすことで生じる．

● ICI にて既存の尋常性乾癬が増悪したり，ICI 投与後に尋常性乾癬を発症したりした症例がある．

STEP 2　Grade ごとの対処法のポイント

a. ガイドラインの改訂点

● 日本臨床腫瘍学会編集『がん免疫療法ガイドライン』初版と，2019年に発行された第 2 版[3]では変更点はほぼない．

b. 薬物治療のポイント

● 『がん免疫療法ガイドライン』のほか，皮膚障害に関する治療アルゴリズムが複数提唱されているが，いずれも内容はほぼ同様である[4, 5]．これらのアルゴリズムでは CTCAE の重症度により治療を決定しており，最初に重症度を判断することが必要となる．

● 皮膚障害の種類により重症度の定義はやや異なるが，頻度の高い斑状丘疹状皮疹を例にあげると，その重症度は体表面積に占める皮疹面積の割合によって決定される．体表面積＜10%のものを Grade 1，10〜30%を Grade 2，＞30%を Grade 3 と定義している（CTCAE では斑状丘疹状皮疹に Grade 4 の定義はない）．

● 多くの軽症例（Grade 1〜2）では抗アレルギー薬（抗ヒスタミン薬）内服とステロイド外用薬による対症療法でコントロールする．軽症例

では主治医判断のもと，ベリーストロングクラスのステロイド外用薬や第2世代抗アレルギー薬（抗ヒスタミン薬）内服を開始して経過をみてよい．治療抵抗性の場合や重症例（Grade 3）ではステロイドの全身投与をはじめとする免疫抑制治療を検討する必要があり，皮膚科医へのコンサルトを要する．

● Grade 4レベルのような重篤な皮膚障害の場合でステロイドが不応の場合には，免疫グロブリン and/or シクロスポリンの使用を考慮できるとする報告もある[6, 7]．

STEP 3 支持療法における注意事項

● 皮膚障害の発生時期は既報告を平均すると，**投与開始から抗 PD-1 抗体で5週間，抗 CTLA-4 抗体で3～4週間，抗 PD-1 抗体＋抗 CTLA-4 抗体の併用療法で2週間**であり，併用療法でより早期に皮疹が出現する傾向にある[8]．発生時期は，投与開始してから数回後が多いようであるが，投与直後に皮疹が生じた報告もある．また，その因果関係は確定的ではないが，ICI 投与開始から4～7ヵ月後に，SJS が発生した報告もある[9, 10]ため，その他の irAE と同様に，ICI 治療中もしくは治療終了後も長期に注意を払わねばならない．

● 皮膚科専門医へのコンサルトが必要な症状[5]については**表1**を参照．なお，皮疹の面積ではなく個々の皮疹を観察し，重症化や特殊な皮疹を察知することが大切である．

表1 皮膚科専門医へのコンサルトが必要な症状

A) 緊急で皮膚科専門医へのコンサルトが必要な症状
　　①体表面積 30%以上の皮疹
　　②体表面積 1%以上の水疱
　　③粘膜症状を伴う皮疹
　　④ CTCAE における Grade 3以上の皮疹
　　⑤痛みを伴う皮疹
B) 緊急は要さないが，皮膚科専門医へのコンサルトが必要な症状
　　①診断がよくわからない皮疹
　　②悪化傾向を示す Garde 2以上の皮疹
　　③（重症薬疹へ移行する可能性をもつ）多形紅斑
　　④水疱
　　⑤外用治療に対する反応が乏しい乾癬や苔癬型の皮疹

● 水疱性皮膚炎（水疱性類天疱瘡または他の自己免疫性水疱性皮膚症など）の場合には，感染，他の薬物の影響，または他の全身性疾患に関連する皮膚の状態など，皮膚の問題の他の病因を除外するようにする[7]．

● 皮膚症状の改善がみられれば，他の自己免疫性有害事象よりも早期にステロイドの漸減が可能な場合もあるが，ステロイド治療が長期になる場合もあるため，骨粗鬆症，糖尿病，易感染症などステロイドによる副作用管理も考慮すべきである．

●皮膚障害は，重症度は低いものの頻度の高い有害事象であり，患者の QOL を妨げるものである．まれではあるが重症例も報告されているため，医療チーム個々のスタッフの適切な判断と対応が望まれる．

■文　献

1) Hodi FS, et al : Lancet Oncol **19** : 1480-1492, 2018
2) Lopez AT, et al : Int J Dermatol **57** : 664-669, 2018
3) 日本臨床腫瘍学会（編）：がん免疫療法ガイドライン，第 2 版，金原出版，2019
4) Brahmer JR, et al : J Clin Oncol **36** : 1714-1768, 2018
5) Puzanov I, et al : J Immunother Cancer **5** : 95, 2017
6) Belum VR, et al : Eur J Cancer **60** : 12-25, 2016
7) Lomax AJ, et al : J Skin Cancer **21** : 9602540, 2018
8) Sibaud V, et al : Am J Clin Dermatol **19** : 345-361, 2018
9) Hwang A, et al : J Oncol Pharm Pract **25** : 1520-1522, 2019
10) Dasanu CA : J Oncol Pharm Pract **25** : 2052-2055, 2019

ICI による重症筋無力症, 筋炎, 横紋筋融解症の特徴は?

● 現在, 免疫チェックポイント阻害薬 (ICI) は, さまざまながん種において標準治療の1つとなっている. ICI は高い効果を示す一方で, 免疫関連有害事象 (irAE) を引き起こす可能性があることも知られている. その irAE のなかに, 重症筋無力症, 筋炎, 横紋筋融解症などが含まれる.

● ICI の1つであるニボルマブを対象とした, 悪性黒色腫, 非小細胞肺がん, 腎細胞がん, 古典的ホジキンリンパ腫, 頭頸部がん, 胃がん, 悪性胸膜中皮腫, MSI-High を有する結腸・直腸がん, 食道がんにおける臨床試験の併合データ (N=2,883) によると, 重症筋無力症・心筋炎・筋炎, 横紋筋融解症の副作用発現状況は, 全 Grade で2例 (0.1%), Grade 3 以上で1例 (0.03%) であり, **発現頻度は決して高くはないが, 注意が必要な** irAE として報告されている[1].

● 重症筋無力症は, 末梢神経と筋肉の接合部における筋肉側の受容体が自己抗体により破壊または減少し, 刺激伝達障害が生じる自己免疫疾患である.

● 本邦の重症筋無力症患者では, 抗アセチルコリン受容体抗体陽性が約80〜85%, 抗 MuSK ※抗体陽性が5〜10%を占めている. ただし, 上記抗体のいずれも陰性の場合があるので診断には注意が必要である (※筋特異的受容体型チロシンキナーゼ)[2,3].

● 重症筋無力症は眼瞼下垂, 筋力低下, 嚥下困難, 呼吸困難などの症状が現れる可能性があり, 筋炎, 心筋炎を合併する可能性もあることから, それらの症状が現れた際は注意が必要である. 検査所見として血中抗アセチルコリン受容体抗体陽性 (陰性の場合もあり) などがあげられる.

● 筋炎は, 発熱, 全身倦怠感, 食欲不振などの全身症状, 筋力低下, 起立困難などの筋症状が現れることがある. 臨床検査所見としてクレアチニンキナーゼ (CK), ミオグロビン, AST, LDH などの筋肉構成タンパクの著明な上昇が特徴としてあげられ, このような症状がないか注意深く観察することが重要である.

● 横紋筋融解症は, 全身倦怠感, 筋力低下, CK の上昇や赤色尿など, 筋炎の症状と区別がむずかしい. 治療法としては原因薬剤の中止, 輸液の投与が推奨され, 筋炎とは治療法が異なるため, その鑑別は非常に重要である.

Grade ごとの対処法のポイント

a. ガイドラインの改訂点[4]

●日本臨床腫瘍学会編集『がん免疫療法ガイドライン』第2版での免疫関連神経・筋障害についての対応を**表1**にまとめた．また，初版との変更点についても記載した．

b. 薬物療法のポイント

●治療には，**全身性ステロイド（プレドニゾロン 0.5〜1 mg/kg）を用いる**．ただし，全身性ステロイドの投与によっても改善がない場合や，重篤な免疫関連神経・筋障害（自己免疫性脳炎，脱髄性ニューロパチー，重症筋無力症，筋炎）の場合は，複数の免疫抑制療法を併用することを検討する（**表1**）．

表1 「がん免疫療法ガイドライン」初版から第2版の変更点

	初版	第2版
とくに重篤な免疫関連神経・筋障害	ギラン・バレー症候群，重症筋無力症	自己免疫性脳炎，脱髄性ニューロパチー（ギラン・バレー症候群と慢性炎症性脱髄性ニューロパチー），重症筋無力症，筋炎

免疫関連神経筋障害の管理

	初版	第2版
Grade 1		
投与の可否	継続可能	継続可能
モニタリングする検査値		臨床症状，血清クレアチンキナーゼ
Grade 2		
投与の可否	投与中止	
再開の目安	Grade 1，またはベースラインに回復した場合に再開検討	
対処方法	・神経内科と協議する． ・病状進行の可能性があり，入院治療を考慮する． ・全身性ステロイド（プレドニゾロン 0.5〜1 mg/kg など）の投与を行い，改善が認められない場合は Grade 3 または 4 として取り扱う．	

表 1 「がん免疫療法ガイドライン」初版から第 2 版の変更点

免疫関連神経筋障害の管理

	初版	第 2 版
Grade 3, 4		
投与の可否	Grade 3：Grade 1 までに回復するまで投与中止（ただし 30 日以内に Grade 1 以下に回復しない場合は投与を中止する。） Grade 4：投与の中止	Grade 3, 4：永続的な投与中止
対処方法	・神経内科と協議する． ・入院治療を判断する． ・全身性ステロイド（プレドニゾロン 1〜2 mg/kg など）の投与を行い，改善が認められない場合は追加の免疫抑制療法を考慮する． ・改善が得られた場合，4 週間以上かけてステロイドを漸減する．	
追加の免疫抑制療法	免疫グロブリン療法（0.4 g/kg，5 日間） ステロイドパルス療法（メチルプレドニゾロン 1 g/日，3 日間） 血液浄化療法 カルシニューリン阻害薬	

とくに重篤な免疫関連神経筋障害の管理

	初版	第 2 版
Grade 2		
投与の可否	投与中止	
再開の目安	Grade 1，またはベースラインに回復した場合に再開検討	
対処方法	・神経内科と協議する． ・入院治療を考慮する． ・疾患ごとの標準的な免疫抑制療法を行う．	
Grade 3, 4		
投与の可否	Grade 3：Grade 1 までに回復するまで投与中止（ただし 30 日以内に Grade 1 以下に回復しない場合は投与を中止する。） Grade 4：投与の中止	Grade 3, 4：永続的な投与中止
対処方法	・入院治療が原則，集中治療室での治療を考慮する． ・呼吸機能を評価し，人工呼吸管理の可否を判断する． ・免疫抑制療法を迅速に開始する．	
免疫抑制療法	全身性ステロイド（プレドニゾロン 1〜2 mg/kg など） 免疫グロブリン療法（0.4 g/kg，5 日間） ステロイドパルス療法（メチルプレドニゾロン 1 g/日，3 日間） 血液浄化療法 カルシニューリン阻害薬	

●重症筋無力症の治療については，全身性ステロイド，免疫抑制薬（カルシニューリン阻害薬など），血液浄化療法の併用を検討する[2]．免疫グロブリン療法については，副作用が少なく有効である可能性がある治療である．ステロイド導入時には一過性の筋無力症増悪（初期増

悪）がみられることがあるが，少量での導入，血液浄化療法や免疫グロブリン療法と併用することによって，そのリスクを減らすことができる．また，対症療法としてコリンエステラーゼ阻害薬（ピリドスチグミン，アンベノニウムなど）の使用を検討する．

●脱髄性ニューロパチーの治療法については，第一選択と補足的治療がある．治療法の第一選択はステロイド，免疫グロブリン療法，血液浄化療法があり，これらの治療薬の使用を検討する．無効と診断された場合は，第一選択の併用，または補足的治療（免疫抑制薬など）の使用を検討する[5]．

●ギラン・バレー症候群の治療方法については，血漿浄化療法，または免疫グロブリン療法の有用性が報告されている．全身性ステロイドについては，明らかな治療効果はないと結論している[6]．

STEP 3　支持療法における注意事項

a.　コリンエステラーゼ阻害薬

●対症療法であり免疫療法と組み合わせて使用されることが多い[7]．副作用としては，過剰なアセチルコリンによる腹痛，下痢，流涎，発汗などのムスカリン様副作用や徐脈，血圧低下などの循環器系の副作用が知られている．また，コリン作動性クリーゼにも注意が必要である．

b.　血液浄化療法

●単純血漿交換方法，二重膜濾過血漿交換方法，免疫吸着療法がある．副作用・合併症としてカテーテル関連の合併症（出血，血栓，感染，気胸，空気塞栓など），体外循環や置換液に対する反応に起因する合併症（血栓，出血，血圧低下，頻脈・徐脈，呼吸困難，低アルブミン血症，低カルシウム血症，じんま疹・アレルギー，発熱，悪寒，悪心・嘔吐，感染など）がある．免疫吸着療法にてイムソーバによるアフェレシスを施行する場合，アンジオテンシン変換酵素阻害薬の併用によりブラジキニンの体内貯留に伴うショック症状を呈することがあるため，投与禁忌である[8]．

c.　免疫グロブリン療法

●血液浄化療法に比べて有害事象が少ないとされている．症状としては，頭痛，発熱，軽度高血圧，悪寒，嘔気などがみられ，これらの多くは一過性でとくに治療を要さないことが多い．

d.　免疫抑制薬（カルシニューリン阻害薬）

●カルシニューリン阻害薬は重症筋無力症患者の筋力改善とステロイドの減量効果を目的として投与される．副作用としては，感染症，耐糖能異常，頻度は多くないが下痢が知られている．そのうち，シクロスポリンの特徴的な副作用としては，歯肉肥厚，多毛があり[9]，タクロリムスでは筋けいれんが起こりやすい．グレープフルーツ（ジュース）はカルシニューリン阻害薬の作用を増強するので注意が必要である．

■文　献

1）小野薬品工業株式会社：オプジーボ®点滴静注 適正使用ガイド．https://www.opdivo.jp/basic-info/report/（2020 年 5 月閲覧）
2）日本神経学会（監修）：重症筋無力症診療ガイドライン 2014．南江堂，2014
3）難病情報センター：重症筋無力症．https://www.nanbyou.or.jp/entry/272（2020年 5 月閲覧）
4）日本臨床腫瘍学会（編）：がん免疫療法ガイドライン，第 2 版，金原出版，2019
5）日本神経学会（監修）：慢性炎症性脱髄性多発根ニューロパチー，多巣性運動ニューロパチー診療ガイドライン 2013．南江堂，2013
6）日本神経学会（監修）：ギラン・バレー症候群，フィッシャー症候群診療ガイドライン 2013．南江堂，2013
7）Mantegazza R, et al：J Neurol **237**：339-344, 1996
8）イムソーバ 添付文書．改訂第 8 版
9）Lavrnic D, et al：Neurol Scand **111**：247-252, 2005

9 心筋炎，心筋障害

STEP 1 ICI による心筋炎，心筋障害の特徴は？

薬剤種類別にみた心筋炎，心筋障害の比較

	アントラサイクリン系抗がん薬	分子標的治療薬（トラスツズマブ）	免疫チェックポイント阻害薬
症状	呼吸困難など		呼吸困難，胸痛，発熱
発症時期	多くは投与終了後1年以内		多くは初回投与より1ヵ月
左室機能障害発症率	蓄積性あり，累積投与量に依存 400 mg/m² 3〜5% 550 mg/m² 7〜26% 700 mg/m² 18〜48% （ドキソルビシン換算，ESC ガイドライン）	1.7〜20.1% （ESC ガイドライン）	心筋炎1%程度
機序	酸化ストレスなど	ErbB2/HER2 シグナル阻害	自己免疫学的機序
可逆性	基本的に不可逆性	基本的に可逆性	可逆性？
心筋障害出現時の対応	薬剤の中止 心不全に対する保存的治療 ACE 阻害薬，β遮断薬の早期投与	薬剤の中止（ただし，心機能回復後の再投与は考慮される） 心不全に対する保存的治療 ACE 阻害薬，β遮断薬の早期投与	薬剤の中止 心不全に対する保存的治療 免疫抑制薬（ステロイドなど）
発症および重症化のリスク因子	高齢者（>65歳），小児（<18歳），基礎心疾患の存在，縦隔への放射線照射，他の心毒性を有する抗がん薬との併用など	アントラサイクリン系抗がん薬投与歴 基礎心疾患 高齢 など	糖尿病，肥満，睡眠時無呼吸症候群，ICI の併用

● 免疫チェックポイント阻害薬（ICI）は，全身臓器に免疫関連有害事象（irAE）を合併することが知られており，心臓に対しては急性心筋炎を発病する場合がある[1]．

● 従来の抗がん薬においても心機能障害が報告されている．アントラサイクリン系抗がん薬における心機能障害は蓄積毒性であり，治療後期に認められることが多いが，ICI による心筋炎などの**心筋障害は，使用開始後比較的早期に認められる場合が多い**．一般的に心筋障害は，左室駆出率（left ventricular ejection fraction：LVEF）の低下（10%以上の低下，もしくは LVEF<50%への低下）によって診断される．

より重篤になると，労作時息切れ，胸痛，体重増加や下腿浮腫などのうっ血性心不全の症状が現れる．

● ICI による急性心筋炎でも同様に LVEF は低下し，うっ血性心不全を呈する．しかし，急性心筋炎は時に劇症化することがあり（劇症型心筋炎），その場合は急激な経過で心原性ショックにまで至り致命的となる．また，ICI による心筋炎においては，その半数は診断時点でLVEF が 50% 以上であったとの報告もあり[2]，心臓超音波検査などによる LVEF のモニターだけでは早期診断につながらない場合がある．そのため，心筋障害の早期診断には，ほぼ侵襲がなく，短時間で繰り返し施行可能な 12 誘導心電図を活用することも重要である．

● 一般的に，心筋炎における代表的な心電図異常所見としては，ST-T部分の変化，Q 波の出現，低電位や脚ブロックの出現などがあげられる[3]．また，房室ブロックや心室頻拍・心室細動などの致死性不整脈の出現は，予後不良因子でもある[4]．しかし，なかには QRS 幅の延長や期外収縮といった，軽微で非特異的な異常しか呈さない場合もある[3]．よって単回の心電図検査のみでは，心筋障害を反映するものか判定が困難なことも多い．

● ICI による心筋障害の早期発見には，治療前・治療中・治療後と，経時的な心電図検査のフォローを行い，治療に関連した心電図変化を検出することが重要である．また，血液検査ではトロポニンや CK（とりわけ CK-MB）の異常高値は心筋障害を示唆し，BNP の上昇は心機能低下に伴ううっ血性心不全を反映する．心臓超音波検査や心電図といった生理学的検査とともに，これら生化学的マーカーも用いて総合的に診断する．

● しかし，いずれの検査をもってしても，急性冠症候群など，他の循環器救急疾患との鑑別は容易ではなく，速やかに循環器専門医にコンサルトする必要がある．

STEP 2

Grade ごとの対処法のポイント

a. ガイドラインの改訂点

● 日本臨床腫瘍学会編集『がん免疫療法ガイドライン』の第 2 版[5] において，新たに「心筋炎を含む心血管障害」に関する副作用管理の項目が追加された．

b. 薬物治療のポイント

● 心筋炎発症の際は，原則として休薬のうえ，治療継続の可否について検討を行う．無症候であれば各種検査を含め注意深い経過観察を行ったうえで，ICI の投与は継続可能であるが，Grade 2（軽度から中程度の運動または労作時に症状がある）以上では，少なくとも症状回復までは ICI の投与は休止する．

● 治療はステロイドを中心に行うが，重症例ではインフリキシマブ*，ミコフェノール酸モフェチル*の投与，免疫グロブリン（大量）療法*を検討する（*：保険適用外）.

● また，一般的な心機能障害の治療方法としてカテコラミン，利尿薬，ヒト心房性ナトリウム利尿ペプチド（カルペリチド）などを用いた循環動態の維持や，心保護薬である ACE 阻害薬や ARB などのレニン・アンジオテンシン系抑制薬の投与や β 遮断薬の投与も検討する[6].

● 重篤な心筋炎に伴う不整脈に対しては，抗不整脈薬の投与は効果が乏しいとされている．このため，徐脈性不整脈に対しては体外ペーシング，頻脈性不整脈に対しては電気的除細動や補助循環といった，非薬物治療を優先する[7].

注　インフリキシマブは，中等度から重度のうっ血性心不全の患者（LVEF 35%以下で，NYHA 心機能分類Ⅲ/Ⅳ度）に，5，10 mg/kg を初回・2 週後・6 週後に 3 回投与した海外臨床試験において，とくに 10 mg/kg 群で心不全症状の悪化および死亡が高率に認められたとの報告[8]がある.

STEP 3　支持療法における注意事項

● 心筋炎の治療は他の irAE と同様に，**ステロイドを用いた治療が基本**となる.

● まれな irAE であり，十分な症例集積はないが，ステロイド治療により回復すると考えられている.

● 症状が Grade 1 以下に改善したら，1 ヵ月以上かけてステロイドの用量を漸減する．またステロイド治療中は，日和見感染症に対する抗菌薬の予防投与を考慮する必要がある.

● Grade 2〜3 であれば，休薬後の治療による症状回復後に，病態に応じて ICI による治療の再開を検討することは可能であるが，治療再開前には経口プレドニゾロン 10 mg/日相当量以下まで漸減できていることが必要である.

● しかしながら，心筋炎を発症した場合の ICI の再投与に関しては，十分なエビデンスは蓄積されていないため，その疾患の重大性から再投与は慎重に検討する必要がある[1].

■文　献

1) Brahmer JR, et al : J Clin Oncol **36** : 1714-1768, 2018
2) Mahmood SS, et al : J Am Coll Cardiol **71** : 1755-1764, 2018
3) Aoyama N, et al : Circ J **66** : 133-144, 2002
4) Sawamura A, et al : Circ J **82** : 2089-2095, 2018
5) 日本臨床腫瘍学会（編）：がん免疫療法ガイドライン，第 2 版，金原出版，2019
6) Läubli H, et al : J Immunother Cancer **3** : 11, 2015
7) 日本循環器学会ほか：急性および慢性心筋炎の診断・治療に関するガイドライン

（2009 年 改 訂 版）．https://www.j-circ.or.jp/old/guideline/pdf/JCS2009_izumi_h.pdf（2021 年 3 月閲覧）

8）レミケード点滴静注用 100 医薬品添付文書，第 1 版

9）Heinzerling L, et al : J Immunother Cancer **4** : 50, 2016

10）Yamaguchi S, et al : Can J Cardiol. **34** : 812. e1-812. e3, 2018

10 下垂体～副腎機能不全

ICI による下垂体～副腎機能不全の特徴は？

ICI による副作用と従来薬による副作用の特徴

	従来の抗がん薬や分子標治療的薬	免疫チェックポイント阻害薬
症状	ほとんど報告なし	・倦怠感，食欲不振，体重減少，消化器症状（嘔気，嘔吐，下痢），血圧低下，精神症状，発熱，低血糖症状，関節痛，頭痛 ・耐寒性低下（TSH 分泌低下を伴うとき） ・性欲低下（ゴナドトロピン分泌低下を伴うとき） ・視野異常（下垂体腫大を伴うとき）
発症（好発）時期		・抗 CTLA-4 製剤：平均 9～10 週 ・抗 PD-1/PD-L1 製剤：平均数ヵ月 ・原発性副腎皮質機能低下症では抗 CTLA-4 製剤は 16 週，抗 PD-1/PD-L1 製剤は 10 週後に発症の報告
発症率		・抗 CTLA-4 製剤：～10％程度 ・抗 PD-1/PD-L1 製剤：<1％ ・原発性副腎皮質機能低下症では 0.7％（systematic review での報告） ・併用療法により発症率は増加する ・薬剤投与中止後に発症しうることもある
死亡率		・詳細は不明
人種差		・詳細は不明
機序		・自己免疫的機序が推測されている
発症および重症化のリスク因子		・男性，高齢者
比較的多くみられる画像所見		・下垂体腫大

- ●免疫チェックポイント阻害薬（ICI）では，内分泌障害，とくに従来の抗がん薬や分子標的治療薬ではほとんどみられなかった下垂体機能障害，副腎皮質機能障害が比較的高頻度に認められ，注意が必要である．

- ●下垂体ホルモンのなかでは ACTH 分泌低下がもっとも高頻度に認められる．抗 CTLA-4 抗体は ACTH＞TSH＞ゴナドトロピンの順で低下し，TSH，ゴナドトロピン分泌低下を合併するが，抗 PD-1/PD-L1 抗体は ACTH 単独分泌不全を呈するとされる[1, 2]．GH/PRL は影響されず保たれることが多い[3, 4]．

- ●**症状はそのほとんどが非特異的**なものであり，原疾患の進行，感染症，

234

脳転移や他の免疫関連副作用などに伴う症状の多くと重なる[4]ため、内分泌障害の可能性について念頭に置いておかなければ見逃す可能性がある。下垂体性、原発性副腎皮質機能低下症のいずれにおいても、低Na血症、好酸球増多、低血糖を呈することがあり（原発性副腎皮質機能低下症の場合は高K血症も）、診断のきっかけになる。

● リンパ球性下垂体炎と同様、下垂体腫大をきたす（60〜100％）[4]が、ホルモン分泌低下が生化学的に明らかになる1週間以上前に起こり、かつその程度は軽度であること、グルココルチコイドが投与されると急速に改善する[3〜4]ことから、MRI施行のタイミング次第では必ずしも下垂体腫大を認めるとは限らない。

● 薬剤の作用機序や臨床所見の類似性から、下垂体機能障害は自己免疫的機序による下垂体の炎症によると考えられている[1]。原発性副腎皮質機能障害についても自己免疫的機序によるものが考えられている。

● 下垂体のTSH、FSH、ACTH分泌細胞に対する抗体がイピリムマブにより下垂体機能障害を呈した患者の血清に存在し[5]、抗CTLA-4抗体で下垂体機能障害を生じた剖検例で下垂体にCTLA-4が強く発現し、II型、IV型アレルギー反応を介した壊死性下垂体炎の所見と認めた[6]との報告がある。原発性副腎皮質機能障害については病態生理に関する報告はないが、自己免疫性副腎炎において遺伝的素因として*CTLA-4*、*PDCD1*遺伝子の関与が示唆されている[4]。

● 下垂体機能障害の発症は良好な抗腫瘍効果をもたらすことを予測させうる[7]とされる。一方、下垂体機能については、TSH、ゴナドトロピンは回復しうるが、ACTHはほぼ回復しない[2,4]。

STEP 2　Grade ごとの対処法のポイント

a. ガイドラインの改訂点

● 日本臨床腫瘍学会編集『がん免疫療法ガイドライン』初版では、下垂体機能障害、副腎機能障害と大きなくくりで記載されていたが、2019年に発行された第2版[8]では、下垂体機能低下症、副腎皮質機能低下症へと記述が変更された。初版との変更点を**表1**、**2**にまとめた。

表1　下垂体機能低下症における初版から第2版の変更点

	初版	第2版
Grade 1（無症状もしくは軽症）		
投与の可否	・投与を中止する	・症状が安定するまで休止する
対処方法	・ステロイド 0.5 mg/kg/day（4週間かけて漸減）	・ヒドロコルチゾン 15〜20 mg/日経口投与（2〜3回に分割） ・必要に応じて、レボチロキシンを少量（12.5〜25 μg/日）を開始

表 1　下垂体機能低下症における初版から第 2 版の変更点

	初版	第 2 版
Grade 2（中等症）		
対処方法	（記載なし）	・ヒドロコルチゾン 15〜20 mg/日経口投与（2〜3 回に分割） ・必要に応じて，レボチロキシンを少量（12.5〜25 µg/日）を開始
Grade 3（重症）		
対処方法	・ステロイド 1 mg/kg/day	・ヒドロコルチゾン 15〜30 mg/日経口投与（2〜3 回に分割） ・必要に応じて，レボチロキシンを少量（12.5〜25 µg/日）を開始
症状改善時の対応	・4 週間かけて漸減	・ヒドロコルチゾン 15〜20 mg/日程度まで経口投与漸減
Grade 4（副腎クリーゼ疑い）		
対処方法	（記載なし）	・ただちに，ヒドロコルチゾン 100〜200 mg/日静注投与（持続もしくは 4 分割・6 時間毎）
症状改善時の対応	（記載なし）	・ヒドロコルチゾン経口投与で維持量（15〜20 mg/日）まで 1 ヵ月かけて漸減

表 2　副腎皮質機能低下症における初版から第 2 版の変更点

	初版	第 2 版
Grade 1（無症状もしくは軽症）		
投与の可否	・投与を継続する	・必要に応じてホルモン補充療法を行う ・症状が安定するまで休止する
対処方法	・モニタリングを継続する	・ヒドロコルチゾン 10〜20 mg/日経口投与
Grade 2（中等症）		
投与の可否	・副腎不全と確定診断されたら休薬	・必要に応じてホルモン補充療法を行う ・症状が安定するまで休止する
Grade 3（重症）		
推奨するステロイドの用量	・ヒドロコルチゾン 10〜20 mg/日経口投与	・ヒドロコルチゾン 15〜30 mg/日経口投与
症状改善時の対応	（記載なし）	・ヒドロコルチゾン 15〜20 mg/日程度まで経口投与漸減
Grade 4（副腎クリーゼ疑い）		
症状改善時の対応	・4 週間以上かけて漸減	・ヒドロコルチゾン経口投与で維持量（15〜20 mg/日）まで 1 ヵ月かけて漸減

b.　薬物治療のポイント

●下垂体機能低下症，副腎皮質機能低下症の**治療には，基本的にヒドロコルチゾンを用いて行う**．その際，ICI の投与は，ヒドロコルチゾン

によって全身状態が安定するまで休薬を検討する[8]）.

●薬理量のグルココルチコイド投与（プレドニゾロン換算で 1 mg/kg/日）は，ICI 関連下垂体機能低下症，副腎皮質機能低下症には予後改善効果に対するエビデンスがないため推奨されていない．ただし，下垂体の腫大が著明で視力障害や頭痛などの圧迫症状が出現している場合には，薬理量のグルココルチコイドの投与を検討する[9]）.

●ACTH 分泌低下症と TSH 分泌低下症の合併が生じた場合には，甲状腺ホルモンの補充による副腎クリーゼの誘発を回避するため，先に副腎皮質ホルモンで補充を開始し，補充開始 5〜7 日後に甲状腺ホルモンを開始する．甲状腺ホルモンの投与は通常，少量から開始し，FT4 値を指標にしながら 2〜4 週間ごとに徐々に増量する[9]）.

●原発性副腎皮質機能低下症の発症時，低 Na 血症，低血圧，塩喪失症状を認める場合には，フルドロコルチゾン（0.05〜0.2 mg/日）を併用補充する．投与量の調整は血圧や浮腫の有無，血中 Na や K 値，レニン活性の値を指標に行う[9]）.

●副腎クリーゼの場合には，高用量のヒドロコルチゾン（100〜200 mg/日），生理食塩液が使用される[10]）.

STEP 3　支持療法における注意事項

●下垂体機能低下症および副腎皮質機能低下症では，前述したとおりヒドロコルチゾンをメインとした治療を行い，症状が緩解したら 10〜20 mg/日程度に漸減・継続する[9]）.ホルモン補充により症状は緩解されるものの，下垂体機能障害，とくに ACTH 分泌低下は不可逆的であることが多く，発症後は継続して服用する必要がある.

●成人患者のヒドロコルチゾン補充量に関する臨床研究から，過剰投与は患者の QOL を低下させ，また長期的に使用した場合には脂質代謝異常，心血管疾患の増加につながる可能性が示唆されており，必要最小量のヒドロコルチゾン補充が推奨される．ヒドロコルチゾンの補充がなされなければ致命的な疾患となりうるが，ヒドロコルチゾンの継続的な補充により，生命予後は一般に良好である.

●コルチゾールは副腎の束状層から分泌される．生理的なコルチゾール分泌は早朝にピークとなり，以後は低下し深夜に最低となり，午前 1 時〜4 時の間より再び増加する日内変動が存在する．グルココルチコイドを補充する際はコルチゾールの生理的な分泌にあわせて投与する．半減期の長いプレドニゾロンやデキサメタゾンは，夜間にもグルココルチコイド活性が高くなり生理的でなく好ましくないため，ACTH をコントロールする治療において一般にヒドロコルチゾンが使用される.

●ヒドロコルチゾン補充中の患者に，発熱，抜歯，重症疾患，手術侵襲などによるストレスが生じた場合には，補充量を侵襲度に応じて数倍に増量する必要がある[10]）.

■文　献

1) Arima H, et al : Endocr J **66** : 581-586, 2019
2) Joshi MN, et al : Clin Endocrinol（Oxf）**85** : 331-339, 2016
3) Cukier P, et al : Endocr Relat Cancer **24** : T331-T347, 2017
4) Barroso-Sousa R, et al : Cancer **124** : 1111-1121, 2018
5) Iwama S, et al : Sci Transl Med **6** : 230ra45, 2014
6) Caturegli P, et al : Am J Pathol **186** : 3225-3235, 2016
7) Faje AT, et al : J Clin Endocrinol Metab **99** : 4078-4085, 2014
8) 日本臨床腫瘍学会（編）：がん免疫療法ガイドライン，第2版，金原出版，2019
9) 日本内分泌学会：日内分泌会誌 **94** Suppl：i-iii．1-11，2018
10) 柳瀬俊彦ほか：成人病と生活習慣病 **48**：1193-1198，2018

11 腎障害

STEP 1　ICI による腎障害の特徴は？

薬剤種類別にみた急性腎障害（AKI）の比較

	抗がん薬（シスプラチン）	免疫チェックポイント阻害薬
発症（好発）時期	治療開始 1〜2 週間後	治療開始 14 週間後（中央値）発症頻度がもっとも高いのは治療開始 1〜5 週間後
発症率	20〜40%	1.4〜4.9%
機序	近位尿細管上皮にシスプラチンが高濃度に集積することで尿細管壊死とアポトーシスを引き起こす	不明
重症度	データなし	AKI の重症度として stage 2 が43%，stage 3 が 57%，透析依存が 9%
発症および重症化のリスク因子	低アルブミン血症，喫煙，女性，高齢，他の抗がん薬の併用，血清カリウム，進行がん，心血管疾患や糖尿病の合併，総投与量	治療前の低い推算糸球体濾過量（eGFR），プロトンポンプ阻害薬の使用，ICI の併用
予後改善に寄与する因子	十分な補液，マンニトールやフロセミドによる強制利尿，マグネシウムの補充	ステロイドの投与は腎予後の改善と関連
比較的多くみられる所見	低マグネシウム血症，低カリウム血症，ファンコニ症候群，血栓性微小血管症，SIADH	顕性タンパク尿（71%で 0.3 g/g・Cr 以上），膿尿（55%）
その他の特徴的病理所見	シスプラチン腎症（散在性に障害された近位尿細管上皮の核が大型化し，異型 [bizzare] な形態を呈する）慢性尿細管間質線維症 急性尿細管壊死	尿細管間質性腎炎（93%）半月体形成性糸球体腎炎 抗糸球体基底膜抗体型糸球体腎炎 急性尿細管障害を伴う微小変化型 C3 腎症

- 免疫チェックポイント阻害薬（ICI）に関連する急性腎障害（AKI）は一般的ではないが，ICI の使用が拡大するにつれて，ますます認識されるようになっている．しかし，これまでの ICI に関連する AKI のデータは小規模で，かつ大部分が単一施設の研究に限定されている．近年，米国の Cortazar らが ICI に関連した AKI に関する多施設共同後ろ向き観察研究を実施し，新たな知見を報告している[1]．

- ICI に関連する **AKI の推定発生率は 1.4〜4.9%** である[2]．

- 尿細管間質性腎炎（TIN）が ICI によって引き起こされるもっとも一般的な腎病変であると報告されているが，近年では TIN 以外のさまざまな糸球体腎炎（半月体形成性糸球体腎炎，抗糸球体基底膜抗体型

糸球体腎炎，急性尿細管障害を伴う微小変化型あるいは C3 腎症）が報告されている．

● AKI は，治療前の血清クレアチニン値（sCr）の 2 倍以上の増加，あるいは ICI に直接起因した透析開始と定義され，治療前の推算糸球体濾過量（eGFR）が低い患者（調節済みオッズ比 1.99，95％信頼区間 1.43〜2.76），プロトンポンプ阻害薬（PPI）の使用（調節済みオッズ比 2.85，95％信頼区間 1.81〜4.48），ICI の併用療法（調節済みオッズ比 3.88，95％信頼区間 2.21〜6.81）が AKI のリスク増加と関連していた．

● **ほとんどの患者（86％）がステロイドで治療**され，完全に回復した症例（治療前の sCr から 0.35 mg/dL を超えない値までの回復）が 40％，部分的に回復した症例（腎機能の回復は 0.35 mg/dL を超えるが治療前の sCr の 2 倍未満あるいは sCr の値に関係なく透析を離脱）が 45％，腎機能が回復しなかった症例（透析依存）が 15％であった．ICI に関連する AKI 以外の免疫関連有害事象（irAE）は不良な腎予後と関連していた．

● ICI の再投与は 22％の患者に対し，同じ ICI で行われ，同時にステロイドが投与されたが，そのうち 23％の患者で再び AKI を発症した．

● 腎機能が回復しなかった患者は，完全あるいは部分的に回復した患者よりも死亡率が高く，多変量解析においても腎機能が回復しないことは死亡の独立した予測因子であった．

● これらの知見から，慢性腎臓病（CKD）患者や ICI の併用療法を行う患者では腎機能を厳重に監視する必要があり，ICI を投与する患者では PPI は注意して使用すべきであり，AKI を発症した患者においては PPI を中止したほうがよい可能性がある．

● 米国臨床腫瘍学会が発表したガイドラインでは，ICI に関連する AKI が疑われる場合は腎生検を推奨していない[3]．しかし，腎生検は他の疾患を鑑別することが可能であり，急性尿細管壊死であれば不要なステロイド投与を回避できることを常に念頭に置かなければならない．

● 今後，ICI に関連する AKI のバイオマーカーの発見が早期診断につながり，他の AKI の原因と鑑別するのに役立つと考えられる．

<table>
<tr><td>STEP
2</td><td>Grade ごとの対処法のポイント</td></tr>
</table>

a. ガイドラインの改訂点

● 日本臨床腫瘍学会編集『がん免疫療法ガイドライン』初版ではクレアチニン値のモニタリング期間が「頻回（その目安）」と記載されていたが，2019 年に発行された第 2 版[4]では具体的なモニタリング期間が示された．初版との変更点を**表 1** にまとめた．

表1 「がん免疫療法ガイドライン」初版から第2版の変更点

	初版	第2版
Grade 1		
モニタリング期間の目安	・頻回（毎週など）	・毎週
ベースラインの状態に回復した場合の対応	記載なし	・通常診療時のモニタリング期間に変更
Grade 2〜3		
モニタリング期間の目安	・頻回に（数日ごとなど）	・2〜3日ごと
Grade 1に改善した場合の対応	・少なくとも1ヵ月以上かけてステロイドを漸減	・少なくとも1ヵ月以上かけてステロイドを漸減 ・日和見感染症に対する抗菌薬の予防投与を検討
Grade 4		
モニタリング期間の目安	・頻回に（毎日など）	・毎日
ステロイド漸減時の対応	記載なし	・日和見感染症に対する抗菌薬の予防投与を検討

b. 薬物治療のポイント

● 腎障害の治療開始前には，感染や脱水など潜在的な要因を除外することが重要である．また，腎障害を引き起こす可能性のある併用薬の中止を検討する．とくに，**PPIやNSAIDsは急性間質性腎炎を誘導する可能性**が報告されており，注意が必要である[2,5,6]．

● Grade 2および3の腎障害の治療には，原則的にプレドニゾロン（PSL）換算で0.5〜1.0 mg/kg/日のステロイドを用いる．漸減期間も含め，高用量のステロイドを長期に使用することになるため，ニューモシスチス肺炎（PCP）などの日和見感染症の予防を考慮する[7]．PCP予防としてスルファメトキサゾール・トリメトプリム（ST）合剤1錠/日あるいは2錠×3回/週が推奨される．

● Grade 4の急性腎障害に対してはPSL換算で1.0〜2.0 mg/kg/日のステロイドを投与する．また，短期間のメチルプレドニゾロンによるステロイドパルス療法（1,000 mg/日，3日間）も考慮される．

● 腎障害に対する加療期間中はアミノグリコシド系抗菌薬や造影剤など，腎障害を増悪させうる薬剤の使用を可能な限り避けるべきである．**表2**には腎障害の原因となりうる薬剤を発症機序ごとにまとめた．

表2　発症機序による薬剤性腎障害の主な臨床病型，病態と原因薬剤

発症機序	主な臨床病型	病態	主要薬剤
中毒性	急性腎障害，慢性腎不全	尿細管毒性物質による急性尿細管壊死，尿細管委縮	アミノグリコシド系抗菌薬，白金製剤，ヨード造影剤，バンコマイシン，コリスチン，浸透圧製剤
	慢性腎不全	慢性間質性腎炎	非ステロイド性抗炎症薬（NSAIDs），重金属，アリストロキア酸
	急性腎障害	血栓性微小血管症	カルシニューリン阻害薬，マイトマイシンC
	近位尿細管障害（尿糖，尿細管性アシドーシス，ファンコニ症候群）	近位尿細管での各種障害	アミノグリコシド系抗菌薬
	遠位尿細管障害（濃縮力障害，尿細管性アシドーシス，高カリウム血症）	集合管での各種障害	リチウム製剤，アムホテリシンB，ST合剤，カルシニューリン阻害薬
アレルギー・免疫学的機序	急性腎障害	急性尿細管間質性腎炎	抗菌薬，H_2ブロッカー，NSAIDsなど多数
	ネフローゼ	微小変化型ネフローゼ	金製剤，D-ペニシラミン，NSAIDs，リチウム製剤，インターフェロンα，トリメタジオン
	タンパク尿〜ネフローゼ	膜性腎症	金製剤，D-ペニシラミン，ブシラミン，NSAIDs，カプトプリル，インフリキシマブ
	急性腎障害〜慢性腎不全	半月体形成腎炎	D-ペニシラミン，ブシラミン
		ANCA関連血管炎	プロピルチオウラシル，アロプリノール，D-ペニシラミン

表2 発症機序による薬剤性腎障害の主な臨床病型，病態と原因薬剤

発症機序	主な臨床病型	病態	主要薬剤
間接毒性	急性腎障害	腎血流量の低下　脱水/血圧低下に併発する急性尿細管障害	NSAIDs，RAS系阻害薬（ACEI，ARB，抗アルドステロン薬）
		腎血流障害の遅延による急性尿細管壊死	
		横紋筋融解症による尿細管障害→尿細管壊死	各種向精神薬，スタチン，フィブラート系薬
	電解質異常（低ナトリウム血症，低カリウム血症）	主に遠位尿細管障害	NSAIDs
	多尿	高カルシウム血症による浸透圧利尿	ビタミンD製剤，カルシウム製剤
	慢性腎不全	慢性低カリウム血症による尿細管障害	利尿薬，下剤
尿路閉塞性	急性腎障害，水腎症	過剰にプリン体生成の結果，尿酸結石による閉塞	抗癌剤による腫瘍崩壊症候群
	急性腎障害	結晶形成性薬剤による尿細管閉塞	溶解度の低い抗ウィルス薬，抗菌薬の一部，トピラマート

[薬剤性腎障害の診療ガイドライン作成委員会：薬剤性腎障害ガイドライン 2016．日腎会誌 58：477-555．2016 より許諾を得て転載]

STEP 3 支持療法における注意事項

- ●ステロイド加療により腎機能が改善しない場合や急性腎障害が再発した場合は，他の免疫抑制薬や腎代替療法が考慮される．

- ● ICI による腎障害に対して，ステロイドによる効果が不十分な場合，ミコフェノール酸モフェチル（1回1,000 mg，1日2回）の投与で血清クレアチニンが改善したとの報告がある[2, 8]．しかし，ミコフェノール酸モフェチル投与後，血清クレアチニンは安定していたが，発熱や出血性下痢を伴う汎血球減少を呈し，敗血症性ショックで死亡した例もあり，十分な注意が必要である．なお，腎障害をはじめとしたirAE に対するミコフェノール酸モフェチルの使用は保険適用外となるため，投与にあたっては各施設で定められた適応外申請手順に従い，承認を得なければならない．

- ● ICI による急性腎障害において，血液透析の導入を必要とした症例が報告されている[2]．血液透析を導入した4例のうち，離脱できたのは2例であった．日本透析医学会の「維持血液透析ガイドライン」[9] によれば，十分な保存的治療を行っても進行性に腎機能の悪化を認め，GFR<15 mL/min/1.73m^2 になり，さらに腎不全症候，日常生活の

活動性，栄養状態を総合的に判断し，それらが透析療法以外に回避できないときに透析導入を決定する．一方で，急性腎障害を発症した際の緊急透析の適応として，Bellomoらの基準[10]〔乏尿（＜200 mL/12 時，無尿（＜50 mL/12 時），高カリウム血症（＞6.5 mEq/L），代謝性アシドーシス（pH＜7.1），高窒素血症（BUN＞84 mg/dL）（30 mmol/L）〕が認められた場合は，腎臓専門医に緊急透析についてコンサルトしたほうがよい．

● ICI に伴う急性腎障害の発症時には，KIDNEY DISEASE IMPROVING GROBAL OUTCOMES（KDIGO）Clinical Practice Guideline for Acute Kidney Injury や**「急性腎障害（AKI）診療ガイドライン2016」**を参考に食事制限や栄養管理を考える．KDIGO のガイドラインでは，すべての病期の急性腎障害患者に対してエネルギー摂取量20〜30 kcal/kg/日を推奨している．また，異化亢進状態にある非透析患者では 0.8〜1.0 g/kg/日，透析患者では 1.0〜1.5 g/kg/日（最大 1.7 g/kg/日）のタンパク質を可能な限り消化管経由で投与することが望ましいとされている．

■文　献

1) Cortazar FB, et al : J Am Soc Nephrol **31** : 435-446, 2020
2) Cortazar FB, et al : Kidney Int **90** : 638-647, 2016
3) Brahmer JR. et al : J Clin Oncol **36** : 1714-1768, 2018
4) 日本臨床腫瘍学会（編）：がん免疫療法ガイドライン，第2版．金原出版，2019
5) Shirali AC, et al : Am J Kidney Dis **68** : 287-291, 2016
6) Koda R, et al : BMC Nephrol **19** : 48, 2018
7) Limper AH, et al : Am J Respir Crit Care Med **183** : 96-128, 2011
8) Murakami N, et al : Clin Kidney J **9** : 411-417, 2016
9) 日本透析医学会：日透析医学会誌 **46** : 1107-1156．2013
10) Bellomo R, et al : Kidney Int Suppl **66** : S106-S109, 1998

12 眼障害

ICI による眼障害の特徴は？

ICI と従来薬における眼障害の比較

	細胞障害性抗がん薬	分子標的治療薬	ホルモン剤	免疫チェックポイント阻害薬
起こしやすい眼障害	角膜炎, 結膜炎, 涙道障害, 視神経炎など	睫毛の長生化・乱生, 視力障害, 羞明, 眼乾燥, ぶどう膜炎など	変視症, 視力低下	ぶどう膜炎 (虹彩炎, 虹彩毛様体炎含む)
症状	視力低下, 眼痛, 羞明 (角膜炎) 眼脂, 充血, 視力低下 (結膜炎) 流涙 (涙道障害) 視力低下, 視野障害 (視神経炎) その他変視症など	睫毛の長生化・乱生 視力障害, 羞明	ものがゆがんで見える, かすむなど	眼痛, 視力低下, 霧視, 充血, 羞明, ドライアイ, 飛蚊症, 流涙など
発症率	不明	不明	不明	ぶどう膜炎：1％未満 ドライアイ：1.2〜24.2％
機序	涙への抗がん薬排出による涙道障害や結膜炎, 神経障害 (視神経炎)	不明	黄斑浮腫, 網膜血管閉塞	不明

- 免疫チェックポイント阻害薬 (ICI) による眼障害は, **重大な副作用としてはぶどう膜炎**が各臨床試験にて報告されており (多くが1％未満), **頻度の高い眼障害としてはドライアイ**がある (1.2〜24.2％). 眼障害全体の頻度は細胞障害性 (殺細胞性) 抗がん薬と比較して, オッズ比 3.40 (95％ CI 1.32〜8.71, p=0.01) と有意に高いと報告されている[1].

- 症状としては, 眼痛, 視力低下, 霧視, 充血, 羞明, 飛蚊症, 流涙など多岐にわたるが, 眼に異常を認められた場合, 結膜, 前眼房, 後眼房, 網膜の検査を速やかに行う必要があり, 視覚症状を評価するために眼科専門医との協議が必要である. 多くは両側性に発症するが, 片側性のぶどう膜炎の報告もあり注意が必要である[2]. 大腸炎を合併した患者に発症することが多いとされており[3], またぶどう膜炎単独ではなく神経障害や聴力障害, 皮膚障害を合併するフォークト・小柳・原田病の発症の報告もあり[4], ぶどう膜炎発症時にはその他の合併症にも注意が必要である.

● ぶどう膜炎の頻度は低いものの発症すると生活の質（QOL）を大きく下げる合併症であり，眼障害は Grade 1 であっても早期の精査・加療が望ましく，速やかな専門医への紹介が必要である．

STEP 2　Grade ごとの対処法のポイント

a. ガイドラインの改訂点

● 日本臨床腫瘍学会編集『がん免疫療法ガイドライン』初版ではステロイド点眼剤による局所療法での対処方法の記載しかなかったが，2019 年に発刊された第 2 版[5]では Grade に準じた対処方法に分かれて記載された．初版との変更点を**表 1** にまとめた．

表 1「がん免疫療法ガイドライン」初版から第 2 版の変更点

	初版	第 2 版
Grade 1		
対処方法	ステロイド点眼剤	人工涙液
回復した場合の対応		投与再開
Grade 2		
発現時の対処	投与中止	投与休止
対処方法	ステロイド点眼剤	ステロイド点眼剤 調節機能改善点眼剤
Grade 3〜4		
対処方法		ステロイド点眼剤，ステロイドの全身投与
推奨するステロイドの投与量		プレドニゾロン 1〜2 mg/kg またはメチルプレドニゾロン 0.8〜1.6 mg/kg など
改善しない場合の対応		免疫抑制薬の併用

b. 薬物治療のポイント

● ICI による眼障害のなかでもっとも頻度の高い**ドライアイの治療は人工涙液による対症療法**が行われる．

● ぶどう膜炎の治療は，一般的なぶどう膜炎の治療に準じて行われる．これまでの症例報告によると Grade 1 の場合は人工涙液による対症療法のほか，Grade 2 の場合はステロイド点眼剤や調節機能改善点眼液が，Grade 3 以上またはびまん性に発症した場合にはステロイド全身投与が行われている[6]．

● 上強膜炎の治療はぶどう膜炎と同様に，Grade 1 の場合は人工涙液による対症療法のほか，Grade 2 の場合はステロイド点眼剤や調節機能改善点眼液が，Grade 3 以上に発症した場合にはステロイド全身投与が行われている．なお，眼瞼炎は上強膜炎のアルゴリズムに従っ

て治療を行うこととなっている.

●ステロイドの全身投与において，症状が Grade 1 以下に改善するまで治療したのち 4〜6 週間かけてステロイド漸減療法を実行する[7].

●ステロイドの全身投与後 48〜72 時間以内に反応がみられない重度の免疫関連有害事象（irAE）に対しては，適切な専門医にコンサルトしたうえでの免疫抑制治療の早期開始が必要な場合がある.

STEP 3 支持療法における注意事項

●irAE としての眼障害に対しては前述したとおり，ステロイドの全身投与にもかかわらず，改善が認められない場合または悪化した場合には追加の免疫抑制薬を考慮する.

●追加の免疫抑制薬としてはインフリキシマブまたは他の抗 TNF-α 抗体などが考慮されるが，irAE に対するインフリキシマブなどの免疫抑制薬の使用は，本邦では保険適用外となることに注意が必要である.

●ステロイド不応性の非感染ぶどう膜炎に対して免疫抑制薬が使用されることもある[8〜10].

●本邦でも一部のぶどう膜炎の治療薬として，免疫抑制薬のシクロスポリン，インフリキシマブとアダリムマブは適応をもつ. しかし，日本眼炎症学会編集「**ぶどう膜炎診療ガイドライン**」では，悪性腫瘍を治療中の患者に対しての使用は禁忌となっており，「非感染性ぶどう膜炎に対する TNF 阻害薬使用指針および安全マニュアル（第 2 版）（2019 年版）」では眼科単独での判断がむずかしい場合もありうるので，内科医との連携により判断すべきとの記載もあり，注意が必要である[10].

●ステロイド不応性の非感染ぶどう膜炎に対する免疫抑制薬の使用としては，シクロスポリン（1 日量 5 mg/kg を 1 日 2 回に分けて経口投与を開始し，以後 1 ヵ月ごとに 1 日 1〜2 mg/kg ずつ減量または増量する. 維持量は 1 日量 3〜5 mg/kg を標準とするが，症状により適宜増減），インフリキシマブ（5 mg/kg を点滴静注し，初回投与後，2 週目，6 週目に投与，その後 8 週間隔で投与を継続），アダリムマブ（初回に 80 mg を，初回投与 1 週間後に 40 mg を皮下注射，初回投与 3 週後以降は 40 mg を 2 週に 1 回投与）が考慮される[10].

●前部のぶどう膜炎はステロイド点眼剤で改善することが多いが，後部のぶどう膜炎はステロイド点眼単独では奏効せず，ステロイド眼内投与やステロイド全身投与を必要とすることが多いとの報告もある.

●眼痛，視力低下，霧視等が出現した際は，コンタクトレンズや化粧品など，眼を刺激するものを回避すること.

●重度の眼障害の発症頻度は少ないが，発症すると QOL の低下につながるため，眼障害が疑われる場合は眼科専門医との連携により早期診断と適切な対応が重要と考えられる.

■文　献

1) Abdel-Rahman O, et al : Expert Rev Anticancer Ther **17** : 387-394, 2017

2) 北台留衣ほか：肺癌 **59** : 265-269，2019

3) Weber JS, et al : J Clin Oncol **30** : 2691-2697, 2012

4) Tamura T, et al : J Thorac Oncol **13** : 1606-1607, 2018

5) 日本臨床腫瘍学会（編）：がん免疫療法ガイドライン，第 2 版，金原出版，2019

6) Brahmer JR, et al : J Clin Oncol 36 : 1714-68, 2018

7) NCCN Guidelines, Manegement of Immunotherapy-Related Toxicities, Version 2.2019, https://www2.tri-kobe.org/nccn/guideline/supportive_care/english/immunotherapy.pdf（2021 年 3 月閲覧）

8) Pasadhika S, et al : Biologics **8** : 67-81, 2014

9) Doctor P, et al : Br J Ophthalmol **94** : 579-583, 2008

10) 日本眼炎症学会ぶどう膜炎診療ガイドライン作成委員会：日眼会誌 **123** : 635-696，2019

13 サイトカイン放出症候群
(infusion reaction を中心に)

STEP 1　ICI によるサイトカイン放出症候群の特徴は？

- サイトカイン放出症候群とは，別名を急性輸注反応（acute infusion reaction）といって，抗体製剤を投与する際に起こりうる即時反応型の副作用である．血中に炎症性サイトカイン（インターロイキン，インターフェロン，腫瘍壊死因子など）が放出され，軽症例では発熱，倦怠感，頭痛，発疹，関節痛，筋肉痛などが起こり，重症例では昇圧薬を要するショック，播種性血管内凝固症候群（DIC），急性呼吸窮迫症候群（ARDS），多臓器不全を起こす[1]．

- サイトカイン放出症候群を起こす従来薬としてはリツキシマブが有名であり，抗ヒスタミン薬および解熱鎮痛薬（アセトアミノフェンなど）の前投与が推奨されている．

- 免疫チェックポイント阻害薬（ICI）投与の際にもサイトカイン放出症候群が報告されており[2]，なかでも**アベルマブの infusion reaction は 24.7％と高率で発症**するとされている．他の ICI では 1～3％程度の発症頻度である（**表1**）．

- サイトカイン放出症候群が認められた場合は，薬剤の投与を中止し，アナフィラキシー発症時に準じた対処，および注意深い経過観察を行う．

表1 infusion reaction の発生頻度

薬剤名	抗体の種類	infusion reaction 発生頻度
イピリムマブ	抗 CTLA-4 抗体（ヒト型）	1.0～2.6％
ニボルマブ	抗 PD-1 抗体（ヒト化）	3.3～3.9％
ペムブロリズマブ	抗 PD-1 抗体（ヒト化）	1.4％
アベルマブ	抗 PD-L1 抗体（ヒト型）	24.7％
アテゾリズマブ	抗 PD-L1 抗体（ヒト化）	1.7％
デュルバルマブ	抗 PD-L1 抗体（ヒト型）	1.7％
リツキシマブ	抗 CD20 抗体（キメラ型）	49.4％

STEP 2　Grade ごとの対処法のポイント

- イピリムマブとニボルマブ以外の ICI については，添付文書に infusion reaction への Grade ごとの対処について明確な記載がされている．ペムブロリズマブは Grade 2 で「本剤の投与をただちに中止する．1 時間以内に回復する場合には，投与速度を 50％減速して再開する」，Grade 3 以上もしくは再発時の Grade 2 で「本剤をただちに中止し，再投与しない」とされている．一方で，イピリムマブとニボルマブに

ついては添付文書上,「観察を十分に行い,異常が認められた場合には,本剤の投与を中止するなどの適切な処置を行うこと」などの記載はあるものの,Grade ごとの対応は明確には記載されていない.そのため,前述したペムブロリズマブに準じた対応が適していると考えられる.

●抗 PD-L1 抗体であるアベルマブ,アテゾリズマブ,デュルバルマブでは共通して,Grade 1 が発現した時点で投与速度の 50% に減速する.Grade 2 では一時中断後に回復した場合は 50% に減速して再開する.Grade 3 以上の場合は投与中止との記載が添付文書に記載されている.Grade 2 から点滴の中断が求められるペムブロリズマブと異なり,アベルマブ,アテゾリズマブ,デュルバルマブはより軽症（Grade 1）から対応が求められており,より慎重な対処が必要となる.なお,アベルマブについては,これまでの臨床試験から infusion reaction の発現率は比較的高いものの,大部分が Grade 1 または 2 であり,初回発現時期は主に最初の 2 回の投与時であると報告されている[3, 4].

STEP 3　支持療法における注意事項

●infusion reaction の発現時の対応としては STEP 2 で示したとおり,**投与速度の減速やステロイドの投与**で対処を行う.対処法については ICI 以外の抗がん薬と同様であるため,詳細は「第 1 部 D-3.アレルギー反応,infusion reaction」の項目を参照いただきたい.

●発現頻度が高いアベルマブでは,添付文書上で「本剤の投与時に発現することがある infusion reaction を軽減させるため,本剤投与前に抗ヒスタミン薬,解熱鎮痛薬などの投与を行うこと」と記載がある.国際共同第 II 相試験である EMR100070-003 試験では,アベルマブの各投与の約 30〜60 分前に抗ヒスタミン薬およびアセトアミノフェン（ジフェンヒドラミン 25〜50 mg およびアセトアミノフェン 650 mg の静脈内投与,または同等の経口投与など）による前投薬が必須とされていたことから,これに準じた前投薬の投与が推奨される.

●アベルマブ投与によって infusion reaction を発現した患者の 99% 以上が 4 回目投与時までに発症していたことなどから,米国の添付文書では最初の 4 回の投与時に infusion related reactions（IRR）が認められなかった場合,その後はアベルマブ投与時の前投薬を必須としないとされている[5].

■文　献

1) Shimabukuro-Vornhagen A, et al : J Immunother Cancer **6** : 56, 2018
2) Rotz SH, et al : Pediatr Blood Cancer **64** : 2017
3) Kelly K, et al : Cancer **124** : 2010-2017, 2018
4) Kaufman HL, et al : Lancet Oncol **17** : 1374-1385, 2016
5) BAVENCIO Prescribing Information U.S. Food and Drug Administration, 2017

付　録

付録 1　抗がん薬略語一覧

略語	一般名（欧文）	一般名（和文）	主な商品名	分類
l-LV	levofolinate calcium	レボホリナートカルシウム	アイソボリン	代謝拮抗薬（その他）
5'-DFUR	doxifluridine	ドキシフルリジン	フルツロン	代謝拮抗薬（ピリミジン代謝拮抗薬）
5-FU	fluorouracil	フルオロウラシル	5-FU	代謝拮抗薬（ピリミジン代謝拮抗薬）
6-MP	mercaptopurine hydrate	メルカプトプリン水和物	ロイケリン	代謝拮抗薬（プリン代謝拮抗薬）
ACD	actinomycin D	アクチノマイシン D	コスメゲン	抗腫瘍性抗生物質
ACM	aclarubicin hydrochloride	アクラルビシン塩酸塩	アクラシノン	トポイソメラーゼ II 阻害薬（アントラサイクリン系）
ACNU	nimustine hydrochloride	ニムスチン塩酸塩	ニドラン	アルキル化薬（ニトロソウレア類）
ACR	aclarubicin hydrochloride	アクラルビシン塩酸塩	アクラシノン	トポイソメラーゼ II 阻害薬（アントラサイクリン系）
ACT-D	actinomycin D	アクチノマイシン D	コスメゲン	抗腫瘍性抗生物質
ADM	adriamycin	ドキソルビシン塩酸塩（アドリアマイシン）	アドリアシン	トポイソメラーゼ II 阻害薬（アントラサイクリン系）
AMR	amrubicin hydrochloride	アムルビシン塩酸塩	カルセド	トポイソメラーゼ II 阻害薬（アントラサイクリン系）
Ara-C	cytarabine	シタラビン	キロサイド	代謝拮抗薬（ピリミジン代謝拮抗薬）
ATRA	tretinoin	トレチノイン	ベサノイド	分子標的治療薬（レチノイド）
BCNU	carmustine	カルムスチン	ギリアデル	アルキル化薬（ニトロソウレア類）
BH-AC	enocitabine	エノシタビン	サンラビン	代謝拮抗薬（ピリミジン代謝拮抗薬）
BLM	bleomycin	ブレオマイシン	ブレオ	抗腫瘍性抗生物質
BST	ubenimex	ウベニメクス	ベスタチン	非特異的免疫賦活薬
BUS	busulfan	ブスルファン	マブリン	アルキル化薬（マスタード類）

略語	一般名（欧文）	一般名（和文）	主な商品名	分類
CBDCA	carboplatin	カルボプラチン	パラプラチン	白金製剤
CDDP	cisplatin	シスプラチン	ランダ	白金製剤
CPA	cyclophosphamide hydrate	シクロホスファミド水和物	エンドキサン	アルキル化薬（マスタード類）
CPM	cyclophosphamide hydrate	シクロホスファミド水和物	エンドキサン	アルキル化薬（マスタード類）
CPT-11	irinotecan hydrochloride hydrate	イリノテカン塩酸塩水和物	トポテシン, カンプト	トポイソメラーゼⅠ阻害薬
DCF	pentostatin	ペントスタチン	コホリン	代謝拮抗薬（プリン代謝拮抗薬）
DDP	cisplatin	シスプラチン	ランダ	白金製剤
DM	daunorubicin hydrochloride	ダウノルビシン塩酸塩	ダウノマイシン	トポイソメラーゼⅡ阻害薬（アントラサイクリン系）
DNR	daunorubicin hydrochloride	ダウノルビシン塩酸塩	ダウノマイシン	トポイソメラーゼⅡ阻害薬（アントラサイクリン系）
DTIC	dacarbazine	ダカルバジン	ダカルバジン	アルキル化薬（その他）
DTX	docetaxel hydrate	ドセタキセル水和物	タキソテール	微小管阻害薬（タキサン）
DXR	doxorubicin hydrochloride	ドキソルビシン塩酸塩（アドリアマイシン）	アドリアシン	トポイソメラーゼⅡ阻害薬（アントラサイクリン系）
EMP	estramustine phosphate sodium hydrate	エストラムスチンリン酸エステルナトリウム水和物	エストラサイト	ホルモン療法薬（エストラジオール）
EPI	epirubicin hydrochloride	エピルビシン塩酸塩	ファルモルビシン	トポイソメラーゼⅡ阻害薬（アントラサイクリン系）
EXE	exemestane	エキセメスタン	アロマシン	ホルモン療法薬（アロマターゼ阻害薬）
FT	tegafur	テガフール	フトラフール	代謝拮抗薬（ピリミジン代謝拮抗薬）
GEM	gemcitabine hydrochloride	ゲムシタビン塩酸塩	ジェムザール	代謝拮抗薬（ピリミジン代謝拮抗薬）
HU	hydroxycarbamide	ヒドロキシカルバミド	ハイドレア	代謝拮抗薬（その他）

略語	一般名（欧文）	一般名（和文）	主な商品名	分類
ICI	Immune Checkpoint Inhibitor	—	—	免疫チェックポイント阻害薬
IDR	idarubicin hydro-chlo-ride	イダルビシン塩酸塩	イダマイシン	トポイソメラーゼⅡ阻害薬（アントラサイクリン系）
IFM	ifosfamide	イホスファミド	イホマイド	アルキル化薬（マスタード類）
IFNγ-1a	interferon gamma-1a	インターフェロンガンマ-1a	イムノマックス-γ	サイトカイン（インターフェロン）
L-ASP	L-asparagi-nase	L-アスパラギナーゼ	ロイナーゼ	代謝拮抗薬（その他）
L-PAM	melphalan	メルファラン	アルケラン	アルキル化薬（マスタード類）
LV	calcium folinate	ホリナートカルシウム	ロイコボリン	代謝拮抗薬（その他）
MCNU	ranimustine	ラニムスチン	サイメリン	アルキル化薬（ニトロソウレア類）
MIT	mitoxantrone hydrochlo-ride	ミトキサントロン塩酸塩	ノバントロン	トポイソメラーゼⅡ阻害薬（アントラサイクリン系）
MMC	mitomycinC	マイトマイシンC	マイトマイシン	抗腫瘍性抗生物質
MNZ	metronida-zole	メトロニダゾール	ロゼックス	その他
MPA	medroxypro-gesterone acetate	メドロキシプロゲステロン酢酸エステル	ヒスロンH	ホルモン療法薬（プロゲステロン）
MTX	methotrexate	メトトレキサート	メソトレキセート	代謝拮抗薬（葉酸代謝拮抗薬）
PCZ	procarbazine hydrochlo-ride	プロカルバジン塩酸塩	塩酸プロカルバジン	アルキル化薬（その他）
PEP	peplomycin sulfate	ペプロマイシン硫酸塩	ペプレオ	抗腫瘍性抗生物質
PTX	paclitaxel	パクリタキセル	タキソール	微小管阻害薬（タキサン）
SERD	Selective Estrogen Receptor downregula-tor	—	—	選択的エストロゲン受容体分解薬

略語	一般名（欧文）	一般名（和文）	主な商品名	分類
SERM	selective estrogen receptor modulator	—	—	選択的エストロゲン受容体調整薬
SPAC	cytarabine ocfosphate hydrate	シタラビン オクホスファート水和物	スタラシド	代謝拮抗薬（ピリミジン代謝拮抗薬）
TAM	tamoxifen citrate	タモキシフェンクエン酸塩	ノルバデックス	ホルモン療法薬（抗エストロゲン薬）
T-DM1	trastuzumab emtansine	トラスツズマブエムタンシン	カドサイラ	分子標的治療薬［抗体薬物複合体（ADC）］
TGF	tegafur	テガフール	フトラフール	代謝拮抗薬（ピリミジン代謝拮抗薬）
THP	pirarubicin	ピラルビシン	テラルビシン	トポイソメラーゼII阻害薬（アントラサイクリン系）
TKI	Tyrosin Kinase Inhibitor	—	—	チロシンキナーゼ阻害薬
TMZ	temozolomide	テモゾロミド	テモダール	アルキル化薬（その他）
VCR	vincristine sulfate	ビンクリスチン硫酸塩	オンコビン	微小管阻害薬（ビンカアルカロイド）
VDS	vindesine sulfate	ビンデシン硫酸塩	フィルデシン	微小管阻害薬（ビンカアルカロイド）
VLB	vinblastine sulfate	ビンブラスチン硫酸塩	エクザール	微小管阻害薬（ビンカアルカロイド）
VNR	vinorelbine ditartrate	ビノレルビン酒石酸塩	ナベルビン	微小管阻害薬（ビンカアルカロイド）
VP-16	etoposide	エトポシド	ラステット，ベプシド	トポイソメラーゼII阻害薬（その他）

付録 2　検査関連略語一覧

略語	欧文	和文（一般名）	基準値	異常値
ALK	anaplastic lymphoma kinase	—	—	非小細胞肺がん
AMM	anti-Müllerian hormone	アンチミュラー管ホルモン	—	卵巣機能低下
BNP	Brain Natriuretic Peptide	脳性ナトリウム利尿ペプチド	18.4 pg/mL 以下	うっ血性心不全，急性心筋梗塞，慢性腎不全など
BRAF	v-raf murine sarcoma viral oncogene homolog B1	—	—	悪性黒色腫，大腸がん
BUN	blood urea nitrogen	血中尿素窒素	8〜20 mg/dL	（高値）腎不全など（低値）肝不全など
Ccr	creatinine clearance	クレアチニンクリアランス	70〜130 mL/分	（低値）糸球体腎炎など
CK-MB	creatine kinase, MB	クレアチンキナーゼ．MB 分画	5.0 ng/mL 以下	急性心筋梗塞
CRP	C-reactive protein	C反応性タンパク	陰性	悪性腫瘍，感染症など
GFR	glomerular filtration rate	糸球体ろ過率	—	—
Hb	hemoglobin	ヘモグロビン	男性：13〜17 g/dL 女性：12〜15 g/dL	（高値）多血症など（低値）各種貧血
HER2	human epidermal growth factor receptor type2	—	—	乳がん，胃がん
MCV	mean corpuscular volume	平均赤血球容積	男性：78〜98 fL 女性：78〜102 fL	各種貧血
TNF-α	tumor necrosis factor-α	腫瘍壊死因子	1.5〜12.0 pg/mL (CLEIA)	（高値）全身性エリテマトーデス，関節リウマチなど

※主に今日の臨床検査 2019-2020（南江堂，2019）のデータに準拠しました.
※※基準値については，新しい知見や地域により変わる場合があるのでご注意ください.

付録 3　その他略語一覧

略語	欧文	和文（備考）
AML	acute myeloid leukemia	急性骨髄性白血病
ARDS	acute respiratory distress syndrome	急性呼吸窮迫症候群
ASCO	American Society of Clinical Oncology	米国臨床腫瘍学会
ATE	arterial thromboembolism	動脈血栓塞栓症
BP	bullous pemphigoid	水疱性類天疱瘡
CAT	cancer-associated thrombosis	がん関連血栓症
CINV	chemotherapy induced nausea and vomiting	化学療法誘発性悪心・嘔吐
COP	cryptogenic organizing pneumonia	特発性器質化肺炎
CTCAE	Common Terminology Criteria for Adverse Events	有害事象共通用語規準
DAD	diffuse alveolar damage	びまん性肺胞傷害
DIC	disseminated intravascular coagulateon	播種性血管内凝固症候群
DILI	drug-induced Liver Injury	薬物性肝障害
DLT	dose limiting toxicity	用量規制因子
EGFR	epidermal growth factor receptor	上皮成長因子受容体
EM	erythema multiforme	多形紅斑
ESC	European Society of Cardiology	欧州心臓病学会
ESMO	European Society for Medical Oncology	欧州臨床腫瘍学会
GVHD	graft versus host disease	移植片対宿主病
HEC	high emetogenic chemotherapeutic agents	高度催吐性薬剤
ILD	interstitial lung disease	間質性肺疾患
IPF	idiopathic pulmonary fibrosis	特発性肺線維症
irAE	immune-related adverse events	免疫関連有害事象
IRIS	immune reconstitution inflammatory syndrome	免疫再構築症候群
ISOO	International Society of Oral Oncology	国際口腔腫瘍学会
LEC	low emetogenic chemotherapeutic agents	軽度催吐性薬剤
MASCC	Multinational Association of Supportive Care in Cancer	国際がんサポーティブケア学会
MDS	myelodysplastic syndromes	骨髄異形成症候群
MEC	moderate emetogenic chemotherapeutic agents	中等度催吐性薬剤

略語	欧文	和文（備考）
MEC	minimal effective concentration	最小有効濃度
MEK	mitogen-activated extracellular signal-regulated kinase	マイトジェン活性化細胞外シグナル関連キナーゼ
MMR	major molecular response	遺伝子学的大寛解
MPN	myeloproliferative neoplasms	骨髄増殖性腫瘍
mTOR	mammallian target of rapamycin	哺乳類ラパマイシン標的タンパク質
NCCN	National Comprehensive Cancer Network	全米総合がんセンターネットワーク
NET	neuroendocrine tumor	神経内分泌腫瘍
NRS	Numeric Rating Scale	（痛みの数値的評価スケール）
NSIP	nonspecific interstitial pneumonia	非特異性間質性肺炎
NYHA	New York Heart Association	ニューヨーク心臓協会
OHSS	ovarian hyperstimulation syndrome	卵巣過剰刺激症候群
PaP スコア	Palliative Prognosis Score	（月単位の中期的な予後予測指標）
PARP	poly ADP-ribose polymerase	ポリ ADP-リボースポリメラーゼ
PDGFR	platelet-derived growth factor receptor	血小板由来成長因子受容体
PiPS モデル	Prognosis in Palliative care Study predictor models	（予後予測の指標）
PML	progressive multifocal leukoencephalopathy	進行性多巣性白質脳症
PTI	peritumoral infiltration	腫瘍周囲のスリガラス陰影
PTLD	post-transplant lymphoproliferative disorder	骨髄移植治療後リンパ増殖性疾患
RPLS	reversible posterior leukoencephalopathy syndrome	可逆性後頭葉白質脳症症候群
SIADH	syndrome of inappropriate secretion of ADH	抗利尿ホルモン不適合分泌症候群
SJS	Stevens-Johnson syndrome	スティーブンス・ジョンソン症候群（皮膚粘膜眼症候群）
SOS	sinusoidal obstruction syndrome	類洞閉塞症候群
TEN	toxic epidermal necrolysis	中毒性表皮壊死融解症
TIN	tubulointerstitial nephritis	尿細管間質性腎炎
TMA	thrombotic microangiopathy	血栓性微小血管障害症
t-MN	herapy-related acute myeloid leukemia	治療関連骨髄性腫瘍
TRT	treatment-related thromboembolism	がん治療関連血栓症
VEGF	vascular endothelial growth factor	血管内皮細胞増殖因子
VTE	venous thromboembolism	静脈血栓塞栓症

索 引

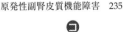

がん薬物療法の支持療法マニュアル
（改訂第 2 版）
～症状の見分け方から治療まで～

2013 年 3 月 30 日	第 1 版第 1 刷発行	
2013 年 12 月 20 日	第 1 版第 2 刷発行	
2021 年 10 月 10 日	改訂第 2 版発行	

監修者 遠藤一司
編集者 鈴木賢一，中垣　繁，米村雅人
発行者 小立健太
発行所 株式会社 南 江 堂
〒113-8410 東京都文京区本郷三丁目 42 番 6 号
☎ （出版）03-3811-7236 （営業）03-3811-7239
ホームページ https://www.nankodo.co.jp/

印刷・製本 横山印刷
装丁 アメイジングクラウド

Manual of Supportive Care to Cancer Medication,
2nd edition — diagnostics and treatment
© Nankodo Co., Ltd., 2021

Printed and Bound in Japan
ISBN978-4-524-22633-7